U0242839

"柳叶刀"的伦理

——临床伦理实践指引

曹永福 著

东南大学出版社

·南京·

图书在版编目(CIP)数据

"柳叶刀"的伦理:临床伦理实践指引/曹永福
著.—南京:东南大学出版社,2012.6
ISBN 978-7-5641-3432-7

Ⅰ.①柳… Ⅱ.①曹… Ⅲ.①临床医学-医学
伦理学 Ⅳ.①R-052

中国版本图书馆 CIP 数据核字(2012)第 079115 号

"柳叶刀"的伦理

著　　者:曹永福
出版发行:东南大学出版社
出 版 人:江建中
社　　址:南京四牌楼 2 号　邮编:210096
电　　话:(025)83793330　(025)83362442(传真)
网　　址:http://www.seupress.com
经　　销:全国各地新华书店
印　　刷:江苏兴化印刷有限公司
开　　本:700mm×1000mm　1/16
印　　张:17
字　　数:323 千字
版　　次:2012 年 6 月第 1 版　2012 年 6 月第 1 次印刷
书　　号:ISBN 978-7-5641-3432-7
定　　价:35.00 元

本社图书若有印装质量问题,请直接与营销部联系。电话:025-83791830

《大医学术文库》编委会名单

（排名不分先后）

杜治政　《医学与哲学》杂志主编

张大庆　北京大学医学人文研究院院长

孙慕义　东南大学人文医学系教授

高兆明　南京师范大学应用伦理学研究所所长

赵明杰　《医学与哲学》杂志副主编

王　虹　南京医科大学第一附属医院院长

鲁　翔　南京医科大学第二附属医院院长

丁义涛　南京鼓楼医院院长

潘淮宁　南京第一人民医院院长

易学明　南京军区总医院院长

选题策划：刘　虹　刘庆楚

目　录

"医乃仁术"——医术与伦理须臾不可分离

道德、美德与伦理——临床伦理的基石

仁、义与利——临床伦理的基础理论

从"紧张"到"和谐"——医患之间的道德博弈

医界的伦理承诺与道德自律
——国际国内主要医学伦理规范解读

临床医生的行为指南——诊疗伦理基本原则

利。遗憾的是,这个胜利是体制外的偶然。而一个好的体制,应该能容忍那些充分体现这个体制的善良本意的例外。这样,法律的冰冷就有可能传递出人性的温情。

显然,这两个案例留给人们的启示是多方面的,其中一点便是,在当今诊疗实践中,"伦理"与"医术"已经须臾不可分离。医学伦理已经成为医疗机构及其医务人员诊疗护理行为的重要组成部分。在现代社会,一个临床医师要提供诊疗服务,除了需要掌握丰富的医学知识和熟练的诊疗技术外,还必须具有"高尚的医德、基本的伦理意识和分析、解决伦理问题的能力"[4]。

(二) 医学伦理:当代医学的重要组成部分

医学是什么? 其实,这个看似非常简单的问题却值得重新认识。杜治政教授在概括国内外学术界不同观点的基础上,将医学视为一种异质综合体。"将医学定义为:以生命科学及其他有关科学为基础,同时又是集防病治病的经验、技术和组织管理工程为一体的学科体系(或知识体系)和事业,是符合实际的,并可以排除种种误解。"[5]

《辞海》等许多字典、辞书将医学定义为:研究人类生命过程以及防治疾病的科学体系。Ronald Munson 认为:"医学是一项事业也是一门科学。"[6]邱鸿钟教授认为:"医学并不只是实验科学的同义语,而是帮助病人解除痛苦的技术,是临床照顾,是一种如同烹调一般的生存技艺,是一种因时、因地、因民族而不同的人类文化。"[7] Wartofsky 的观点是:"医学是一个独特的'异质综合体'。"[8] E. D. Pellegrino 与 D. C. Thomasma 认为:"医学既不单是一门艺术,也不单是一门科学。相反,我们认为,医学是艺术和科学之间的一门独特的中间科学,但又不同于它们两者。""医学是人文科学中最科学的,并且在科学中是最人道的。它既不是纯科学,也不是纯艺术。"[9]病理学家魏尔啸提出:"医学是一门社会科学,而政治只不过是大规模的或更高级的医学。"[10]

综上所述可见,医学发展到今天,我们至少应该从"医学技术"、"医学科学"、"医疗卫生事业"等三个方面理解当代医学。

1. 医学:一种技术

医学最早是作为"一种防病治病的技术"而诞生和存在的,这些技术很多是人类的经验积累,经过多少年、多少代人们的检验证明是有效的。当然,这些技术有的已经被证明是符合科学的,有的直到今天没有被现代科学所证实,但这并不意味着这些经验是反科学的。只不过是,一方面有待于科学的进一步发展和证实,另一方面,即使是非科学的,却也是有效的。

2. 医学:一门科学

文艺复兴以后,以解剖学、生理学等为基础,医学才真正发展成为一门科学。今天的医学已经成为一个庞大的知识体系,并且在不断地横向扩大、纵向深入,不断地进行学科分化和学科综合。

3. 医学:一项社会事业

随着人类的不断社会化,医疗卫生早已成为对社会发展有着重大影响的、经常性的活动,成为一项社会性事业,即医疗卫生事业,其中政府和其他社会组织发挥着明显的组织或领导作用,即医疗卫生事业需要科学的管理。

因此,根据医学发展的趋势以及所涉及的内容,我们可以对现代医学进行一种新的分类:医学是由自然科学和人文社会科学有机组合的学科群,因此可以分为生物医学和人文社会医学两大部分。人文社会医学也是一个学科群,伦理学与医学的交叉产生了一门新的学科——医学伦理学。

尽管医学伦理学曾经属于伦理学的分支学科,但随着该学科的发展,它越来越融入医学之中,而成为当代医学的重要组成部分。在现代临床医学教育中,医学伦理学已经发展成为重要的专业基础课程[11]。医学伦理学成为我国执业医师资格考试的必考科目,也成为中国医师协会人文医学执业培训体系的重要内容。

(三) 善:当代医学的天然本性[12]

案例 1-3 特鲁多医生的墓志铭

坐落在美国纽约东北部的撒拉纳克湖畔有一座陵墓。九十多年来,一拨又一拨来自世界各地的游客慕名而来,为的是拜谒一位长眠于此的"无名"医生特鲁多博士,同时也为重温一则简洁而富有哲理的墓志铭:"有时,去治愈;常常,去救助;总是,去安慰。"

特鲁多并非泛泛之辈。19世纪末期的美国,正是在特鲁多博士和他的同事的努力下,一个叫"村舍疗养院"的地方引领了美国在结核病治疗和研究领域的前沿。

1837年,纽约年轻的特鲁多医生罹患结核病,只身来到一个人口稀少的撒拉纳克湖等待死亡。远离城市喧嚣的特鲁多每日沉醉在对过去美好生活的回忆中,间或上山去走走,打打猎,过着悠闲的日子。渐渐地,特鲁多惊奇地发现:他的体力正日益恢复。不久,特鲁多居然顺利地完成了未竟的学业,获得了博士学位,于是他继续回到城市里行医。但奇怪的是,每当特鲁多呆在城里一段时间,结核病就会复发,而一旦回到撒拉纳克湖地区,又会恢复体力和激情。1876年,特鲁多迁居到了撒拉纳克湖荒野之地。

1884年,特鲁多用朋友捐赠的400多美元,创建了美国第一家专门的结核病疗养院。特鲁多的行医生涯的座右铭就是墓志铭那句话。他做到了,他成为美国首位分离出结核杆菌的人。又创办了一所"结核病大学",对病人生理和心理上同时照料的许多方法至今仍被沿用。1915年,特鲁多死于结核病,但毫无疑问,他比当时人们预计的要活得长得多。

正如特鲁多医生的墓志铭所表述的一样,医学是饱含人文精神的科学。抽去医学的人文性,就抛弃了医学的本质属性。善是医学的天然本性。也就是说,不论是作为一种技术、一门科学体系,还是作为一项社会事业,医学都具有能够满足人类特定需要、达成人们特定目的的效用性,是人们所赞许、所选择、所欲望、所追求的。

1. 善的医学目的

医学的目的一般被认为是救死扶伤、防病治病、维护健康、提高生命质量。随着医学科学的发展和医疗卫生实践的进步,出现了许多新情况:相对于医学的发展和实践水平,人们对医学期望过多、过高;人类的疾病谱、死亡谱发生了很大的变化;许多国家出现了医疗危机等等,所有这些使人们重新思考:医学的目的到底是什么?

1996年11月,14个国家的代表(包括中国以及发达国家和其他发展中国家)重新审查医学目的,指出目前的医学目的应该是:"预防疾病和损伤,促进和维护健康;解除由疾病引起的疼痛和不幸;照顾和治愈有病的人,照料那些不能治愈的人;避免早死,追求安详死亡。"[13]

2. "医乃仁术"

作为一种特殊的技术、技艺,医学是仁爱之术。"仁"是儒家学说的核心,是中华文化的瑰宝。什么是"仁"?儒家的回答是"仁者爱人"。作为诊治疾病、挽救生命的技术,当人们受到伤病威胁和折磨的时候,医学正好实现了儒家的"爱人"理想。自古以来,人们就认为医为活人性命之术,"医以活人为心。故曰,医乃仁术"(明·王绍隆:《医灯续焰》)。

3. 医学是"人学"

医学除了具有自然科学的属性外,更具有关爱人的生命的人文属性,善是这种人文属性的核心和精髓。医学的这种道德属性,是其所固有的、内在的,是医学的本性,不是外界强加于医学的。所以,今天的医学是由生物医学和人文社会医学共同组成的,是科学与人文的有机整体。

4. 医疗卫生事业是社会公益事业

世界各国的卫生保健制度各具特点,根据世界银行提出的卫生保健制度新的分类方法,国家卫生保健的主要模式包括自费医疗模式、强制公共保险模式和商业保险模式,尽管各种模式都在不同程度地通过市场运行医疗卫生事业,但随着社会经济的发展,逐渐体现其社会公益性是发展的一个趋势。我国的医疗卫生事业是政府实行一定福利政策的社会公益事业,坚持为人民服务的宗旨,以提高人民健康水平为中心,优先发展和保证基本卫生服务,体现社会公平,逐步满足人民群众多样化的需求。

在案例1-3中,特鲁多墓志铭真实地表达了一个道德高尚的医生对待病人的心态,字里行间表达了一种理性的谦卑、职业的操守和医学人文的朴素境界。"有时"、"常常"、"总是",像三个阶梯,一步步升华出三种为医之境界。

在有些伤病面前,即使是医术高明的医生,也是束手无策的,所谓"治愈"是极为有限的。因而,特鲁多医生用"有时,去治愈"来表述,是实事求是的,这也反映了医学在伤病面前的无奈,从而也印证了生命与健康的珍贵,印证着生命的可敬与神圣。但这绝不意味着医生在病人面前无所作为,一个有着良知的医生,除了"有时,去治愈"之外,对待病人要"常常,去救助",要"总是,去安慰"。这恰恰是常常被忽略的医生职业生涯的闪光点,这恰恰是感动人们心灵的地方。而患者在心理上也是非常需要这种"救助"和"安慰"的。

特鲁多医生走了。他留给人们的职业操守和人文关怀,永远闪耀着人性的光芒!

二、医学伦理学成长的三部曲

(一)"杏林春暖":医德学

案例1-4　董奉的故事[14]

三国时期,名医董奉隐居在庐山。"日为人治病,亦不取钱,轻病愈者,使栽杏一株,重者五株,如此数年,计数十万余株,郁然成一林"。待杏成熟时,董奉又"于林中作一草仓,示时人曰:欲买杏者,不必报奉,但将谷一器至仓中,即自往取一器杏去"。他又用卖杏所得购药,接济贫苦患者,这就是流芳千古的"杏林佳话"。

案例1-4"杏林春暖"的故事,所体现的是医学伦理学的最初形式:医德学(Medical Morals),亦称传统的医学伦理学,我国古代和西方中世纪以前的医学伦理学皆属于该种形式。当时并未有"医德学"这个概念,也没有形成系统的理论体系,尚不能称为一门学科,只是今天我们研究当时的医学伦理思想,而冠以这一名称。医德学,即医师道德学,与当时的医学处于经验医学阶段,医疗状况是个体行医相联系,当时的医学伦理关系基本是医患关系,医学伦理实践强调的是医师个体的道德自律,医德学思想属于职业医学伦理。

人类传统医德思想极其丰富,医德学的主要内容是医师的行医戒条和医师的行医美德,医德学思想主要散载于当时医学典籍以及体现在医家的身体力行之中。如古希腊的《希波克拉底誓言》、古代阿拉伯的《迈蒙尼提斯祷文》;我国古代的《黄帝内经·素问》中的《疏五过论篇》和《征四失论篇》,唐代名医孙思邈《备急千金要方》中的《大医精诚论》和《大医习业论》,明代陈实功所著的《外科正宗·医家五戒十要》等。在中国医药史上还流传着上述三国董奉"誉满杏林"、"杏林春暖",以及宋代范仲淹"不为良相,宁为良医",何澄"医不贪色",明代严乐善"见利思义"等医德典故。

《医家五戒十要》是我国古代医德教育中既浅显易懂又实用的教材,被美国 1978 年出版的《生命伦理百科全书》列为世界古典医学道德文献之一，与《希波克拉底誓言》和《迈蒙尼提斯祷文》并列。

清代喻昌编著的《医门法律》，突破了以往医家箴言式的说教方法论述医学道德原则的传统，切实结合临床四诊和治疗来谈论医学道德，以临床四诊、八纲辨证论治的法则，作为医门的"法"，以临床治病时易犯的错误作为医门的"律"，两者结合称为"医门法律"。把医学道德贯穿、融化于医疗实践之中，摆脱了医学道德游离于医疗实践之外的空洞说教。被后人称赞为"临床伦理学"，在我国医学道德史上具有划时代的意义。

（二）行业自律的诉求：近现代医学伦理学

医生是什么？[15]

文艺复兴时期，荷兰雕刻家葛特休斯讽刺医师有三副面孔：面对健康人时医生是人，面对病人时医生是天使，向病人收费时医生是魔鬼。18 世纪的思想家，把医生看作人，不是神，也不是魔鬼。伏尔泰："医生将他所知不多的药，倾入他所知更少的人。"泰勒说："医生就是开出处方，等病人死亡或者自然痊愈的人。"爱迪生说："我们可以设定一个原理：当一个国家的医生越多，人口就越少。"达特勒说："一个富裕的医师，可以一文不取地帮助穷人，也可以置之不理。在人道方面，还不及一名杀了富翁以供应所需的穷无赖。"穆尔说："医师是唯一的能够听人不停谈论自己而不打岔、反驳或谴责的人。"高尔德斯密斯说："医师以最具说服力的忠告，减少病人上门，并且治愈病人。"

文艺复兴后，实验医学兴起，此时的医学已经超越了经验医学阶段，生物医学模式逐渐得以确立，医学得到突飞猛进的进步，医疗卫生开始发展成为社会性事业。医学伦理关系不再仅仅局限于医患关系，包括医疗机构之间、相同专业的医师之间、不同专业的医师之间的医医关系显得非常突出：相互之间的竞争与合作，以及共同面对病人和社会而引发的伦理问题不断增加。如在市场经济条件下，临床医生人格的多重性；医疗行业行为的统一性；医疗职业责任的认同等。医学伦理实践由过去医师个体自律，转变为医疗卫生界的行业自律，强调医师职业精神（Medical Professionalism）建设。近现代医学伦理学（Medical Ethics）的主要内容是不同医学行业组织（如医师协会）制定的行业伦理规范，近现代医学伦理学思想不仅体现在医师的职业伦理行为中，而且体现在不同医学组织制定的医学伦理文件中，同时还体现在大量医学伦理学著作之中。以英国的托马斯·帕茨瓦尔（Thomas Percival）的《医学伦理学》一书的出版为标志，近现代的医学伦理学属于行业医学伦理。

国际医学组织制定了系列医学伦理学文件。1948年世界医学会以《希波克拉底誓言》为基础，制定了《医学伦理学日内瓦协议法》。并于1949年予以采纳，1969年又进行了修订，形成著名的《世界医学协会日内瓦宣言》。

1949年，世界医学会在伦敦通过了《世界医学协会医学伦理国际守则》，进一步明确了医师的一般守则、医师对病人的职责和医师对医师的职责等内容。

1953年7月，国际护士协会制定了《护士伦理学国际法》，1965年6月在德国法兰克福会议上修订并采纳，并于1973年通过时作了重要修改。

1964年在芬兰赫尔辛基召开的18届世界医学大会上通过了《世界医学协会赫尔辛基宣言》，该宣言是涉及人类受试者的具体医学研究的伦理准则。该宣言进行了多次修订和完善。

1968年8月，世界医学大会第22次会议在澳大利亚悉尼召开，该次会议通过《世界医学协会悉尼宣言》，对死亡的概念、死亡的诊断、死亡的确定和器官移植的道德原则作了原则性的规定。

1972年10月，第十五次世界齿科医学会议在墨西哥举行，通过了《齿科医学伦理的国际原则》，作为每位齿科医师的道德指南。

1975年10月，在东京召开的第二十九届世界医学大会上，通过了《世界医学协会东京宣言》，规定了关于对拘留犯和囚犯给予折磨、虐待、非人道的对待和惩罚时，医师的行为准则。

1977年，在夏威夷召开的第六届世界精神病学大会，通过了关于精神病医师道德原则的《夏威夷宣言》。

1996年，由国际人类基因组（HUGO）的伦理、法律和社会问题（ELSI）委员会起草，HUGO海德堡会议批准的《遗传研究正当行为的声明》，提出了如何合乎伦理地进行人类基因组研究计划（HGP）和人类基因多样性研究计划（HGDP）的建议。

1997年11月，国际人类基因组（HUGO）的由伦理、法律和社会问题

(ELSI)委员会改名的伦理委员会,在伦敦会议通过《关于DNA取样:控制和获得的声明》,讨论了与在遗传学研究中收集和分享样本的若干伦理问题,提出了在收集、储存和使用人类DNA中,尊重自由的知情同意和选择以及尊重隐私和保密,是合乎伦理的研究行为的基石。

1997年11月,联合国教科文组织大会第29届会议通过的《世界人类基因组与人权宣言》,是关于人类基因组领域第一个国际性的医学伦理学文件,要求人类基因组研究既要保证尊重各种权利的基本自由,也要确认必须保证研究自由,提出各国必须就科学与技术进行伦理讨论,在道义上必须承担相应义务。

1999年3月,国际人类基因组(HUGO)的伦理委员会发布了《关于克隆的声名》。就动物克隆、人的生殖性克隆、基因性研究和治疗性克隆提出了伦理建议。

2000年,世界卫生组织发布《审查生物医学研究的伦理委员会运作方针》。

2002年2月在日内瓦世界卫生组织总部国际医学科学组织理事会(CIOMS)举行专家会议讨论修改1993年制订的《涉及人类受试者的生物医学研究国际伦理准则》。

2003年1月,联合国教科文组织国际生命伦理学委员会(IBC)产生了《人类遗传数据国际宣言纲要(修正稿)》。规定了收集、处理、使用和储存科学数据以及医疗数据、个人数据和敏感数据时应遵循的伦理规范。

2005年10月,联合国教科文组织通过了《世界生物伦理和人权宣言》,并由此郑重声明,国际社会承诺在科技研发和应用中尊重人类的一些普遍原则。

(三) 通向未来的桥梁:生命伦理学

案例1-5 卡伦·安·昆兰案[16]

1975年,卡伦·安·昆兰成为昏迷病人,靠呼吸机和静脉点滴维持生命。她的父亲约瑟夫·昆兰成为她的监护人。作为监护人,他有权利提出撤除一切治疗,包括呼吸机和其他生命维持装置。新泽西的高等法院法官驳回了他的要求,认为这样破坏了生命的权利。而本州的最高法院后来推翻了高等法院的裁决,同意昆兰的父亲和医生一起撤除昆兰身上的呼吸机和一切治疗。但是撤除呼吸机后，昆兰不但没有死亡，反倒恢复了自主呼吸。但仍昏迷。医生询问是否撤除她的静脉点滴，约瑟夫·昆兰吃惊地说："那是她的营养啊！"卡伦·安·昆兰直至1985年才死亡。这是在美国历史上第一次允许撤除昏迷病人的生命维持装置，成为后来美国类似案例判决的先例。卡伦·安·昆兰案被称为美国生命伦理学史上具有重要里程碑意义的案件。

上世纪中后期，随着大量新的生物医学技术的诞生及其在临床上的应用，引发了大量社会、伦理和法律问题，这些技术和伦理问题包括生命复苏和生命维持技术、安乐死与临终关怀、人类辅助生殖技术、人体器官移植、人体试验、人类基因技术、卫生改革与政策，等等。一种新的学科探讨这类全新的问题，这就是生命伦理学（Bioethics）。

案例1-5反映的是生命复苏和生命维持技术在临床上应用带来的棘手伦理问题：生物医学技术的进步救活了许多本来要死亡的病人，同时也延长了不少临终病人的生命。然而，这是"延长生命"，还是"延长死亡"？如果是"延长死亡"，这种延长是否应该？如果不应该"延长死亡"，那又应该怎么办？

生命伦理学是近现代医学伦理学的进一步发展，它不仅研究并回答医学科学高度发展引发的医学伦理难题，而且将视野由医疗卫生领域扩大到整个生命与健康科学的各个领域。1971年，波特在《生命伦理学：通向未来的桥梁》一书中，首先使用了"生命伦理学"一词。1978年，美国肯尼迪伦理学研究所编辑出版的《生命伦理学百科全书》认为，生命伦理学是"根据道德价值和原则对生命科学和卫生保健领域内的人类行为进行研究"的科学。生命伦理学内容涉及诸多问题，其焦点集中在生与死两端。此时的医学超越了生物医学模式，生物—心理—社会医学模式得以确立，使人们普遍感到有必要对医学科学发展和医疗卫生实践进行伦理干预。生命伦理学属于社会医学伦理。

三、医学伦理的价值有多大

（一）高尚医德：医学人才的重要构成

自古以来，"德"与"才"之间的关系一直是人们思考的一个问题：如果一个人"有德无才"，则他虽然有作贡献而利人的良好动机，却未必会有作贡献而利人的良好效果，甚至可能好心办坏事而有害于人；如果一个人"有才无德"，则既可能做大贡献而利人，也可能造大灾难而害人。所以，我们既不可"任人唯才"，也不可"任人唯德"，而是应该"任人唯贤"——德才兼备。当然，由于任何一个人不可能是全德全才，所以，任人唯贤，兼顾德才，绝非求全责备，而是"用人如器"：就像使用器具一样用其所长。如此看来，"有德有才是正品，有德无才是次品，无德无才是废品，有才无德是毒品"。

从一般意义上看，职业道德品质是专业人员的必备素质。一个合格的专业工作者，除了需要健康的体格外，还必须具备熟练的专业知识技能和高尚的职业道德品质，即德才兼备。可见，良好的职业道德对于专业人员的重要性。

孔子指出："德之不修，学之不讲，闻义不能徙，不善不能改，是吾忧也。"（《论语·述而》）当时，孔子最担心的是人们缺德少才。清代名医吴鞠通认为："天下万事，莫不成于才，莫不统于德，无才固不足以成德；无德以统才，则才跋扈之才，实足以败，断无可成。有德者必有不忍之心。不忍人之心油然而出，必力学诚求。"（《医医病书》）

从特殊意义上来看，医疗职业道德品质，对于医疗专业人员更为重要。临床医生的医德如何，直接影响到防治疾病的效果，直接关系到人人的生死安危，家家的悲欢离合。因为医学的服务对象是生命受到伤病威胁的人，这时对临床医生的职业道德要求就会更高。明代名医龚廷贤在《万病回春·医家病家通病》中指出："以余论之，医乃生死所寄，责任匪轻……当以太上好生之德为心。"

医学职业道德品质，即高尚的医德是医学伦理学的重要内容。因此，医学伦理学能够帮助广大的临床医生坚定自己的成才之道，在注重把握医学知识和诊疗技能的同时,一定注重自己高尚医学职业道德品质的养成。

(二) 伦理思维:临床决策不可或缺的能力

案例1-6　尊重信仰,还是救死扶伤?[17]

以色列妇女莱莉生下了她的孩子,残留的胎盘组织引发了子宫大出血。医生判断,如果不输血产妇将因失血过多而死。由于宗教信仰,莱莉和她的丈夫却都拒绝输血。出血在继续,产妇生存的机会在一点点地丧失,必须马上做出决定,拖延就可能丧失生命。医生在犹豫,莱莉和她的丈夫明白自己要付出生命的代价,做出拒绝输血的决定,这个决定出于他们的宗教信仰,作为一名医生,治病救人,但是不能违背病人出于信仰而做出的决定。可是,如果再不输血,就要看着病人在自己面前死去。此时此刻,医生难以决断。

案例1-6反映的是在当今时代,临床医生在进行诊断治疗决策时,除了需要临床思维能力外,还应具备医学伦理决策能力。所谓医学伦理思维能力,是指运用医学伦理理论和规范,发现、分析、解决、评价医学伦理问题的能力。它包括具有强烈的医学伦理意识,有着关注伦理问题的敏感性;具有医学伦理决策能力,能够从多个诊疗方案中选出达到最佳诊疗效果的行为方案;具有发现、分析、解决医学伦理难题的能力;具有医学伦理评价能力和医德修养能力等。

医学科技的发展、卫生体制的改革、公众道德观念的变化以及社会本身的变迁等原因,在医学科研和临床实践中,临床医生会遇到很多医学伦理难题,要处理这些伦理难题,必须具有医学伦理思维能力。

医学伦理思维是医学伦理学的重要内容,因此,医学伦理学能够帮助临床医生训练医学伦理思维能力,使广大的临床医生面对医学伦理问题,乃至医学伦理难题时得心应手,顺利进行医学诊疗决策。

(三) 价值目标:深化医改的灵魂

案例1-7　新世纪中国《卫生保健体制改革的伦理学基础》[18]

中华医学会医学伦理学分会全国第十次学术年会,于1999年8月3—8日在黑龙江省牡丹江市召开。会议讨论了《卫生保健体制改革的伦理学基础》文件,该文件分析了医疗保健制度改革的深层次原因,指出了医疗保健服务面临的一系列矛盾：第一，卫生资源的有限与卫生需求无限之间的矛盾；第二，当代医学及其服务与人人享有保健目标之间的矛盾；第三，卫生事业发展目标所追求的社会效益与医疗保健经营要求的经济效益之间的矛盾；第四，医疗卫生事业经营的内在机制及所处的外在市场环境所诱导的市场化趋势和医疗事业某种特性的反市场化之间的矛盾；第五，是由高新技术快速发展所带动的医疗保健事业发展的集中化、大型化和人人享有保健目标所要求的小型化与分散化之间的矛盾。

该文件指出，医疗保健体制改革必须有正确的伦理基础。将卫生保健体制改革的伦理原则归纳为：① 公义为先；② 广泛覆盖（卫生资源）；③ 全面受益；④ 公正分配；⑤ 优质服务；⑥ 健康责任；⑦ 自由选择；⑧ 公众参与。

目前全世界尚未有完美的医疗卫生制度，卫生改革是一个全球性的现象。医药卫生体制改革是一项涉及面广、难度大的社会系统工程，但最为根本、最为重要的是需要明确其价值取向。

我国从计划经济体制转变为市场经济，包括医疗卫生等各项事业都需要通过改革以适应新的经济体制。多年来，通过卫生改革和发展，我国医药卫生事业取得了显著成就。但是，当前我国医药卫生事业发展水平与经济社会协调发展要求和人民群众健康需求不适应的矛盾还比较突出。城乡和区域医疗卫生事业发展不平衡，资源配置不合理，公共卫生和农村、社区医疗卫生工作比较薄弱，医疗保障制度不健全，药品生产流通秩序不规范，医院管理体制和运行机制不完善，政府卫生投入不足，医药费用上涨过快，人民群众反映比较强烈。因此，迫切需要深化医药卫生体制改革。

中华医学会会长钟南山院士指出：新医改的执行主体不是政府而应该是医务人员，"如果没有医务人员的积极参与，医改肯定失败"[19]。广大的临床医生直接面对医药卫生体制改革主战场，需要从医学伦理的理论与实践上，把握卫生系统目标，明确中国医改的价值目标及其实现机制，理解改善健康状况、提高生命质量、增强反应性和实现筹资公平性等卫生系统的价值目标，平衡医药卫生的质量、公平和效率等不同的价值选择，合乎伦理地统筹政府主导、市场机制和社会参与三种机制。

注释：

[1] 丁文亚，王琼：《丈夫拒绝签字，妻儿双亡：现场紧张得令人发疯》，《北京晚报》，2007 年 11 月 22 日

[2] 李隼：《医学伦理精神可解"违规"难题》，《羊城晚报》，2008 年 1 月 30 日

[3] 《男子拒签字致产妇死亡续：医院被判补偿 10 万》，参见 http://news. sina. com. cn/s/2009 - 12 - 19/041019292354. shtml

[4] 陈晓阳，曹永福主编：《医学伦理学》，北京：人民卫生出版社，2010 年，第 3 页

[5] 杜治政：《关于医学是什么的再思考》，《自然辩证法研究》，2008 年第 6 期，第 16—22 页

[6] Ronald Munson：《为什么医学不可能是一门科学?》，《中外医学哲学》，1998 年第 4 期，第 23 页

[7] 邱鸿钟：《中医是另一种可能世界的范式》，《医学与哲学》，2007 年第 4 期，第 14 页

[8] 邱仁宗：《医学的概念：导言》，《医学的思维与方法》，北京：人民卫生出版社，1985 年，第 34 页

[9] E. D. Pellegrino, D. C. Thomasma：《医学是什么》，《医学的思维与方法》，北京：人民卫生出版社，1985 年，第 69 页

[10] 参见百度百科：魏尔啸，http://baike. baidu. com/view/1080638. htm

[11] 陈晓阳，曹永福等：《医学伦理学作为专业基础课程开设的尝试》，《医学与哲学》，2003 年第 5 期，第 51—54 页

[12] 陈晓阳，王云岭，曹永福主编：《人文医学》，北京：人民卫生出版社，2009 年，第 80 页

[13] 杜治政，许志伟主编：《医学伦理学辞典》，郑州：郑州大学出版社，2003 年，第 102 页

[14] 参见百度百科：董奉，http://baike. baidu. com/view/269738. htm

[15] 李师郑编译：《世界医学史话》，台湾：台湾民生报出版局，1980 年，第 364 页

[16] 邱仁宗：《生命伦理学》，北京：中国人民大学出版社，2010 年，第 123 页

[17] 王明旭主编：《医患关系学》，北京：科学出版社，2008 年，第 54 页

[18] 赵明杰，宋文波：《面向新世纪：卫生保健改革与医学伦理——全国第十次医学伦理学学术年会综述》，《医学与哲学》，1999 年第 11 期，第 23—24 页

[19] 钟南山：《如果没有医务人员的积极参与　医改肯定失败》，参见 http://news. xinhuanet. com/politics/2009 - 04/13/content_11176037. htm

道德、美德与伦理

——临床伦理的基石

其实,医学伦理并不仅仅意味着推崇高尚和伟大,医学伦理也体现在广大医生和护士的身上。

合乎伦理与否、医德高尚、善与幸福并不仅仅是少数医德楷模的事情,广大临床医务人员诊治护理病人本身就是医学伦理行为。

也许需要大家理清有关医学伦理的某些基本概念,因为这是临床伦理的基石:善与恶,道德、美德与伦理,伦理行为与医学伦理行为,医德与医学伦理……

"一个人的能力有大小,但只要有了这点精神,就是一个高尚的人,一个纯粹的人,一个有道德的人,一个脱离了低级趣味的人,一个有益于人民的人。"

——毛泽东:《纪念白求恩》

"几十年的医疗实践中,我总是用'戒、慎、恐、惧'四个字要求自己。病人把生命都交给了我们,我们怎能不感到恐惧呢? 怎能不用戒骄戒躁、谦虚谨慎的态度对待呢?"[1]

——张孝骞:《临床医生要舍得花时间接触病人》

"医生不知道病人的冷暖,没有同呼吸共命运的感情,又怎能治好病呢? 没有同情心的医生是不合格的。"

——林巧稚语,转自《中国医德史》

一、"善"与"恶"：人人都要思考的问题

（一）善是什么："内在善"与"外在善"

案例 2-1   医生收取"红包"是善的吗？

一个外科医生要给病人进行手术治疗,对于是否给这个医生送"红包",人们议论纷纷,有人对这些观点进行了如下总结:外科医生是令人美慕的职业,"红包"是医生多年辛勤学习、修炼的回报,体现着医生的价值,送"红包"应该的;"送红包"可以拉近和外科医生的关系,用"红包"买个心里踏实;要是送"红包",人家医生不收,病人肯定是没救了;"红包"是不正之风,医生收受"红包"是不道德的,鄙视收受"红包"的医生,决定不送"红包";收受"红包"是不道德的,但送"红包"是社会"潜规则",谁敢不送？……

案例 2-1反映了一个时期以来,人们的一种普遍困惑和无奈,这里一个核心的伦理问题是涉及人们的一个基本道德观念——到底什么是善？什么是恶？似乎在当下,人们已经没有了善恶是非观念？即使确定了什么是善,什么是恶,但人们又无法在现实中实现这些善,去除这些恶。那么,到底如何认识"善"？

从词源上看,"善"与"义"、"美"同义,都是"好"的意思。《说文解字》说:"善,吉也,从言从羊,此与义、美同意。"《牛津英语辞典》也认为善就是好:"善……表示赞扬的最一般的形容词,它意指在很大或至少令人满意的程度上存在这样一些特征,这些特征或者本身值得赞美,或者对于某种目的来说有益。"

可见,"善(Good)"就是指事物所具有的能够满足需要、实现欲望、达成目的的效用性,是人们所赞许、所选择、所欲望、所追求的东西。也就是说,善就是好,就是欲望之满足;恶就是坏,就是欲望之不满足。

孟子曰:"可欲之谓善。"(《孟子·尽心下》)20 世纪著名的思想家伯特兰·罗素(Bertrand Russell)在给善下定义时完全复述了孟子的定义:"我

认为,当一个事物满足了愿望,它就是善的。或者更确切些说,我们可以把
'善'定义为愿望的满足。"[2]

如此看来,外科医生收受病人的"红包",满足了自己的欲望和愿望,岂
不就是一种善吗? 是的,是一种善! 只不过对于这个外科医生是一种"善"
而已。因为医生收受"红包",满足了医生对钱财的欲望,对于他当然是一
种好事;但人们普遍认为医生收受"红包"是不应该的,是一种恶。那又是
为什么呢? 这是因为这种"恶"是对于病人而言的。其实,任何一个病人并
不情愿给医生送"红包",他们的真正愿望是不送"红包"而能够得到良好的
医疗服务,医生收受"红包",使病人不送"红包"的愿望得不到满足,对于病
人来说,就是一件坏事,就是恶。

善可以分为"内在善"与"外在善"。内在善(Intrinsic Good),也可以称
之为"目的善"(Good as An End)或"自身善"(Good-in-itself),是其自身而
非其结果就是可欲的,就能够满足需要,就是人们追求的善。[3]

身体健康能够产生好的结果,如更多的快乐、美满的爱情、家庭的幸福
等。但是,即使没有这些好的结果,仅仅身体健康自身就是可欲的,就是人
们所追求的,就是善。因此,"身体健康"这种善就是"内在善"。

所谓"外在善"(Extrinsic Good),也可以称之为"手段善"(Instrumental
Good),乃其结果是可欲的,而非自身成为人们追求的目的的善,即其结果
才是人们追求的目的,而其自身则是人们追求的手段的善。

病人得阑尾炎需要手术治疗,手术的结果是恢复健康。所以,手术的
结果是可欲的,是一种善;而手术则是达到这种善的手段,因而也是一种
善。但阑尾炎手术与它的结果——恢复健康不同,它本身不是人们所追求
的目的,而是用来达到这种目的的手段。因此,阑尾炎手术是"手段善"和
"外在善"。

(二) 恶是什么:"纯粹恶"与"必要恶"

"说疼痛是一种恶,并不是说疼痛不能达成一种有用的目的。疼痛以

某种方式向我们提供需要医治的警告。如果我们感觉不到疼痛,我们便不会注意到这种必要的医治,以致可能导致死亡的恶果。关于疼痛作用的这一事实在某种程度上可以解析恶的问题。它以某种方式表明,恶可能是世界上最后的东西。"[4]

如上所述,认识"什么是善"是复杂的,而搞清楚"什么是恶"就显得更加复杂。

一方面,结果是恶的东西,其自身既可能是恶的,也可能是善的。前者,如癌症,无论是其自身还是其结果,对于一个人来说都是恶的,这种恶相对比较简单和容易理解。而后者,结果是恶而自身是善的东西,就显得比较复杂和不容易理解。如吸毒、放纵、懒惰、贪杯等,尽管就其自身来说都是一种需要的满足、欲望的实现、目的的达成,因而是善,但就其结果来看,却阻碍满足或实现更大的需要、欲望和目的,因而其善小而恶大,净余额是恶。上述两种"恶"的情况,我们可以称之为"纯粹的恶"。

另一方面,自身是恶的东西,其结果既可能是恶,也可能是善。如上所述,前者,如癌症,因其自身和结果都是恶的,我们称之为"纯粹恶"。而后者,如阑尾炎手术,其自身是恶而结果是善的,我们称其为"必要恶"。"必要恶既极为重要,又十分复杂。"[5]所谓"必要恶",是自身为恶而结果是善,并且结果与自身的善恶相减的净余额是善的东西。这样看来,"必要恶"其实是一种善。

临床上手术治疗的创伤,治疗药物的毒副作用,辅助检查导致的痛苦与不适等,这些措施都是我们达到救治病人生命、维护病人健康的善的结果,而自身是恶的,因而是"必要恶"。

二、如何界定"道德"与"伦理"

(一) 道德与伦理: 文化涵义

在西方,"道德(Morality)"一词源于风俗(Mores),而 Mores 则是拉丁文 Mos(即习俗、性格)的复数,后来古罗马思想家西塞罗根据希腊道德生活的经验,从 Mores 一词创造了一个形容词(Moralis),指国家生活的道德风俗和人们的道德个性。后来英文的 Morality 就沿袭了这一含义。[6]"伦理(Ethic)"一词源于希腊语"Ethos",在荷马时期表示驻地或公共场所,在早期古希腊哲学家中,这个词表示某种现象的实质或稳定的场所。义为品性与气秉以及风俗与习惯。

在西方,Morality 与 Ethic 的词源涵义相同:都是指外在的风俗、习惯以及内在的品性、品德。即一方面是外在的行为规范,另一方面是指内在的行为规范心理自我——个人的品德。

在中国,"道德"最初是分开使用的。其中的"道"本义为道路。"道,所行道也。"(《说文》)引申为规律和规则。所谓人道,大都指社会行为应该如何的规则。"亲亲、尊尊、长长、男女有别,人道之大也。"(《礼记》)道德中的"德"本义为得。"德者,得也。"(《管子·心术上》)"德"是"外得于人,内得于己"。(《说文》)"道"和"德"联系在一起的意思是:"道者,人之所共由;德者,人之所自得也。"(《老子翼·卷七引》)即中文"道德"的词源含义是指行为应该如何的"道德规范"和规范在人们身上形成的"道德品质"两个方面。

"伦理"在中国最初也是分开使用的。"伦"本义为"辈"。"伦,辈也。"(《说文》)引申为"人与人之间的关系"。中国古代的"五伦"就是指五种人际关系:君臣、父子、夫妇、长幼、朋友。"理"本义为"治玉":"理,治玉也。"(《说文》)引申为治理和物的纹理;进而引申为规律和规则。两者合起来,伦理的中文词源涵义是行为应该如何的"道德规范"和人的行为事实如何的规律,即所谓的"人性"。

可见,在中国,"道德"的词源涵义与西方相同:一方面是指外在的行为规范,另一方面是指内在的行为规范之心理自我,即个人的品德。但"伦理"的词源涵义则包括如下两个意思:一方面是外在的行为应该如何的规范;另一方面是人的行为事实如何的规律。

(二) 道德与伦理:概念涵义

1. "规范":道德与伦理的共同涵义

案例 2-2 下列规范和习俗是道德和伦理规范吗?

在一次海难中,有三个人,分别是中国人、英国人和印度人,漂流到一个远离社会的孤岛上,他们有着不同的吃饭习俗,英国人习惯用刀叉,中国人习惯用筷子,而印度人习惯用手指。这三种习惯无疑是应该如何的行为规范。后来英国人和印度人先后病死,这个中国人为自己制定了诸如"日出应作、日落应息"等一些应该如何的行为规范。

道德与伦理都是一种"行为应该如何的规范"。可见,"应该"是道德与伦理的重要属性,但并非其特有属性。因为某些"行为应该如何"的规范并不都是道德与伦理。在案例 2-2 中,吃饭习俗并非道德和伦理规范,谁会说用筷子还是刀叉抑或手指吃饭是道德的或不道德,是合乎伦理还是不合乎伦理的呢? 是无所谓道德不道德,也是无所谓合乎还是不合乎伦理的。同样,这个中国人为自己一个人制定的"行为应该如何的规范"也不是道德。那么,"行为应该如何的规范"成为道德与伦理的关键,在于其是社会所确定或认可的,并且具有对于社会有利或有害的效用,如果不是社会确定或认可的,或者没有利害社会之效用,该规范无所谓道德与伦理。

道德与伦理都是"行为应该如何的规范",而法律也是"应该的行为规范",如果制定的法律规范不是道德的或不是合乎伦理的,这样的法律就是恶法。所以,法律是最低的、具体的道德与伦理,即"底线伦理"[7]。这两种"应该规范"的区别在于什么? 传统观点认为是法律规范依靠"强制力量"来维系,而道德与伦理规范依靠"非强制力量"来维系。

法律规范依靠强制力量来维系,而道德与伦理规范依靠非强制力量来维系,这种观点是错误的。因为所谓强制力量,就是使人不得不放弃自己的意志而服从他人意志的力量,强制包括肉体强制、行政强制和舆论强制。实际上道德与伦理也依靠"强制力量"维系,只不过依靠的是"舆论强制"。因为,舆论同样具有使人们不得不放弃自己意志而服从他人意志的力量。俗语道"唾沫星子淹死人"、"舌头底下压死人",就是社会舆论的强制力量在发挥作用。因此,伦理道德规范与法律规范的区别,在于是否依靠一种特殊的强制:权力。而所谓权力,是管理者拥有且被社会承认的迫使被管理者服从的强制力量。

综上所述,道德与伦理作为一种规范,是指社会确定或认可的,对于人们具有社会效用的,行为应该如何的非权力规范。

2. 道德是"品德"

"德性的获得,不过是先于它的行为之结果;这与技艺的获得相似。因为我们学一种技艺就必须照着去做,在做的过程中才学成了这种技艺。我们通过从事建筑而变成建筑师,通过演奏竖琴而变成竖琴手。同样,我们通过做公正的事情而成为公正的人,通过节制的行为而成为节制的人,通过勇敢的行为而成为勇敢的人。"[8]

道德除了具有"规范"的涵义外,还拥有"品德"的涵义。品德还可以称之为道德品质或美德。所谓品德,是指一个人的道德人格,是一个人在长期的道德行为中所形成和表现出来的稳定的心理状态。人格是一个人在长期行为中表现和形成的稳定的、恒久的、整体的心理状态。一个人长期地遵守或违背道德规范,以至于形成和表现为一种稳定的、恒久的、整体的心理状态,就是道德的另一个内涵——品德。

如果说"规范"是人们外在的道德,那么"品德"就是人们内在的道德。

3. 伦理是"人的伦理行为之本性"

案例 2-3 何谓伦理行为

一个凶手正要杀李四,恰好张三高歌而至,吓跑了凶手。张三的行为是否为伦理行为? 一个人去给离世老父亲烧纸,他觉得这是给冥府中的老父亲送钱,这种行为是伦理行为吗?

如上所述,"具有利害效用"是道德和伦理的重要属性,可见,伦理行为便是具有社会利害之效用的行为,因此,"具有利害效用"同样是伦理行为的重要属性。然而,在案例 2-3 中,尽管张三高歌而至的行为事实无疑给李四以莫大利益,但是,因为张三是无意帮助李四,并没有吓唬凶手的救人意识,因此,他的行为并不是伦理行为。而在给老父亲烧纸的人的意识中,是给老父亲送钱,受利害意识支配,反而是伦理行为。这样看来,"伦理行为"与"非伦理行为"的区别,关键在于是否具有利害之意识,即是否"有意"施以利害,而不在于是否具有利害之事实。

因此,伦理行为是受利害意识支配的行为:受利害意识支配,具有正道德价值的伦理行为,就是"道德的行为";而受利害意识支配,具有负道德价值的伦理行为,就是"不道德的行为"。

中国历史上的四种典型"人性论"

"性善论":代表人物是孟子。他认为:"恻隐之心,仁之端也;羞恶之心,义之端也;辞让之心,礼之端也;是非之心,智之端也。"(《孟子·公孙丑》)而且认为,人性"非由外铄我也,我固有之也"。(《孟子·告子》)即人性中有仁、义、礼、智四端,这是人天生所固有的,而不是后天所习就的。

"性恶论":代表人物是荀子。他认为:"若夫目好色,耳好声,口好味,心好利,骨体肤理好愉佚,是皆生于人之情性者也。""人之性恶,其善者伪也,今人之性,生而有好利焉,顺是故争夺生,而辞让亡焉!生而有疾恶焉,顺是故残败生,而忠信亡焉!生而有耳目之欲,有好声色焉,顺是故淫乱生,而礼义文理亡焉!"(《荀子·性恶》)。即人性是恶的,人天生就有好声、好色、好味、好利、好愉佚等恶端。

"性亦善亦恶论":始于战国时期的儒家世硕,发展于汉儒董仲舒,至杨雄则提出"性善恶混"的著名论断:"人之性也善恶混,修其善则为善人,修其恶则为恶人。"(杨雄:《法言·修身》)

"性无善无恶论":代表人物是告子。认为:"食色性也。"(《孟子·告子》)人性是天生的,无所谓善恶。"性犹湍水也,决诸东方则东流,决诸西方则西流。人性之无分于善不善也,犹水之无分于东西也。"(《孟子·告子》)

伦理除了具有"规范"的涵义外,还有"人的行为所固有的具有利害人己的属性的规律"的涵义。王海明先生提出以抽象人性十六种、六种类型和四个规律为特征的"新性有善有恶论"[10]。

总之,道德具有"行为应该如何的规范"和"规范在人们身上形成的品德"两个涵义;伦理具有"行为事实如何的规律"和"行为应该如何的规范"两个涵义。一方面,"行为应该如何的规范"是伦理和道德的共同涵义,另一方面,"规范在人们身上形成的品德"是道德所独有的涵义,而"行为事实如何的规律"则是伦理所独有的涵义。

(三)身边的道德与伦理:道德的种类

摩西十诫[11]

① 我是你的上帝,不可信仰别的神。

② 不可亵渎上帝之名。

③ 谨守安息日。

④ 孝敬父母。

⑤ 不可杀人。

⑥ 不可奸淫。

⑦ 不可偷盗。

⑧ 不可作伪证诬陷他人。

⑨ 不可贪恋别人的配偶。

⑩ 不可贪恋别人的财物。

(《圣经·旧约全书·出埃及记》)

1. 宗教道德

应用于宗教领域,涉及的是信仰者(人)与信仰物(超自然存在物)之间的伦理关系。世界上所有的宗教都有这方面的规定,上述"摩西十诫"中的前三诫就属于宗教道德。一个人违犯了其中任何一条,就是对上帝而不是任何其他人做出了不道德的行为。

2. 自然道德

应用于自然领域,涉及的是人与自然界之间的伦理关系。自然道德在原始文化中非常盛行,因为人们通过直观经验意识到大自然对人类生存的重大价值:可以说,人的一切都是大自然给予的。近年来"生态伦理学"的兴起,自然道德重新引起人们的重视,有些人把自然界本身视为善,可以依据对自然界的行为进行道德评价。

3. 个人道德

应用于每个人自身,涉及的是每个人与其自身之间的伦理关系。每个人应该善待其自身,善待自己的生命、自己的工作、自己的名誉、自己的人格等自己的一切。根据个人道德,一个人如果虐待自己,就是不道德。

4. 社会道德

应用于社会领域中,涉及的是不同社会主体之间的伦理关系。这是道德最重要的类型,因为人是道德动物,社会性是人区别于动物的本质属性。道德是社会的产物,由于需要与他人交往,就有道德产生的客观条件,即社会关系的形成;当人们意识到自己作为社会成员与动物的根本区别,意识到自己与他人或其他社会主体的关系及如何调整这些关系时,才有道德产生的主观条件,即人的自我意识的形成和发展;在社会发展过程中,社会实践把这些主、客观条件联接起来,最终形成了道德观念和道德规范。上述"摩西十诫"中的后七诫就属于社会道德,即如何对待他人的道德规范。

根据人们社会生活的结构,社会道德可以进一步分为恋爱婚姻家庭道德、社会公德和职业道德三种类型。

恋爱婚姻家庭道德是用来协调恋爱婚姻家庭社会关系的。爱情是婚姻的感情基础,婚姻是形成家庭的社会条件,家庭是社会的细胞。恋爱婚姻家庭道德是与每一个人息息相关的道德形式。

社会公德又叫公共场合道德,是用来维持正常的社会生活秩序的。生活在一定社会中的人们,要保持一定的社会有序状态,就必须确立和遵循社会公德。社会公德反映的是社会生活中最一般、最简单和最基本的道德关系,是所有社会成员都应该遵守的。

职业道德是用来协调职业活动与社会需求、不同职业之间以及职业活动内部的各种社会关系的。人类社会就是由不同的职业组成的,职业活动是人类社会存在发展的基础;职业活动是每一个人人生的重要组成部分,一个人对社会最有价值的人生就是他的职业人生。

三、临床伦理:医学中的道德与伦理[12]

(一) 医疗职业道德与医学职业伦理

医疗职业道德,人们通常称之为"医德",是医学职业伦理的研究对象。医德用来调整医务人员与服务对象以及医务人员相互之间关系,是医学伦理学的古老和永恒的课题。

案例2-4 为研究目的让危地马拉人感染性病[13]

2010年10月1日,美国国务卿希拉里·克林顿和美国卫生与公众服务部长凯瑟琳·西贝利厄斯就60多年前美国政府为研究之目的而故意让数百名危地马拉人感染性病表示道歉。

希拉里和西贝利厄斯在一份联合声明中说,当时在危地马拉进行的这些性病试验"显然是不道德的",她们对"这种不负责任的研究能够在公共卫生的掩护下得以进行感到愤怒"。

声明说："我们对于发生这种事深表遗憾，我们向所有受这种令人厌恶研究行为影响的个人道歉。"

美国政府于 1946 年到 1948 年之间在危地马拉进行这项医学试验中，美国医疗人员在受害者不知情，或者未经受害者允许的情况下，故意让数百名当地人感染上淋病和梅毒。

据披露的相关文件显示，受害者中甚至包括医院里的精神病患者。此外，作为该项研究的一部分，许多感染者还被鼓励将性病传染给其他人。感染性病的受害者中大约有三分之一的人一直未得到足够的治疗。

许多美国公众对此感到震惊。有美国网民在美国的 MSNBC 新闻网站上评论说："当时我们不是刚刚绞死了一帮对集中营囚犯进行医学试验的纳粹分子吗？美国同时却在进行性病的人体试验！没搞错吧？"

（二）医学科研道德与医学科技伦理

医学科学道德属于科技道德，是医学科技伦理的研究对象。医学科技伦理当然要研究医学科技人员的道德问题——实际上这属于医学科技人员的医德，但更多的是研究医学科技带来的伦理难题及其伦理对策，而伦理对策就是医学科研道德。

如案例 2-4 所示，医学作为研究生命过程及防治疾病的学科体系，一方面包括"如何"发展医学科学、提高防治疾病技术等科技问题，另一方面还必然包括"应该如何"发展医学科学、提高防治疾病技术等伦理问题。医学科研道德就是医学科学"应该"如何发展，医学科学界"应该"怎样行为的道德规范。作为人体试验的医学研究活动，存在大量医学科技伦理问题，需要确定医学科研道德规范。

（三）卫生管理道德与卫生管理伦理

卫生管理道德属于管理道德，是卫生管理伦理研究的对象。卫生管理伦理当然要研究卫生管理者的道德问题——这实际上属于卫生管理者的医德，但更多的是从伦理学的角度研究卫生改革与发展、卫生政策的制定与实施、卫生资源的分配与使用等伦理问题。例如，在公平与效率价值取向中如何选择？在政府主导与市场机制之间如何平衡？健康人权如何实现？

案例 2-5　奥巴马取消美国胚胎干细胞研究限制[14]

美国总统奥巴马于 2009 年 3 月 9 日签署行政命令，宣布解除对用联邦政府资金支持胚胎干细胞研究的限制。

奥巴马在签署命令前表示,科学家认为,胚胎干细胞有助于了解甚至治愈一些严重疾病,其潜力尽管还不完全为人所知,但绝不应低估。奥巴马说,大多数美国人认为应该进行胚胎干细胞研究,在适当的指导方针和严密监管下,胚胎干细胞研究可能带来的相关危险可以避免。

奥巴马说,美国过去几年在胚胎干细胞研究上采取了"错误的选择",致使美国最好的一些科学家被迫到其他国家从事相关研究。本届政府将坚定支持科学家们开展胚胎干细胞研究,并力争使美国在这一领域取得领先地位。奥巴马认为,他当天签署行政命令是推进美国科学进程的重要一步。

2001年8月,美国时任总统布什宣布对胚胎干细胞研究设限,规定联邦政府对胚胎干细胞研究的资助仅限于研究当时已有的胚胎干细胞,不得资助从新胚胎中提取干细胞进而开展研究。近年来,关于联邦政府是否应进一步支持胚胎干细胞研究的问题,曾数次在美国引起激烈争论,取消上述限制的呼声也日益高涨。

不过,也有科学家认为,这项政策短期内不会给美国胚胎干细胞研究带来显著改观,因为美国国家卫生研究院还需要时间制定该国人类胚胎干细胞研究的伦理规范。

(四) 特殊领域道德与特殊领域伦理

医学特殊领域道德一般属于当代生命伦理,是当代生命伦理学的研究对象。可以说,当代生命科技日新月异,在不断提出新的生命伦理问题时,需要确定相应的道德规范。案例2-5反映的是,美国政府对于一种最新的生物医学技术——胚胎干细胞研究的最新道德态度,为此,美国国家卫生研究院需要制定该国"人类胚胎干细胞研究的伦理规范"。

注释:

[1]　张鸿铸,何兆雄,迟连庄主编:《中外医德规范通览》,天津:天津古籍出版社,2000年,第391页

[2]　罗素著,肖巍译:《伦理学和政治学中的人类社会》,石家庄:河北教育出版社,1992年,第66页

[3]　王海明:《新伦理学》,北京:商务印书馆,2008年,第198页

[4]　Bernard Gert. *Morality: A New Justification of The Moral Rules.* Oxford University Press, New York Oxford, 1988, P91

［5］　王海明：《伦理学与人生》，上海：复旦大学出版社，2009 年，第 25 页

［6］　魏英敏：《新伦理学教程》，北京：北京大学出版社，1993 年，第 109 页

［7］　何怀宏：《底线伦理》，沈阳：辽宁人民出版社，1998 年，第 6 页

［8］　转引王海明：《新伦理学》，北京：商务印书馆，2008 年，第 1 526 页

［9］　王海明：《新伦理学》，北京：商务印书馆，2008 年，第 546 页

［10］　王海明：《新伦理学》，北京：商务印书馆，2008 年，第 690—694 页

［11］　雅克·蒂洛，基思·克拉斯曼著，程立显，刘建，等译：《伦理学与生活》，北京：世界图书出版公司，2008 年，第 12 页

［12］　陈晓阳，曹永福主编：《医学伦理学》，北京：人民卫生出版社，2010 年，第 7 页

［13］　冉维，易爱军：《美国对在危地马拉进行性病人体试验道歉》，参见 http://news.xinhuanet.com/world/2010 - 10/02/c_12626396.htm

［14］　任海军：《奥巴马解除对用联邦政府资金支持胚胎干细胞研究的限制》，参见 http://news.xinhuanet.com/newscenter/2009 - 03/10/content_10979235.htm

仁、义与利

——临床伦理的基础理论

　　道德的目的是"义"还是"利",即是道义还是利益? 这是自古以来人们争论不休的问题。为此,形成了道德自律论和道德他律论。

　　医学伦理与医学道德的目的是什么? 是为了养成高尚的医学道德品质,形成美好的医学道德义务,还是达成优良的医学道德效用,为此,形成了医学美德论、医学义务论和医学后果论。

　　医学伦理学发展到今天,已经形成了系列基础理论。这些理论既是人们对许多医学伦理学问题认识深化的成果,也是进一步认识、分析、解决医学伦理问题的理性前提。

　　"子曰:君子喻于义,小人喻于利。"

——《论语·里仁》

　　"人之有道也。饱食暖衣,逸居而无教,则近于禽兽。圣人有忧之,使契为司徒,教以人伦——父子有亲,君臣有义,夫妇有别,长幼有叙,朋友有信。"

——《孟子·滕文公上》

　　"幸福是道德的终点和目的。"

——[英]约翰·穆勒:《功利主义》

案例 3 - 1　Tarasoff 案例[1]

Moore 是美国伯克利大学心理咨询中心的心理咨询师,Poddar 是他的来访者。在咨询过程中,Poddar 告诉 Moore 他准备杀死自己的女友,但没有告诉 Moore 他女友的名字,只是告诉 Moore 他女友去巴西度假去了。Moore 和其他咨询师讨论了这一情况,决定对 Poddar 作进一步的评估,结果发现 Poddar 情况很危险,需要住院观察。

Moore 报告了学校的安全部门,告诉他们 Poddar 情况很危险。安全部门的官员去询问了 Poddar,在 Poddar 向他们证明自己很理智,并保证与女友保持距离后,安全部门的官员没有采取进一步的措施,Podder 不再来求询了。Moore 报告了他的督导。他的督导要他销毁会谈记录,以及向学校安全部门要求采取措施的信件。并告诉他,这个案例不要再采取其他行动了。在 Poddar 女友 Tarasoff 去巴西度假回来后不久,Poddar 杀死了她。Tarasoff 的父母起诉校方,并连带起诉 Moore,诉称没有有效阻止 Poddar 杀死 Tarasoff。

针对案例 3-1,我们可以提出如下几个问题:① 医生为什么要对病人负有保密义务? ② 这位医生做得对还是不对? ③ 如何评价这位医生? 人们对此可能是仁者见仁,智者见智。这三个问题反映着医学伦理的三个基础理论:医学后果论、医学义务论和医学美德论。

一、诊疗行为的道德效用:后果论

(一) 价值与效用

"价值"和"效用"是医学后果论的核心概念。所谓价值,就是客体的事实属性对于主体需要的一种效用性,简言之,价值是客体对主体需要的效用[2]。也就是说,价值是客体所具有的满足主体需要的一种属性:客体有利于满足主体需要的属性,是正价值;客体不利于满足主体需要的属性,是负价值;客体具有的无利于或无害于满足主体需要的属性,是无价值。

效用(Utility),是经济学中最常用的概念之一,后广泛应用于哲学、价值科学和伦理学之中。"效用"是客体所具有的一种能够满足主体需要、欲望和目的的属性,即效用性。客体对于主体的好坏、非好非坏,无疑都是客体对于主体需要的某种作用,亦即所谓的效用:效用显然属于作用范畴,是对需要的作用。

关于效用的学说，称为效用主义（Utilitarianism），在伦理学上又被译为功利主义。

道德和伦理就是一种价值，具有满足"保障社会的存在和发展，增进每一个人的利益"之效用。医学道德和医学伦理同样也是一种价值，具有满足"更好地维护患方的利益和医方的利益"之效用。

（二）医学后果论的涵义

医学后果论认为，医学伦理行为的后果如何是确定医学道德规范的最终依据，即确定医学道德规范的目的是为了调整人们之间的利益关系，以使人们的医学伦理行为取得好的行为效果。[3] 后果论又被称为效果论、效用论或价值论。

在案例 3-1 中，心理科和精神科医生为什么要对病人负有保密义务，亦即为什么要确立"为精神心理病病人保密"的职业道德和行业伦理？这是因为心理科和精神科医生只有"为精神心理病病人保密"才能获得最好的医学效果。精神病和心理障碍病人作为一类特殊的病人，保护他们隐私的要求更加强烈，只有尊重他们，为他们保密，心理科和精神科医生才能同精神心理病病人建立和维持正常的医患关系，否则，就会引起医患沟通的障碍，甚至导致医患关系的破裂。

在本案例中，由于心理咨询师 Moore 报告了学校的安全部门，而安全部门的官员在询问 Poddar 后，轻信 Poddar 而没有采取进一步的措施，结果导致 Podder 不再向心理咨询师求询，致使医患关系破裂。可见，"为精神心理病病人保密"在调整医患之间利益关系中的效用，有利于取得良好的医学行为效果。

因此，"为精神心理病病人保密"成为心理科和精神科医生铁的职业和行业伦理法则。1977 年在夏威夷召开的第六届世界精神病学大会上一致通过的《夏威夷宣言》明确规定："精神病科医生从病人那里获悉的谈话内容，在检查或治疗过程中得到资料均应予保密，不得公布。"

（三）医学道德的目的

伦理学的后果论认为，优良道德是通过社会确立道德的目的，亦即道德终极标准,从伦理行为事实中推导、确定出来的。

如下图3-1所示,道德目的,亦即道德终极标准是由若干标准构成的道德标准体系。分为一个总标准和两个分标准:总标准是在任何情况下都应该遵循的道德终极标准,即增减每个人的利益总量。其中一个分标准是在人们利益不发生冲突而可以两全情况下的道德终极标准,亦即所谓的帕累托标准:无害一人地增加利益总量。另一个分标准是在人们利益发生冲突而不能两全的情况下的道德终极标准,亦即"最大利益净余额"标准:一方面,在他人之间发生利益冲突时,表现为"最大多数人的最大利益"标准;另一方面,在自我利益与他人或社会利益发生冲突时,表现为"无私利他和自我牺牲"标准。[4]

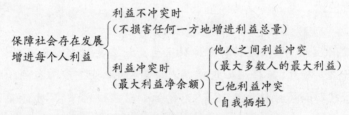

图3-1   道德目的和道德终极标准示意图

确立医学道德的目的,即医学道德终极标准,同样可以分为一个总标准和两个分标准。总标准是:"更好地维护患方利益和医方利益。"其中一个分标准是:当人们的利益不发生冲突可以两全的情况下,"增加患方和医方的利益总量",即"不损害一方地增加利益总量"原则;另一个分标准是:当人们的利益发生冲突不能两全的时候,"最大限度地增加患方和医方的利益",即"最大利益净余额"原则:一方面,当医方之间的利益、患方之间的利益发生了冲突时,表现为"最大多数人的最大利益"原则;另一方面,当患方利益与医方利益发生冲突时,表现为"患方利益至上"原则。

在案例3-1中,如上所述,"为精神心理病病人保密"之所以是一种医疗职业和行业伦理,是因为心理科和精神科医生只有如此行为,才能获得最好的医学效果。但是,心理科和精神科医生除了负有职业道德责任和义务,作为一般的社会成员,还负有"维护他人生命"的道德责任和义务。因此,他们在遵循这个职业道德规范的同时,还应该遵循"维护他人生命"的社会道德规范,为此,Moore 医生仅仅报告了学校的安全部门,仍然最大限度地"为精神心理病病人保密"。同样,只有如此,才能获得最好的社会效果。

案例中的缺憾是学校的安全部门应该在心理科和精神科医生的技术支持下,采取更加有效的手段,避免本案例 Tarasoff 被杀害。

(四) 医学后果论中的"利益"

案例 3-2　谁优先获得肾透析?[5]

1962 年,当时没有足够的人工肾为不同阶段的肾功能衰竭患者做肾透析。美国华盛顿州西雅图市的瑞典医院收治了 30 个需要肾透析的病人,但医院的条件只能为 10 个人提供服务。为此它成立了两个委员会,试图解决这个问题。一个是医疗委员会,负责挑选能够接受透析医疗的病人;另一个是非医疗委员会,主要由非医务人员组成,他们将在那些有资格接受透析医疗的人当中,决定谁将实际地得到治疗。医疗委员会已把需要治疗的 30 个病人缩减到 17 人,要求非医疗委员会从中删除 7 人,因为医疗条件只能为 10 个人做透析。非医疗委员会考虑了下列因素:年龄、性别、婚姻状况和赡养人数、收入、财产净值、情绪的稳定性(特别是在能够接受治疗这一意义上)、教育、职业、以往行为与未来潜能以及其他查询结果等。

1. 患方的利益

首先是病人本人的利益:主要是指病人痛苦的消除、疾病的救治等健康利益,同时,还包括病人与此相联系的物质利益和经济利益等。病人罹患疾病而就医,痛苦的消除、疾病的救治等健康利益无疑是其最大的利益需求。同时,在现代医疗体制中,病人接受医疗卫生服务需要支付医疗卫生费用,或者需要购买医疗保险,然后由其作为"第三方"支付医疗费用,因此,最大限度降低经济负担当然也是病人的重要利益。

基于医学道德的这个基本目的,"病人利益至上"成为基本的医学职业伦理,病人的利益是医生首先的考虑,这是由医学的救死扶伤、防病治病等基本宗旨决定的,也是医界的古老传统。

《希波克拉底誓言》中指出:"我决尽我之所能与判断为病人利益着想

而救助之,永不存一切邪恶之念。"孙思邈在《备急千金要方·大医精诚》指出:医师对病人"一心赴救,无作功夫行迹之心"。《胡佛兰德医德十二箴》认为:"医师不是为了自己,而是为了别人,这是职业的性质决定的。""应尽可能地减少病人的医疗费用,当你挽救他的生命而又拿走了他维持生活的费用,那有什么意思呢?"《世界医学协会日内瓦宣言》明确指出:"我的病人的健康将是我首先考虑的。"

其次是病人相关者的利益:随着医学的不断社会化,医界面对的不仅仅是一个病人,而且包括其他病人;不仅仅是病人本人,而且还包括病人的亲属。

因此,在确定医学道德规范的时候,不仅应该把病人本人的利益放在首位,而且还应该要考虑其他服务对象,甚至包括病人亲属的利益。在案例 3-2 中,在确定为 10 个病人提供透析服务时,医生面对的是不能不考虑这 30 个病人,这就意味着为必须确立医学伦理的"公正原则",公平合理地分配医疗服务能够提供的利益和好处。

再次是医学公益:是指群体、社会的利益和人类的长远利益。随着医学科学的发展和新的医学模式的出现,医学已经发展成为一项社会性事业,医学活动与某一群体、全社会乃至全人类的利益密切相关,不仅与当前利益密切相关,而且与长远利益相关;不仅仅与当代的人们利益密切相关,而且与子孙后代的利益密切相关。

医学的公益领域主要有:控制人口数量,提高人口素质,保护人类生存环境,保护人类基因资源,保持性别比例协调,保证人类基本卫生保健(Primary Health Care),维持人类种系的延续及其纯洁性等。

2. 医方的利益

由于职业伦理和行业伦理是本职业或本行业的自律和道德承诺,传统医学职业伦理和行业伦理强调维护患方利益,回避医方利益。当代医学伦理认为,从社会治理伦理的角度,医方利益当然也是医学后果论的重要关切。

当医学科研和医疗实践成为一种职业的时候,医方利益就是回避不了的问题,医疗卫生职业因此成为医学科研人员和医疗卫生人员赖以生存的条件。在市场经济条件下,尽管我国卫生事业是政府实行一定福利政策的社会公益事业,但医疗卫生事业必须面向市场,适应市场经济的发展需要,医疗卫生单位同样也是市场主体,其提供的服务同样参与社会的交换,市场机制同样在该领域内部以及与其他社会主体之间发挥着资源配置作用。只不过这些市场主体是得到国家和社会的特殊对待,这些资源配置更多地受到国家和社会的特殊干预而已。

医方利益应该得到维护,只有这样才能既维护了病人的利益,又保证医疗卫生的正常发展,从而更好地维护病人的利益,达到"更好地维护患方利益和医方利益"的医学道德目的。

二、医生的道德准则:义务论

(一) 医学义务论的涵义

义务论是关于道德义务和责任的伦理学理论,又被称为道义论。它以道德义务和责任为中心,研究和探讨人应该做什么,不应该做什么,即人应该遵守怎样的道德规范,并对人的行为动机和意向进行研究,以保证人的行为合乎道德。

案例 3－3　苏格拉底之死

苏格拉底是古希腊著名的哲学家,一生追求智慧,信守法律与正义。由于直言不讳,苏格拉底得罪政客美雷图斯、吕康和安涅托斯,他们以"不信神"和"误导青年"的罪名将苏格拉底告上法庭。苏格拉底在法庭上慷慨陈词,据理力争,不畏强权。大多数参加表决的公民不能容忍他的强硬态度,再加之某些与他为敌的政客的蛊惑,公民大会最终判处他死刑。

当时还有规定,虽然判了死刑,但是可以逃跑,也不追究。当时苏格拉底身边的朋友和学生都建议他逃跑,但是苏格拉底不愿意逃跑,却选择了接受议会的死刑。苏格拉底慷慨赴死,他认为既然我一生都坚持这件事情,那么当这个城邦决定要我死的话,我不会逃跑。因为我不能违背一个公民的身份,我要遵守这个法律,即使这个法律的判决并不正确,我也要遵循到底,因为这是依法判决的。

在案例 3－3 所述的"苏格拉底之死"典故中,苏格拉底认为,判决的不公正并不等于法律本身的不义,一个人不能违背一个公民的身份,一定要矢志不渝地遵守法律,这是一种绝对的、神圣的、无论如何不能违背的道义,即使逃跑可以保全自己的生命,而且逃跑也是合法的。这个案例反映了典型的道义论思想。

义务论也是古老的伦理学理论之一,中外公认的义务论大师当属中国的儒家和德国古典哲学大师康德。孟子认为:"父子有亲、君臣有义、夫妇有别、长幼有序、朋友有信。"(《孟子·滕文公章句上》)在此基础上,儒家提出了中国的基本道德义务和规范体系,并在中国漫长的封建社会占有统治地位。例如,汉代董仲舒概括的"三纲五常"道德义务:三纲为"君为臣纲、父为子纲、夫为妻纲,"五常为"仁、义、礼、智、信"。

德国古典哲学大师康德认为,绝对的道德真理首先必须具有逻辑的前后一贯性,其次一定要具有普遍性。据此,他提出道德义务来源于先验的善良意志,主张按照既定的"道德绝对"去行为。义务是绝对的、至高无上的。为此,提出了"为义务而义务","人本身是目的,而不仅仅是手段"的绝对道德。

医学义务论同样也是医学伦理学的理论,是义务论在医疗卫生领域中的贯彻。自古至今,人们提出了大量的医学道德规范,作为医务人员的义务和责任,例如,希波克拉底的《誓言》、孙思邈的《大医精诚》、陈实功的《医家五戒十要》、新中国的《医务人员医德规范及其实施办法》、世界医学协会的《日内瓦宣言》等等,不胜枚举。它以医德义务和责任为中心,确立医务人员应该做什么,不应该做什么,即医务人员应该遵守怎样的医学道德规范,并对医务人员的行为动机和意向进行研究,以保证医务人员的行为合乎伦理。

(二) 医德义务

医学义务论的核心内容是医德义务。医德义务即医学道德义务,是医生的职业道德责任。从道义上,医德义务是客观的。生活在一定社会关系中的人,对社会和他人总是担负着一定的道德责任,这是不以某一个人的意志为转移的。

社会上只要存在着生疾患病的人群,就需要医学职业,一个人只要选择了医生职业,就应该承担救死扶伤、防病治病、维护健康、提高生命质量的道德责任。

随着医学的发展和社会的进步,医生的职业责任会发生一些变化,当今主要就是救死扶伤、防病治病、维护健康、提高生命质量等几个基本方面。医德义务是社会对医生的职业伦理要求,其具体内容就是一定社会的医学道德体系所规定的。

医德义务相对于法律义务的特点。首先,医德义务依靠非权力强制力量维系。法律义务是一种权力强制义务;医德义务的形成、维系依靠医界乃至整个社会的非权力强制力量来维系,其中外在力量是名誉,内在力量是良心。

其次,医德义务的履行不以获取权利为前提。法律规定的义务总是与权利相对应的,即一个人负有法律义务的同时,被赋予了法律权利。一方面在履行法律义务的同时,总是行使相应的权利。尽管社会确定的道德权利和道德义务也是相对应的,即一个人在负有道德义务的同时,也被赋予相应的道德权利,但医务人员进行伦理行为、履行医德义务,是为了完善自己医学美德,在履行道德义务时,并不以获取道德权利为前提,而且往往以或多或少的自我牺牲为前提。

最后,医德义务涉及的范围广泛。法律义务涉及的仅仅是在医生诊疗过程中具有重大利害效用的行为,往往是对医生最低限度的要求;而医德义务涉及的是诊疗过程中所有具有利害效用的行为,涉及的范围比法律义务的范围广泛。而且与法律义务的违法与合法境界比较单一相比,医德义务存在违背医学道德、合乎医学道德和医学道德高尚等层次不同的境界。

(三) 医学伦理行为的动机与目的

案例3-4　救人行为是道德的吗?[6]

一个人A看到一个人B失足落水,他出于对自己义务的认识,出于高度的自觉的责任感,尽力营救这个落水的人,但是由于水深流急,没有把人救出来。

另一个人C看到一个人D失足落水,他极力从水中把D救出来了,但他之所以救人是非常渴望得到社会的褒奖。

案例3-4反映的是,看一个伦理行为是否合乎道德,是依据行为动机和目的,还是效果和手段? 康德的义务论认为,对于 A 这个人来说,由于出于对自己义务的认识,出于高度的自觉的责任感,尽力营救这个落水的人,即使未能救出那个人,我们对他的善的评价,决不能因其没有达到预期的目的而有所减损。而功利主义思想家密尔认为[7]:对于某一个援救溺水者的人来说,无论在他的心目中有如何卑鄙的动机,他的行为仍然是道德的。

于是,考察医生的诊疗行为是否合乎道德和伦理,就需要进一步分析医学伦理行为的动机和效果、目的和手段。医学伦理行为是医生有意识地为了什么所进行的活动。可见,一方面,医学伦理行为包括主观因素和客观因素:主观因素即所谓的动机,客观因素即所谓的效果;另一方面,医学伦理行为包括目的和手段:目的是医生有意识地为了达到的行为结果;手段则是医生有意识地用来达到行为结果在行为过程中所采取的方式和方法。

医学伦理行为的三种结构[8]

"动机与效果"、"目的与手段"以及"行为结果与行为过程"是医学伦理行为的三种结构:

"行为结果与行为过程"是基于医学伦理行为客体性的行为结构,是行为的自然结构。"目的与手段"则是基于行为主体的行为结构,是行为的主体性结构,是基于医生"行为结果与行为过程"的更为复杂的结构:目的是为了达到的行为结果,手段是行为过程中所采取的方式和方法。"动机与效果"则是医学伦理行为的主客观结构,是基于医生"目的与手段"的最为复杂的结构:动机是对行为目的和行为手段的思想;效果是动机所引发的实际出现的目的与手段。

这样看来,一方面,行为效果与行为结果不同:行为效果是行为动机的实际结果,不仅包括实际存在的行为结果,而且包括实际存在的整个行为过程。另一方面,动机与目的不同:行为动机是对行为目的和手段的思想,因而不仅包括预想的行为目的,而且包括预想的在行为过程中将采取的方式和方法。

医学伦理行为是医生受利害意识支配的诊疗行为。因此,尽管对医学伦理行为进行评价的唯物主义路线是,在考察清楚行为效果之后,才能进一步根据动机和目的是否符合医学伦理进行道德评价。但是,一个医生要合乎伦理地进行诊疗行为,应该首先确立合乎伦理的医学行为动机:确定合乎伦理的医学行为目的和手段,即动机(包括将要达到的行为目的和将要采取的方式和方法)是符合医学道德的,进一步在诊疗行为过程中,采取合乎医学伦理的行为方式和方法,力争获得合乎医学伦理的医学行为结果,即获得合乎医学伦理的医学效果。这就是一个医生履行道德义务的医学实践过程。

三、医生的理想人格:美德论

(一) 医学美德论的涵义

美德论以品德、美德和行为者为中心,研究和探讨人应该成为一个什么样的人,有道德的人是怎样的,人应该具有什么样的品德或品格。又被称为德行论或品德论。

柏拉图第一次系统、完整而明确地提出并论证了古希腊社会的四主德:"智慧、公正、节制、勇敢";天主教神学家把古希腊的四主德视为"自然美德",又加上"爱、信、望"三个"神学美德",成为所谓的"七德"。中国儒家提出:"智、仁、勇"三达德,具体美德有:"温、良、恭、俭、让"或"恭、宽、信、敏、惠",妇女应该具有的美德是:"德、容、言、功"。

传统医德学以医学美德论为理论基础,以医德品质、医学美德和医务人员为中心,研究和探讨医务人员应该成为一个什么样的人,有道德的医务人员是什么样的人,医务人员应该具有什么样的品德或品格。"大医精诚"、"神医大道"、"妙手回春"、"杏林春暖"、"誉满杏林"等都反映了医学美德思想。

(二) 医学美德的结构

1. 医德认识

医德认识就是医生对医学道德的认知所得,包括对社会医学道德要求的所得和对个人医德品质的所得。

医德认识与医学伦理实践关系密切。一方面,医德认识来源于医学伦理实践。医德认识有感性和理性之分:感性认识直接来自医学伦理实践;理性认识来自对医学伦理知识的学习。另一方面,医德认识又对医学伦理实践具有指导意义,是一定社会医学道德要求转化为医生医德品质的首要成分。没有对医学道德的认识，就不会有相应的医德品质。

一个医生具有一定的道德认识，才可能具有相应的医德品质。一个医生的道德品质与他的道德认识呈正相关：个人道德认识越高，品德便越高；个人道德认识越低，品德便越低。

然而，为什么在现实生活中会有道德认识比较高的人，品德比较低；品德比较高者，个人道德认识却比较低？"一个终生研究伦理学的专家，道德认识可谓高且深矣！但他却明明是个妒贤嫉能、忘恩负义的卑鄙小人。反之，一个目不识丁的农民，个人道德认识可谓低且浅矣！但他却地地道道是个忠厚善良的好人。"[9]

这种理论与实际的"悖论"之成因在于：个人医德认识并不是构成医德品质的唯一因素，而仅仅是其中一个因素；除了个人医德认识外，构成医德品质的还有个人医德情感和个人医德意志两个因素，是其他因素尤其是个人医德意志，导致这个"悖论"的发生。

2. 医德情感

医德情感是医生具有或所得的，引发医学伦理行为的心理体验。这些医德情感包括先天具有的和后天习得的两大类。

医学伦理行为是由行为目的、行为手段和行为原动力构成的，这是医学伦理行为动态的、深层的结构，而行为的目的与手段仅仅是行为的静态的、表层的结构。行为手段是由行为目的引发的，行为目的和行为手段是相对的，一个较小的行为目的，可能成为一个较大行为的手段，也就是说，一个行为的目的可以引发一个更大行为的目的，而引发行为目的的根本原因是行为原动力。

所谓行为原动力，就是引发行为的根本原因、根本动因，也就是引发行为目的与手段的根本原因、根本动因。例如，张三求名是其苦读的目的，而求爱又是其求名的目的，是其苦读的目的之目的，所以就是苦读的根本目的。但是，如果引发某一目的的原因仍是目的，它便是根本目的；如果产生某一目的的原因本身已经不再是目的，而只是原因，已经不是"为了什么"，而只是"因为什么"，它便是原动力。[10]

（1）医生先天具有的医德情感是医学伦理行为的原动力。先天具有的医德情感主要包括四类八种：爱人之心（同情心和报恩心）和自爱心（求生欲和自尊心），引发的是善的医学道德行为，是善的、道德的医德情感；恨人之心（妒忌心和复仇心）和自恨心（内疚感和自卑心），引发的是恶的医学道德行为，是恶的、不道德的医德情感。就"质"的存在而言，上述医德情感是先天具有的，也就是说，人人都有爱人之心、自爱心、恨人之心和自恨心，只不过或多或少而已；但就其"量"而言，却受具体的医学道德实践的影响，医务人员因此可以增加或减少这些医德情感。

（2）后天习得的医德情感。后天习得的医德情感是基于医学道德规范的存在，而引发于医生做一个道德高尚的医务人员之道德需要的情感。包括医生对社会医学道德要求的情感和对医学道德行为的医德情感。每个医生都有做一个医德高尚医务人员的道德需要，而要做一个医德高尚的医务人员，就需要遵循优良的医学道德，由此产生的遵循医学道德的需要就是道德欲望；准备付诸实践的道德欲望就是医德愿望；必须经过长期努力才能实现的医德愿望就是医德理想。而对于自己的医德需要、医德欲望、医德愿望和医德理想是否得到满足的心理体验，便是所谓的医德良心；而他人希望医生做一个道德高尚的医务人员的道德情感，便是所谓的医德名誉。

良心是医生自身内部的道德评价，是自己对自己的医学伦理行为的道德价值的意识，简言之就是自我道德评价。这种心理活动如果是对自己的医学伦理行为所具有的正道德价值的肯定性评价，叫做良心满足；如果是对自己的医学伦理行为所具有的负道德价值的否定性评价，便叫做良心谴责。

名誉是外部对医生的医学伦理行为的道德评价，是医生相互之间、社会对医生的医学伦理行为的道德价值意识，简言之，就是非自我道德评价或外在道德评价。每个医生因名誉而在自己身上形成的心理体验，就是名誉心：这种心理活动如果是对医生的医学伦理行为所具有的正道德价值的肯定性评价，便叫做荣誉；如果是对其具有负道德价值的否定性评价，便叫做舆论谴责。

3. 医德意志

医德意志就是医生在医学伦理行为中克服困难时,从行为的思想确定到实际实现的整个心理过程。

医生的医德意志显然包括两个阶段:① 医学伦理行为动机确定的心理过程,在这个阶段形成医学伦理行为决定,从而形成医学道德行为动机,即形成关于医学伦理行为的目的和手段的思想;② 执行医学伦理行为决定,使医学伦理行为的目的和手段的思想付诸实践,即医学伦理行为的实际执行过程。

在整个医学伦理行为过程中,无疑都需要医生医德意志之努力,需要克服有关困难,这个克服困难的过程,就是医德意志发挥作用的过程。

首先,在"形成医学伦理行为决定"阶段的困难,主要是解决医学伦理行为动机的冲突。表现为,一方面,对不同医学伦理行为目的选择的冲突。每个医生都有多种医德需要、欲望、愿望和理想,也就有许多医学伦理行为目的,不同的医学伦理行为目的不能同时实现,就会发生冲突;另一方面,不同医学伦理行为手段选择的冲突,即同一医学伦理行为目的可以通过不同的医学伦理行为手段实现,所以又可能发生医学伦理行为手段选择的冲突。

其次,在"执行医学伦理行为决定"阶段所要克服的矛盾。主要表现为:一方面,是外部的困难,如治疗措施的复杂、医疗设备条件的限制、病人经济支付能力的不强、病人对诊治痛苦的耐受能力的有限等;另一方面,是内部的困难,如医生个人的医术水平、行为习惯、身体条件等。

医生职业崇高伟大。首先要求高,医学是一个飞速发展的学科,需要医生不断学习和提高。其次负荷高,住院医生要管多张床,每床病人的病史都要了如指掌,每天查房,要不断地回答病人及其家属的询问。再次压力大。每次诊治都要如履薄冰如临深渊。职业价值不容易体现,社会评价不容易提高,收入不高,心理压力大,有的时候要承受高压抑,有的时候还使你显得高度孤立无援和高度无助感。……一方面需要病人和社会的理解和尊重,另一方面,需要广大医生具有良好的意志品质。

(三) 医德品质的内容

1. 仁慈

仁慈就是指医生仁爱慈善,具体说来就是医生具有医学人道精神的品德。医生是仁慈的化身,仁慈是医生的人格特征,仁慈最能体现医学人道主义思想和道德要求,仁慈是一个医生长期一贯遵守医学人道主义要求所形成的医德品质。

人道主义(Humanism)是一种认为人具有最高价值,从而应该善待每一个人的思想体系。有广义和狭义的不同理解。狭义的人道主义是特殊历史时期的产物,是由资产阶级思想家首先提出和完成的。起初是一种价值尺度,后来成为一种世界观和方法论。广义的人道主义则指一切维护人的尊严,尊重人的权利,重视人的价值,实现人的全面发展的"以人为本"思想。这种思想贯穿于人类社会的自始至终。中国古代孔子的"仁者爱人",墨子的"兼爱",中世纪的基督教的人道主义,革命的人道主义等,都属于广义的人道主义。医学人道主义属于广义的人道主义范畴。

医学人道主义是指医生基于病人具有最高价值,因此应该尊重、同情、关心、救助病人的思想。它既是一种思想和理论,又是一种医学道德规范和医学道德品质。

儒家提出"仁者爱人",要求"己欲立而立人,己欲达而达人。"《论语·雍也》"己所不欲,勿施于人。"(《论语·卫灵公》)当人们受到伤病威胁和折磨的时候,医生正好可以实现儒家"仁者爱人"的理想。孔子引用当时南方流行的一句话,"人而无恒,不可作巫医"。(《论语·子路》)表达了这样的思想,一个医者如果没有恒心厚德,没有"仁慈"的品德,是不可以做医生的。

医学和医术,最能体现"仁"之思想、实现"仁"之宗旨,故"医乃仁术"。古希腊的希波克拉底指出:"医师应该始终遵守为病家谋幸福之信条,并检点一切堕落及害人行为","仁"更不能害人。我国卫生部颁布的《医务人员医德规范及实施办法》中明确指出:"救死扶伤,实行社会主义的人道主义,时刻为病人着想,千方百计为病人解除病痛。"

古今人们对医生"仁慈"品质和要求有很多精彩的描述:晋代名医杨泉在《论医》中指出:"夫医者,非仁爱之士不可托也;非聪明理达,不可任也;

非廉洁淳良不可信也。"唐代名医孙思邈在《备急千金要方·大医精诚》中描述："凡大医治病,必当安神定志,无欲无求,先发大慈恻隐之心,誓愿普救含灵之苦。"宋代张杲在《医说·医通神明》中说："凡为医者,须略通古今,粗守仁义,绝驰骛利名之心,专博施救援之志。"清代名医费伯雄也曾指出:"欲救人学医则可,欲谋利而学医则不可……""我欲有疾,望医之相救者何如? 我之父母妻子有疾,望医之相救者何如? 异地以观,则利心自淡矣!"清代名医喻昌在《医门法律》中认为:"医,仁术也。仁人君子必笃于情,笃于情,则视人犹己,问其所苦,自无不到之处。"当代妇产科名医林巧稚指出:"医生不知道病人的冷暖,没有同呼吸共命运的感情,又怎能治好病呢? 没有同情心的医生是不合格的。"

2. 诚挚

诚挚就是医生具有的坚持真理忠于医学科学,以及诚心诚意对待病人的品德。医学本是活人性命之术,要求医生要有诚挚的医德品质。医学、医术及医患关系的特殊性,要求医生必须对脆弱的病人以诚相待,就像父母对待自己的孩子一样,真心实意,不存贰心。

案例3-5 "神奇的子弹"

19世纪中叶,传染病在欧洲大陆猖狂肆虐,夺去了千万人的性命,保罗·埃尔利希(Paul Ehrlich,1854—1915)目睹了种种苦难,决心用毕生精力向小小的细菌宣战。"我一定要发明一种神奇的子弹,让它只射杀人体内的病菌,而不致伤害人体。"在以后的几十年里,他在医学理论上作出了巨大的贡献,被称为血液学、免疫学之父,免疫化学的先驱。1909年当他试验到606号化合物时,终于发现了一种有效的分子式"肿凡纳明"。经过606次试验,才发明了神奇的"606"。

"606"这个数字已经成为这位德国医学家百折不挠、勇于探索的象征。

案例3-6 人民健康好卫士——叶欣[11]

2003年,在抗击"非典"的日子里,面对肆虐的病毒危险,为了争分夺秒抢救重症病人,叶欣身先士卒,把风险留给自己,把安全让给别人。面对危重病人,她说:"这里危险,让我来! 我已经给这个病人试过体温,听过肺,吸了痰,你们就别进去了,尽量减少感染的机会!"但是,由于她劳累过度,长时间的奔波,不幸染病,光荣殉职,终年 47 岁。她那种对自己神圣职业的忠诚,对同志的满腔热情,高度的责任心和无私奉献的精神,永远活在人民心中!

一位熟悉叶欣的医学专家说:"叶欣是一本书,每一页都燃烧着生命的激情和热烈的追求。"

正如案例 3-5 的埃尔利希,医生应该具有诚挚的品质,即忠诚于医学科学,坚持真理,修正错误。正如案例 3-6 中的叶欣,医生应该具有诚挚的品质,即诚心诚意对待病人,"医者父母心"。

3. 严谨

严谨就是医生具有的对待医学和医术严肃谨慎的品德。医学是关于治病救人的极其严肃的科学,要求医生必须严肃谨慎地对待医学和医术。

案例 3-7 "医理上错一着,人命关天"

罗伯特·科赫(Robert Koch,1843—1910)是德国医生和细菌学家、世界病原细菌学的奠基人和开拓者。19 岁时师从当时德国病理学和解剖学权威亨尔。有一次,亨尔让科赫誊写一部医学论文的原稿,科赫不理解老师让他做这种繁重、乏味的工作,亨尔对他的一番话影响了他一生:"好些聪明的学生都不肯做这种繁重乏味的抄写工作,但是从事医药研究的人,一定要具有一丝不苟的精神。纸上错了一笔无伤大雅,医理上错一着,那可是人命关天的事啊。"

正如案例 3-7 中亨尔所言,医生必须具有严谨的医德品质。古人讲得好:"医学贵精,不精则害人匪细"(明·徐春甫《古今医统》),"用药如用兵"(《孙子兵法》),"用药如用刑"(《明·本草类方》)。现代医学已经发展成为一门极其复杂、严密的科学体系,其研究对象是既具有自然属性的生物体、又具有社会属性和意识属性的复杂实体,所患疾病千差万别,发病原因、症状、体征、治疗方法多种多样,这就更要求医生必须具备严谨品质:治病救人,要如履薄冰、如临深渊。

张孝骞(1897—1987)是我国消化病学的奠基人,他提出"戒慎恐惧"四字铭:"几十年来的医疗实践中,我总是用'戒、慎、恐、惧'四个字要求自己,病人把生命都交给了我们,我们怎能不感到恐惧呢?怎能不用戒骄戒躁、谦虚谨慎的态度对待呢?"[12]

4. 公正

公正就是医生具有的公平合理地协调医学伦理关系的品德。具体地讲,主要是具有按照医学道德要求公平合理地对待病人的品德。

公正医德品质所涉及的主要是医生对待病人要一视同仁,不因年龄、性别、地位、贫富、美丑等而厚此薄彼;把病人的利益放在首先考虑的位置;合理分配相对短缺的卫生资源等。

《备急千金药方·大医精诚》指出:"若有疾厄来求救者,不得问其贵贱贫富,长幼妍蚩,怨亲善友,华夷愚智,普同一等,皆如至亲之想。"我国近代著名的中医临床家施今墨(1881—1969)认为:"医者,医病者也,对富贵者阿谀取媚,对贫贱者横眉轻慢,小人之举也。"《胡佛兰德医德十二箴》提出:"在病人面前,该考虑的仅仅是他的病情,而不是病人的地位和钱财。应该掂量一下有钱人的一撮金钱和穷人感激的泪水,你要的是哪一个?"

5. 节操

节操是医生扬善抑恶、坚定遵循医学道德规范的品德。在医学史上,涌现出许多"富贵不能淫、贫贱不能移、威武不能屈"的具有节操的医德典范。

案例3-8　医不贪色

据南宋名医张杲所著《医说》记载:宋宣和年间,有一位读书人,患病数年,多方治疗不愈。有位名叫何澄(1119—1125)的人,精通医术。患者之妻把何澄请到家中,领到内室,对他说:"妾以良人抱疾日久,典卖殆尽,无以供医药之资,愿以身相酬。"何澄听罢,严肃地回答说:"小娘子何为出此言,但放心,当为调治取效,切毋以此相污。"经过何澄的精心治疗,不多久,她丈夫的病痊愈了。

案例3-9　见利思义,守正不阿

据《嘉兴府志》记载:明朝永乐十一年,浙江嘉兴有个医生严乐善,一天,有个人窜入诊所,贸然赠送金银首饰,并跪求:"先生请受而后敢言。"因附耳语,未竟,乐善掷金大诟,并胁之曰:"我今且不发汝隐,汝若求他医,杀汝同气,我必讼汝于官。"原来那人央求严乐善给他开一个能杀死人的毒药方,听到严乐善的疾言厉色的谴责,这个人顿时悔悟,之后还特意前来致谢。

　　节操是医生行医,尤其受到其他干扰的时候,坚定遵循医学道德规范的品质。案例3-8和案例3-9都是医者坚守节操的典范。今天的医生从事医疗职业成为参与社会分工的一种手段,经常会面对着各种各样的利益冲突,特别是受到利益诱惑甚至利益威胁的时候,更加需要具有坚守节操的医德品质。

注释:

[1]　Tom L. Beauchamp & James F. Childress. *Principles of Biomedical Ethics*. London:Oxford University Press, 1979,P415—416

[2]　王海明:《新伦理学》,北京:商务印书馆,2008年,第157页

[3]　陈晓阳、曹永福主编:《医学伦理学》,济南:山东大学出版社,2002年,第20页

[4]　王海明:《道德终极标准新探》,《东南学术》,2005年第1期,第128—138页

[5]　雅克·蒂洛,基思·克拉斯曼著,程立显,刘建,等译:《伦理学与生活》,北京:世界图书出版公司,2008年,第115—117页

[6]　罗国杰主编:《伦理学》,北京:人民出版社,1989年,第418—421页

[7]　罗国杰主编:《伦理学》,北京:人民出版社,1989年,第421页

[8]　王海明:《新伦理学》,北京:商务印书馆,2008年,第1 488页

[9]　王海明:《新伦理学》,北京:商务印书馆,2008年,第1 614页

[10]　王海明:《新伦理学》,北京:商务印书馆,2008年,第548页

[11]　伍天章主编:《医学伦理学》,北京:高等教育出版社,2008年,第138页

[12]　何兆雄主编:《中国医德史》,上海:上海医科大学出版社,1988年,第331页

从"紧张"到"和谐"

——医患之间的道德博弈

医生和患者应该是平等的"战友"关系,共同的敌人是病魔。然而,现实中建立和谐的医患关系似乎并不容易,医患关系的紧张是一个不争的事实。

那么,医患关系到底是一种什么性质的社会关系？如何看待当下的医患关系？怎样破解医患关系紧张之难题呢？

需要我们理性认识医患关系的属性、模式和内容,分析影响医患关系的因素和发展趋势,探讨构建和谐医患关系之道。

从某种意义上看,诊治中国的医患关系,比诊治任何一个病人的任何一种疾病都显得要艰难,更有意义和更有价值！

"凡为医者,性存温雅,志必谦恭,动须礼节,举乃和柔,无自妄尊,不可矫饰。……疾小不可言大,事易不可云难,贫富用心皆一,贵贱使药无别。"

——[南宋]佚名:《小儿卫生总微论方·医工论》

"爱人与爱技术是平行的。"

——[古希腊]希波克拉底:《论医生的品德》

"人不是机器,病人不等于出了毛病的机器,人有思想、有感情、有家庭、有亲人……有时你开了刀,治了她的病,但她并不顶快活,她得到了生命,却失去了幸福。医生不能只为治病,我们要为人民健康和幸福而工作。"[1]

——林巧稚

一、"契约"还是"信托"：医患关系的性质

（一）医患关系的法律和伦理内涵

医患关系是指基于诊疗护理等医疗卫生服务而形成的医方和患方之间的一种社会关系，又称医病关系。医患关系是医疗活动中最基本、最重要的人际关系。

首先，医患关系是基于诊疗护理等医疗卫生服务。当一个人因患病或其他健康需求而到某医疗卫生机构求助服务，该医疗卫生机构接受服务请求时，医患关系就建立了起来。

其次，医患关系中的"医方"是指医疗卫生机构及其医护人员。医疗卫生机构作为独立法人，依法独立享有民事权利和承担民事义务，医护人员作为其工作人员，其诊疗护理工作是该机构的职务行为。

再次，医患关系中的"患方"是指就诊者及其家属。就诊者不一定是生病的人，也可能是健康查体或健康咨询的健康人，由于家庭是一个利益共同体，其成员之间的关系更为密切，家属往往也参与到医患关系之中。

医患关系包括技术性和非技术性两个方面的内容。所谓技术性方面，是指基于医学技术而建立起来的，也就是基于诊疗护理措施的决定和执行而建立起来的。在医患关系中，医务人员是医学专家，提供服务，而病人罹患疾病，需要医务人员技术帮助，技术性方面是医学社会关系的本质方面。所谓非技术性方面，是指医患关系中的法律、伦理、经济等社会方面。这些人文社会因素，使医患关系进入普通人际关系之中。

医患法律关系是由相关法律规范调整的。目前，医患关系是一种民事法律关系。其一方主体是医方，即医疗机构，另一方主体是患方，即病人及其家属。医患经济关系是医患双方因服务与被服务而形成的财产关系，医方提供服务获得服务收入，患方支付诊疗护理费用获得诊疗护理服务，由于现代医疗保险的参入，形成了"第三方支付"的经济关系。

对于医患关系是否是民事法律关系，人们又有不同看法。胡晓翔认为：医患关系之所以不是民事法律关系，是因为它不符合民事法律关系"平等、自愿、等价有偿"的基本原则。首先，医患双方处于不平等地位，具有管

理和被管理、监督与被监督的性质,有时甚至是强迫的,而民法是调整平等主体间财产关系和人身关系的。其次,医患关系一般而言,不是建立在自愿基础上的,病员到医院接受某种治疗是自愿的,但这里有许多不可选择因素。如:公费医疗制度规定了就诊医院,医院不可选择病人,转诊病人必须遵循相关的规定运作。再次,医患关系是不等价的。[2]

本书作者认为医患关系是民事法律关系[3]。这是因为:民事法律关系主体的"平等",是指法律地位上的平等,他们之间不存在行政上的隶属关系和命令与服从的关系,更不是一种强迫与被强迫的关系。从法律意义上不难看出,医患之间是平等的。在市场经济条件下,医院开诊、患者付费就可以就诊,双方是自愿的。以医患关系之间的不等价来否定医患关系是民事法律关系,是对我国民法等价有偿原则适用范围的不完全理解。由于我国医疗卫生事业是具有一定福利性的社会公益事业,决定着等价有偿在这个领域有着一定的特殊性。而且,医患关系不仅存在财产关系,还存在人身关系。

医患伦理关系,又称医患道德关系,有两种不同的理解:一种是现实的医患伦理关系,即由现实的道德规范(包括医学道德规范和就医道德规范)调整的,其一方主体一般为医务人员,另一方主体是病人及其家属。另一种是应然的医患伦理关系,即由应该有的而实际上尚未有的道德规范调整的,应然的道德规范是符合"正确理性"的,即符合人的伦理行为本性的正确的、优良的行为准则。

显然,随着社会的发展和进步,"应然的道德规范"不断地被法律、政策、道德所承认、赋予和保障,而变成"实然的道德规范","应然的道德规范"不断地被认识,"实然的道德规范"越来越丰富和多样。社会应该以"应然的道德规范"为标准,来确定或认可"实然的道德规范",从而最终是"实然的道德规范"与"应然的道德规范"重合一致。

(二) 医患关系历史、现实与发展趋势

人类早期的医患关系是个体医生与病人及其家属的关系。当时的医患关系是一种家长式关系,病人生病后处于一种依赖状态,希望得到医生的帮助和照料。病人缺乏专门、复杂的医学知识,只能寄希望于医生的指导;而医生具有专业知识,又具有仁爱之心,是病人最恰当的求助对象。当时的医患关系还是一种关怀关系,由于医学知识和技能水平的有限,医患关系的非技术性方面表现得更加突出,同情、关爱、鼓励和安慰等人文因素成为医患关系的主要内容。

近代社会以来,有很多因素使家长式医患关系逐渐发生了变化。例如,群体化的行医方式逐渐代替了个体化的行医方式,病人不但要同医生打交道,还要同其他医务人员特别是医疗机构发生联系;患者权利运动兴起;医学技术的进步和医学模式的改变,也要求在对疾病的治疗中发挥病人的作用。实验医学的兴起,生物医学模式的确立,使医学知识不断丰富,诊疗技能大大提高,医患关系中的技术性方面得到了很大的发展和提高,科学、知识和技能等技术因素成为医患关系的主要内容。

近年来,对病人权利的强调使病人由被动角色变成了主动角色,一种平等的医患关系逐渐形成。在市场经济条件下,在高度社会化的医疗体系中,病人越来越把自己看成医疗服务的购买者。医患关系发展呈现出"物化、商业化、民主化、多元化、法制化和大众化"等趋势。人们在重视医患关系的技术性方面的同时,开始反思和重视医患关系的非技术性方面,尤其是伦理因素。

医患关系的发展趋势[4]

物化:为了获取复杂的诊疗信息,医生与病人的相互交流大大减少,诊疗成为一种大工业式的流水作业,医患关系表现出"物化"趋势。医患关系的这种"物化"趋势,包含着把人看作异己物的危险,是与医学的人道目的相违背的。

商业化:卫生资源的补偿采用商业化方式,简化医患关系,使医患之间的权利义务更加明确,然而商业化并不是医患关系的全部运作形式,应该还有许多充满人情味的形式。

民主化:在医学知识越来越普及的情况下,受政治和经济民主化大潮的影响,医患关系呈现民主化趋势。共同参与型或指导合作型医患关系日益成为主导的医患关系模式,有利于患者自主权的落实,有利于医学科学的发展。

多元化:由于医学分科的细化,以及行医模式的改变,医患关系日趋多元化。医患关系包括医生与病人的关系、护士与病人的关系、医技人员之间的关系以及医院与病人之间的关系等,这种多元化,意味着道德权利与道德义务的复杂化,使得一旦发生纠纷就更加难以处理。

法制化：20世纪下半叶，病人在自己权利受到侵害的时候可以拿起法律武器来维护自己的权利。同样，医生的各种权利也需要法律来保护。此医患关系法制化符合医学人道主义精神，可以使医疗秩序更加完善。

大众化：医患关系不再仅仅发生在与现实的疾病治疗有关的人群之间，而是扩大到了一般人群之中。

(三) 医患关系的模式

概括和总结不同状况医患关系，可以得出不同的标准样式，即医患关系模式。目前，人们从医学伦理学、医学社会学、医学心理学和医学法学等学科，从医学道德、医患社会角色、医患心理以及医患权利义务等方面进行了概括和总结，形成了不同的医患关系模式。

1956年，美国学者萨斯(Thomas Szasz)和霍伦德(Marc Holleder)发表了《医患关系的基本模式》一文，认为根据医患双方主动性的大小，医患关系可以分为三种模式。伊曼纽尔(Emanuel)提出四种模式：① 信息式；② 解释型；③ 商议型；④ 家长式。1965年，美国医学社会学家萨奇曼(Suchman)研究了患者与医生接触后发生的一系列事件，提出了萨奇曼医患模式。1993年，中国学者李文鹏总结医德史，归纳提出了四种医患道德关系模式。

萨斯和霍伦德提出的医患关系模式[5]

主动—被动型模式：医方因具有丰富的医学知识和技能，具有绝对权威，在双方关系中居于完全主动地位；而患者对医学知识一知半解，甚至一无所知，处于被动地位，完全听命于医方发出的指令。其特点是医方"为病人做什么"。这种关系类型主要适用于没有或难以表达主观意志的患者，如婴幼儿、昏迷、休克、严重精神病患者等，有人形象地把这种模式比喻成"父母与婴儿"之间的关系。

指导—合作型模式：医方与患者都具有一定程度的主动性，医方仍然是权威，但只起技术指导作用，患者可以向医方提出疑问，在医方的指导下比较忠实地执行医嘱，配合治疗。其特点是医方"告诉病人做什么"。这种关系适用于神志清醒、能够表达自己主观意志的病人，特别是急性病病人，有人形象地把这种模式比喻成"父母和少年"之间的关系。

共同参与型模式：医方与患者拥有大体同等的主动性和决策权，双方相互配合,共同参与治疗方案的决定和实施。其特点是医方"帮助病人自疗"。这种关系常见于"久病成医"的各种慢性病病人,有人形象地把这种模式比喻成"成年人"之间的朋友关系。

李文鹏提出的医患道德关系模式[6]

主仆隶属型:把医患双方对立起来,并推向极端,视为统治与被统治的关系,患者成为盛气凌人的主人,而医者则成为俯首听命的奴仆。

赐舍恩惠型:把医者视为"救世主",居高临下,怜悯赐舍,而把患者视为乞求恩惠,感恩膜拜的"朝圣者",把医患关系变成为"上帝"与"庶民"之间的关系。

金钱交易型:医者防病治病的技术,成为牟取私利工具,金钱成为调整医学行为的唯一杠杆,而患者则是付钱买命,金钱成为防病治病的唯一通行证,医患关系变成了赤裸裸的金钱关系。

友好合作型:医者尽职尽责,热心服务,尊重病人,一视同仁,而患者则诚心诚意,主动配合,尊重医生,体谅护士,两者充满着友情,建立起一种协调和谐的道德人际关系。

二、权利与义务:医患关系的内容

(一) 法律和伦理上的"权利"与"义务"

1. 权利与义务的概念

权利与义务无非是一种利益:权利是由某种力量所保障的索取,从社会和他人那里得到的受某种力量所保障的利益;义务则是由某种力量所保障的贡献,付给社会和他人的受某种力量所保障的利益。

按照被赋予、被规定的形式之性质,分为法定权利义务与道德权利义务:前者是被法所承认、所赋予的,是法对于人们权利义务的规定;后者是被道德所承认、所赋予的,是道德对人们权利义务的规定。

以其自身内容的性质为依据,分为基本权利义务与非基本权利义务:前者是人们生存和发展的必要的、起码的、最低的权利义务,是满足人们政治、经济、思想等方面的基本的、起码的、最低的权利义务;后者是人们生存和发展的比较高级的权利义务,是满足人的政治、经济、思想等方面的比较高级需要的权利义务。

基本权利又被称为"人权",是每个人因其是一个人应该享有的权利;更确切地说,是每个人因其是缔结人类社会的一个人、一分子、一成员、一股东所应享有的权利。"基本权利"、"人权"和"天赋人权"三者是同一概念。[7]

健康是一种人权。在人们享有的众多人权中,健康权无疑是更为基本的:健康是一个人生存和发展的基础,健康公平是起点公平、机会公平的重要标志。健康作为每个民众的基本人权,不应受个人所处环境、条件、社会地位等不同而有所差别。[8]马克思曾经说过:"健康是人的第一权利,是人类生存的第一个前提,也就是一切历史的第一个前提。"健康人权理念在众多国际政治经济文件中有所体现:如《世界卫生组织组织法》、《世界人权宣言》以及《经济、社会、文化权利国际公约》等。我国《民法通则》也明确规定,"公民享有生命健康权"。2001 年 2 月 28 日,我国全国人大常委会批准了《经济、社会和文化权利国际公约》,庄严承诺切实履行尊重、保护、促进和实现每个人的人权的义务和责任。

2. 道德权利与法律权利之间关系

道德权利与法律权利之间的关系包括两个方面,即"在同一价值体系中"和"在不同的价值体系中":

(1)在同一价值体系中,一方面,两者的价值取向是一致的:合乎道德的权利,即道德权利一定会得到法律的肯定,成为法律权利;合法的权利,即法律权利一定是合乎伦理的,是道德权利。另一方面,其具体的表现形式是包含关系:法律权利是底线伦理权利,"底线道德……的主要内容就几乎等于道德的要求"[9]。道德权利的范围要远远大于法律权利范围。正如德国法学家耶林所言:"法是道德的最低限度。"[10]

(2)在不同的价值体系中,两者又是相交叉的关系。一种价值体系中的道德权利,不一定被信奉另一种价值体系的法律所规定,从而成为该价值体系的法律权利;一种法律由于没有被某一价值体系的道德规范所认可,而被认为是"恶法",这种法律规定的法律权利因而就难以成为另一价值体系的道德权利。

3. 权利与义务之间关系

权利与义务之间关系包括两种情况,即"一个人的权利与他人的义务之间的关系"和"一个人的权利与他自己的义务之间的关系"。

（1）一个人的权利与他人的义务必然相关。一个人的权利与他人的义务实为同一种利益：对于获得者是权利，对于付出者是义务。例如，"父母有抚养子女的义务，子女有被父母抚养的权利；子女有赡养父母的义务，父母有受到子女赡养的权利"。

（2）"一个人的权利与他自己的义务之间的关系"又包括两个方面，即"一个人所享有的权利与他所负有的义务之间的关系"和"一个人所行使的权利与他所履行的义务之间的关系"。

一方面，一个人所享有的权利与他所负有的义务不是他自己能够自由选择的，而是社会分配给他的，一个社会在分配权利和义务的时候，应该使两者相等，只有相等，才是公正和合理的。否则，如果使某些人所享有的权利多于其负有的义务，就意味着另外一些人所负有的义务肯定多于其享有的权利，那么，这个社会就是特权社会，这个社会因而就是不公正和不合理的。

另一方面，一个人所行使权利与他所履行义务之间的关系是自己能够自由选择的：他能够放弃所享有的一些权利，而使所行使的权利小于所享有的权利，也能够不履行所负有的一些义务，而使所履行的义务小于所负有的义务。但是，一个人所行使的权利应该等于或小于而不能多于他所履行的义务。

一个人所行使的权利多于所履行的义务，可能有两种情形：一种是因为他所享有的权利多于负有的义务，是社会分配的结果，这种情形的典型是特权和等级社会；另一种情形是他滥用和僭越权力或不履行一些义务所致，这种情形的典型是那些挂着民主招牌的专制君主。这两种情形显然是不公正和不合理的。

一个人所行使的权利少于所履行的义务，也无非有两种情形：一种是他自愿放弃所享有的权利所致，这种行使的权利少于所履行的义务的行为，属于"奉献"的范畴，是一种分外善行；另一种则是因为他享有的权利少于负有的义务和他人滥用权利或不履行义务，因而是社会的分配和他人滥用权力或不履行义务的结果。这种情形显然也是不公正和不合理的。[11]

(二) 临床医生的"权利"与"义务"

1. 医生的道德权利

在具体的诊疗实践中,医生的如下道德权利特别予以强调:(1) 医生的诊治权:为病人诊断和治疗疾病是医生职业活动的主要内容,既是医生的法律权利,也是医生的一项道德权利。医生行使诊治权应该是自主的,不受他人意志和任何非法力量的干涉。(2) 医生的特殊干涉权:医生为了病人的利益,在特殊情况下,可以代替或帮助病人及其家属做出治疗上的决定。(3) 医生有受到尊重和享受礼貌待遇的权利:作为一个公民和为病人提供医疗服务的医学专家,医生在从业中理应受到病人及其家属的尊重,病人及其家属对医生应以礼相待。(4) 医生有获得相应经济报酬的权利:医生在自己的工作中付出了劳动,为病人、为社会创造了健康价值,尤其是医生有着高于一般职业的执业训练付出,因此有权利获得与其付出相称的经济报酬。

《执业医师法》规定,医师在执业活动中享有下列权利:① 在注册的执业范围内,进行医学检查、疾病调查、医学处置、出具相应的医学证明文件,选择合理的医疗、预防、保健方案;② 按照国务院卫生行政部门规定的标准,获得与本人执业活动相当的医疗设备基本条件;③ 从事医学研究、学术交流,参加专业学术团体;④ 参加专业培训,接受医学继续教育;⑤ 在执业活动中,人格尊严、人身安全不受侵犯;⑥ 获取工资报酬和津贴,享受国家规定的福利待遇;⑦ 对所在机构的医疗、预防、保健工作和卫生行政部门的工作提出意见和建议,依法参与所在医疗机构的管理。

2. 医生的道德义务

在具体的诊疗实践中,医生的如下道德义务特别予以强调:(1) 维护健康,减轻痛苦:医生应该在工作中尽自己所能,帮助病人恢复和保持健康,并在可能的医学条件下,减轻疾病带给他们的痛苦。显然,这是医生最基本的职业义务,是社会对医生的最起码的要求。(2) 医生有帮助病人知情的义务:为了满足患者的在治疗上的自主权,同时也体现了医生对病人的尊重,医生应该向病人说明病情、治疗过程及预后状况。(3) 对病人的特殊病情及隐私予以保密:医生在工作中不得将患者的特殊病情及身体隐私传播给与该患者治疗无关的人员。这也是西方自希波克拉底以来的一个医学道德传统。

《执业医师法》规定,医师在执业活动中应履行下列义务:① 遵守法律、法规,遵守技术操作规范;② 树立敬业精神,遵守职业道德,履行医师职责,尽职尽责为患者服务;③ 关心、爱护、尊重患者,保护患者的隐私;④ 努力钻研业务,更新知识,提高专业技术水平;⑤ 宣传卫生保健知识,对患者进行健康教育。

(三) 病人的"权利"与"义务"

1. 病人的权利

病人的权利主要有:(1) 生命健康权:包括生命权、健康权、安全权和医疗权等具体内容。(2) 人格尊严权:指病人在接受医疗服务时,其人格尊严受到尊重的权利。具体表现在:病人的人格应该受到尊重,病人的身体应该受到尊重,病人的风俗习惯应该受到尊重和病人不应受到慢待。(3) 公平医疗权:指病人享有公平合理地接受诊断、治疗和护理的权利。(4) 知情同意权:指病人在接受诊疗服务时,有权了解自己的病情、医疗机构及其医务人员有关情况等信息,对医疗机构及其医务人员有权进行选择,对医生提出的最终诊断、治疗方案有权决定取舍。病人的知情同意权包括知情权、选择权和同意权。(5) 隐私保护权:病人的隐私包括:身体秘密、私人空间、个人事实和私人生活等。病人的隐私权包括:隐私隐瞒权、隐私利用权、隐私维护权和隐私支配权等。(6) 医疗资料获取权:指患者有权复印或者复制其门诊病历、住院志、体温单、医嘱单、化验单(检验报告)、医学影像检查资料、特殊检查同意书、手术同意书、手术及麻醉记录单、病理资料、护理记录以及国务院卫生行政部门规定的其他病历资料。(7) 损害求偿权:指医疗机构及其医务人员在医疗活动中,违反医疗卫生管理法律、行政法规、部门规章和诊疗护理规范、常规,过失造成患者人身损害,患者及其家属有权提出一定经济赔偿的要求。(8) 医疗监督权:指患者有权利对医疗机构及其医务人员的医疗、护理、管理、收费、医德医风等各个方面进行监督。(9) 社会责任免除权:指患者在获得医疗机构的证明书后,有权依据病情的性质、程度和功能影响情况,暂时或长期、主动或被动地免除某些社会义务。

《世界医学协会病人权利的里斯本宣言》[12]
(条款目录)

1. 接受良好质量医疗服务的权利。

2. 自由选择的权利。

3. 自主决定的权利。

4. 对于失去意识的患者,必须寻求法定的代理人同意。

5. 即使是法定无行为能力的患者也要让他/她尽量参与决策过程。

6. 仅有在法律授权或符合医疗伦理时,可以采取违反患者意愿的诊断或是治疗步骤。

7. 知情的权利。

8. 获得保密的权利。

9. 健康教育的权利。

10. 人格尊严的权利。

11. 宗教信仰的权利。

注:该文件是世界医学协会1981年在葡萄牙里斯本举行的第34次大会上采纳,并于1995年在印度尼西亚巴里岛举行的第47次大会上予以修订。

美国《病人权利法案》[13]

(1)你有权利接受妥善而有尊严的治疗。

(2)你有权利要求自己或你的亲友能得到有关自己的诊断、治疗方式及预后的情况。你也有权利知道为你医疗的人员名字。

(3)你有权利在任何医疗开始前,了解并决定是否签写知情同意书,除了紧急处理外,一般同意书的内容应包括以浅显易懂的文句介绍医疗程序的本质、预期的危险性及益处、不同意时的后果、有无其他可选择的医疗方式,且同意是你"自愿"的。

(4)你有权利拒绝治疗。

(5)你有权利保持你的"隐私"。

(6)你有权利使你的沟通及纪录保持"机密"。

(7)你有权利要求医院在能力范围内对你所要求的服务做出合理的响应。而医院在紧急时,必须提供评估、服务及转诊。在情况允许下,转诊之前,你有权利得到你全部的病历资料及解释。

(8)你有权利获知医院之间的关系及治疗你的医疗人员的专业资料。

（9）你有权利被告知，你被进行人体试验或临床研究；且你有权利拒绝。

（10）你有权利要求合理的持续照顾。

（11）你有权利知道你的账单，并检查内容或要求院方解释。

（12）你有权利知道医院的规则以及病人的行为规范。对于病人应有的权利，你可以主动争取而不被忽略。

注：该法案是1973年由美国医院联合会通过的，旨在明确病人应有的权利，是保障人的正当权利的重要文献，可为世界各国病人权利的确定提供借鉴。

2. 病人的义务

病人的义务主要包括：（1）预防疾病、恢复和保持健康。病人除了患病后应及时就医、积极治疗外，更重要的是应该防患于未然、养成良好的生活方式，学习必要的医学知识，相信科学，积极锻炼身体，增强机体抵抗力，最大限度减少患病。（2）积极配合治疗，遵守医院规章制度。病人在就医过程中应遵守医院为维护正常秩序而制定的一系列规章制度与规定，积极给予医务人员必要的配合，服从医务人员的诊疗，遵守医嘱，主动向医务人员介绍诊疗过程中的病情变化和主观感受，病愈后及时出院，协助医院的随访工作。（3）理解和尊重医务人员。病人要尊重医务人员的人格和劳动；同时谴责那些不尊重医务人员的行为，尤其是坚决反对辱骂、殴打医务人员的恶行。（4）积极参加社会医疗保险，及时交纳医疗费用。积极参加城镇职工医疗保险、城镇居民医疗保险和新型农村合作医疗，参加社会基本医疗保险，并根据自己实际情况，购买商业医疗保险，足额交纳自己应该直接承担的医疗费用，确实无力支付诊疗费用，按照有关规定，通过医疗救助体系办理有关手续，任何逃避、拖欠医疗费用的行为都是不道德的。（5）支持医学科学研究和医学教育。医学科技发展和提高，离不开科学研究，离不开每个病人的有意或无意参与医学发展和医学教育，每个病人应在知情同意的基础上，积极配合医学科研和医学教育。

案例4-1　临床教学是否侵犯病人的隐私权？[14]

刘某到某医院妇产科门诊要做"人工流产"。一名女医生让其进门诊检查室，刘脱下衣服后躺在检查床上，告诉医生自己准备好了。医生推门而入，接着对外面的人说："你们都进来。"随后进来了10多个穿白大褂的男女青年。

刘某当时只穿了件短袖 T 恤,一下子面对这么多人,难堪得要命。稍微镇静些后,她要求让这些人出去。而医生说没什么,他们都是见习生,并让她躺好,不然没法检查。接着医生一边指着刘某的身体,一边向见习生介绍各部位的名称特征,其间还有见习生的笑声。

第二天,气愤难平的刘某找到当事医生,问进来那么多人为什么不先给她打招呼。医生回答,没必要。而另一位医生干脆对她说,在医院就没有隐私权。为此,刘某以医院及当事医生侵犯了自己的隐私权为由告上了法庭。

官司一起,该医院挂出《告患者书》,写明了该医院是医学院的临床教学基地,来此就诊的患者应该配合。还发出了一份《致全国医院呼吁书》,写道:"作为临床教学医院,医生带教是医学教育不可分割的部分,也是临床教学的唯一途径,更是教学大纲的明文规定。如果教学医院必须先征得患者同意方可示教,医学院的见习生、实习生都会被患者拒之门外,医学教育事业如何发展?"

3. 如何处理病人义务与病人权利之间的关系

"病人权利"是基于其为社会的一个成员,而不仅仅是基于他是一个病人。病人享有某些权利是基于病人是社会的一个成员而被承认、规定和赋予的,而不仅仅是基于他是一个病人。因此,一方面,一个病人的权利是作为一个社会成员所享有的权利,应该与他作为一个社会成员所负有的义务相对应,是因他(她)作为一个社会成员负有义务而享有的,而不是由于他作为一个病人负有义务而享有的。另一方面,病人权利与其他社会主体的义务必然相关:病人权利的实现需要其他社会主体履行相应义务。

"病人义务"则更多是基于他是一个病人而不是基于他是一个普通的社会成员。病人负有某些义务更多是基于他是一个病人而被规定的,而不是基于他是一个普通的社会成员。因此,一方面,一个普通的社会成员如果没有患病进入医患关系中去,就不会负有作为病人的义务。另一方面,病人患病进入医患关系中,就负有上述义务,这些义务与他因是一个普通的社会成员而享有的病人权利并不必然相关和对等,并不是因为他享有该病人权利而负有这些义务。

病人权利更多属于人的基本权利范畴,是基于其"组成社会"的基本贡献而理应获得的。现代的文明社会都赋予每一个成员很多权利,每一个社会应该通过创造条件满足其社会成员的健康权及相关权利,其伦理学基础是每一个人是该社会的一个股东、一个成员、一个分子,为我们社会的构成做出了最基本的贡献,即病人权利是基于"其为一个社会成员"的基本贡献而理应获得的。

病人权利是人的基本权利,而病人义务并非人的基本义务。基于一个普通社会成员而享有的权利是一个人的基本权利。所以,病人权利,因而属于"基本权利"、"人权"范畴,与作为普通社会成员应负有的义务对等才是公正的,而与其他社会主体的义务相关,是由其他社会成员履行相应义务而实现的。而一个病人负有的义务并不是基于他是一个普通社会成员,所以,病人义务并非人的基本义务。

由于病人享有某些权利是基于其为一个社会成员,一个普通社会成员拥有的基本权利,病人权利更多是民众的基本权利;而病人义务是基于其为一个病人的特殊身份。所以,"病人权利优先"是平衡病人权利与义务之间关系的基本原则。

在案例4-1中,病人有隐私权,是基于病人作为一个人,属于人的基本人格权利。而病人同时有支持医学科学研究和医学教育的道德义务,但该义务是基于她生病成为一个病人而负有的,基本权利具有优先性和至上性。因此,医院及其医务人员应该首先尊重病人的隐私权。在该案例中,化解这个冲突和矛盾的策略是:通过知情同意让病人参与到教学中来。一般说来,如果对病人非常尊重,病人会理解和配合医院及其医务人员的教学的。当然如果病人知情后不同意,医院及其医务人员应该尊重病人的意愿。

三、如何构建和谐的医患关系

(一) 现状:如何看待当下的医患关系

案例4-2　徐梓涵:爱太难[15]

在广东省妇幼保健院,第二次进入重症监护病房的一岁半男童小梓涵,在病床上已经躺了将近一个月。由于对医生提出的治疗方案心存疑虑,小梓涵的父母不仅复印了孩子的病历、检验结果等向院外专家求证,还要求全程参与专家会诊并进行录音。这些已经超越"医疗常规"的做法让医生们感觉"很受伤",而且还认为孩子家长的不信任、不配合已经延误了救治,于是就要求家长对每一步用药治疗方案都签字确认。一面是患者一方的"句句录音",一面又是医院一方的"步步签字",虽然双方都说是一片爱心想救孩子,可对于如今这病情已经"极其危重"的小梓涵来说,不知这种互相提防的爱又将带来怎样的后果。

近些年来,我国的医患关系日趋紧张,互不信任,医患矛盾十分突出:一方面,病人对医生不够信任,患者怨声载道,抱怨自己付了医药费却得不到相应的服务,甚至自身利益受到伤害;而另一方面,医生叫苦,自己在承担繁忙的临床工作的同时,又要承担来自各方的压力,为了避免医疗差错,往往采取防御性医疗。

案例4-2反映的医患之间不信任就具有一定的典型代表性,而这种不信任一方面直接影响到医患关系的和谐,另一方面有可能直接影响到疾病的诊治。2007年,首都医科大学对全国10个城市医患关系典型调查显示:医患关系现状很好或较好、一般、不好或很不好的比例分别为36.4%、42.9%和20.7%。[16]

中国医师协会在2002年、2004年、2009年和2011年先后四次对"医师执业状况"进行了调研,从调研报告中发现:尽管医师在四次调研中对执业环境的满意度虽有所改观,但仍不容乐观。见表4-1。

表4-1 医师执业环境满意度状况表

调查次数	认为执业环境良好 (人数比例)	认为执业环境较差和极为恶劣 (人数比例)
第一次	5.18%	60.67%
第二次	7.1%	48.4%
第三次	7.44%	63.61%
第四次	19.02%	48.51%

资料来源:中国医师协会网:《第四次医师执业状况调研报告》
http://www.cmda.gov.cn/gongzuodongtai/zhinengbumen/2011-08-08/9778.html

从事某一技术行业的人若希望自己的子女从事本领域,就表明其对自身行业的正面评价和肯定。因此,中国医师协会多次调研都把"医师是否希望自己的子女报考医学院校"作为一项指标。见表4-2。第四次调研中,希望"子承父业"的医师比例仅为6.83%,该比例再创新低。

表4-2　医师是否希望自己的子女报考医学院校状况表

调查次数	希望自己的子女从医(人数比例)	不希望自己的子女从医(人数比例)
第一次	10.89%	53.96%
第二次	10.4%	63.0%
第三次	11.90%	62.49%
第四次	6.83%	78.01%

资料来源:中国医师协会网;《第四次医师执业状况调研报告》
http://www.cmda.gov.cn/gongzuodongtai/zhinengbumen/2011-08-08/9778.html

(二) 影响医患关系的因素到底有哪些

1. 医方因素

案例4-3　某医院的"院、科两级核算制"和"绩效工资制"管理[17]

据CCTV"焦点访谈"节目报道,福建省某县中医院实行"院、科两级核算制"和"绩效工资制"管理,医生每月工资的大部分是由他所开出的药费和各种检查费用的提成组成:其中西药提成15%,中药提成20%,化验、放射、B超、心电、脑电等检查项目合称为"医技",合计提成最多,比例为30%。2004年,在医院实行该项制度的第一年,该中医院的收入就开始有了大幅度的增长。根据院方提供的数据,2004年全院收入1005万元,比2003年的790万元多收入了215万元,医院还购入了螺旋CT等大型医疗设备。对于每年有300多万元资金缺口的县级医院来说,这项制度确实给该中医院带来了好处。

但该医院的医生对该项管理制度"意见很大",认为这项制度逼迫医生给病人开"大处方",而且,院方制定的工作任务越来越难以完成。

首先,医生以及其他医务人员的技术和伦理因素是影响医患关系的一个重要因素。长期以来,传统的家长式行医思想在许多医生头脑中根深蒂固,认为自己是医学权威,自己有足够的能力决定治疗中的一切事情,不必征求患者的意见;医生缺乏人文素质培养,部分医生医德层次较低,漠视患者权益;医生的技术因素也不可忽视,由于服务质量水平低而给患者带来伤害也会产生医患纠纷;此外,压力大、工作负担重带来的医生工作倦怠是一个不容忽视的问题;医生的观念和临床条件还停留在生物医学模式,而没有真正转变到生物—心理—社会医学模式上来,医生所关心的仍然是

"病人的病"而非"生病的人",患者权利被看作与治病无关的事情,医患沟通不畅。

其次是医院的管理制度也是影响医患关系的重要因素,好的管理制度可以弥补道德漏洞,更好地满足患者的健康利益需求;相反,违背医学伦理的管理制度,则影响医患关系的和谐发展。如案例4-3中,医院的这些管理制度,必然导致医生诊疗行为以"经济收入"为目的,而不是以疾病的救治为目的,难免开大处方,实施过度性医疗,这既不利于疾病的诊疗,也非常容易引起医患纠纷。

2. 患方因素

患者就医过程中的非理性面面观

"我花钱找医生看病,他凭什么没有给我把病看好?"对医学的有限性缺乏认识,认为医生能够解决一切疾病问题。"要想富找大夫,找了大夫做手术,做完手术告大夫!""病人是弱者,只要告上法庭,就有收获!"滥用诉权,利用人们同情心,为自己获取不应该获得的利益。"看病全程录像、录音。""一定要复印一切看病资料。""一定要到多家医院看病,以检验医生的诊断是否准确。"对医院和医生不信任。"只要没有把病人看好,就要向医院和医生寻求一个说法。"

如上所述,患方有些因素也是影响医患关系的重要原因。例如,患者"过分"张扬权利,使患者的"维权"行为超越权利界限而走向不道德;有的患者在维护自己权益的同时,却损害了社会和他人的利益,因自己不正当权利得不到满足而与医务人员发生纠纷;本来权利与义务是对等的,患者应承担一系列道德义务,但有的患者却违反这些义务而影响医患关系。

3. 体制因素

适应市场经济的医药卫生体制尚未建立和完善,从而影响到和谐医患关系的建立。现行的医疗卫生单位收入分配体制,难以有效地体现医务人员的劳动价值,医务人员作为一种生产要素,其生产和再生产所需费用得不到完全补偿,部分医务人员势必冲破传统医学伦理观念的束缚,到"灰色"、"黑色"收入中去寻求满足,从而破坏医患关系;新的医疗保障体制尚未完善起来,这使很多人把"看病贵、看病难"矛盾转移给医院及其医务人员,从而激化了医患矛盾;卫生资源补偿体制不够完善,使医疗卫生单位难以处理社会效益与经济收益、病人利益和医院利益之间的关系,等等。

正如中国医师协会《第四次医师执业状况调研报告》所示:医师对医患关系仍然紧张的原因分析比较一致,82.64%的受调研医师认为目前医患关系仍然紧张主要是由于"体制"造成的,该"体制"问题包括医院管理体制、补偿机制、医疗保障制度、法律法规等因素。

4. 社会因素

案例4-4　发生在福建南平的"医闹事件"[18]

2009年6月21日凌晨1点,一位"肾积水并尿毒症"的重症患者,在做完肾经皮穿刺引流术10小时后,因呼吸功能衰竭、心脏骤停,经抢救无效死亡。此时,家属想到的不是哀悼死者,也不是询问医生病人死亡原因,而是立即被闻讯而来的"医闹"组织利用,希望利用"医闹"组织的非法活动来敲诈医院一笔。与"医闹"组织谈妥后,"医闹"组织按照既往的常用套路"指挥战斗",21日凌晨3时,家属拒绝迁移死者尸体,将泌尿外科全科室封闭,泌尿外科的值班医生、手术医生和所有在院病人,都被关在病房;同时,"医闹"组织开始在门诊大楼、住院大楼摆放花圈,打砸泌尿外科住院病房。21日早上8点,住院病人、门诊病人均无法正常就诊,整个医院处于混乱、瘫痪的状态,住院部里被监禁的住院病人和医生护士,被黑势力吓得心惊胆战。其他科室的医务人员自发实施调解,无果,"医闹"势力对调解人员进行殴打,要求被关押的主管医生向尸体下跪……

某些社会因素也影响到和谐医患关系的建立,某些社会丑恶势力参与到医患关系之中,案例4-4所反映的"医闹"丑恶现象严重影响到正常的医疗秩序,给医院和医务人员造成很大的身心伤害,严重影响到医患关系。有的新闻媒体没有公正报道医疗纠纷案件,往往从同情弱者的角度出发,听取患方一面之词,客观上造成不实报道;有的媒体为追求新闻效应,有意无意地把医患关系曲解成一种对立关系,不恰当地渲染其矛盾。在社会大环境里给医患关系的恶化推波助澜。

(三) 着眼点:如何构建和谐的医患关系

显而易见,构建和谐的医患关系是一项社会系统工程,需要医患双方、政府乃至全社会从诸多方面共同努力,但针对当下影响医患关系的主要原因,构建和谐医患关系,应该在如下几个方面着手。

1. 增强尊重病人权利的意识

尽管影响和谐医患关系的因素是多方面的,但医院及其医务人员毕竟是医患关系的主导一方。医生应该在构建和谐医患关系中大有作为,而增强尊重病人权利的意识就非常有利于构建和谐的医患关系。然而,有的医院及其医生尊重患者的权利意识淡漠,侵犯患者权利的行为时有发生。如案例4-1所示,长期以来,一直认为病人没有什么隐私权和知情同意权,也不善于通过尊重病人权利来化解医患关系中的有关医学伦理问题。这提醒人们,作为医患关系中的医院及其医务人员必须增强维护病人权利的意识,事实上,这也是保障医方自己利益的前提条件。

2. 建立协调医患关系的组织

案例4-5　"独立第三方"柔化医患关系[19]

2008年初,80岁高龄的朱老伯因呼吸道感染到南通市区一医院就诊。按常规,医师用"左克"为其治疗。前三天输液正常,但第四天输液时朱老伯出现过敏反应,一度昏迷。患方认为"一定是药水有问题"。虽经医院抢救康复出院,但老人拒付药费,并要求医院赔偿费用。而院方则认为,治疗上无过错,输液反应属特例。虽然事情并不复杂,但无论医院怎样解释,老人就是不相信,双方陷入僵局。医患纠纷调处中心一成立,朱老伯一家立即赶来。"医调中心由政府牵头,还有法院、公安的人,不是由医院一家说了算。"老人心里一块石头落了地。在详细了解诊疗经过并组织专题讨论后,调解员耐心地同老人拉开了家常,讲清讲透输液过敏的缘由,用通俗易懂的例子把医疗意外的根据解释清楚。

一次、二次、三次,老人感动了,"你们来有迎声,去有送声,说话入耳、入心。"考虑到老人长期生病,家庭确实困难,经医调中心沟通,医院愿意在经济上给予一定补偿。

从某种意义上看,医患纠纷是不可避免的,但大部分纠纷完全可以通过协调医患关系组织卓有成效的工作予以解决,尤其可以避免对簿公堂而浪费社会资源。如案例4-5江苏南通市建立了医患关系的协调组织——医患纠纷调处中心,对于"柔化"医患关系起到了很好的作用。在欧美国家,医院通过建立伦理委员会来协调医患关系已经有几十年的历史,取得了较好的效果和经验,值得我们学习和借鉴。我们同样可以尝试在医院内建立医学伦理委员会,而该委员会的建设要符合国际常规做法,如一定有社区代表、病人代表、律师、伦理专家、社会学专家等多种学科、多种身份人士参与,通过卓有成效的工作,同样可以起到很好的协调医患关系的作用。

3. 确立公正的社会舆论导向

案例 4-6 "八毛门"事件[20]

2011 年 9 月 7 日,有媒体以"婴儿病情误诊要做 10 万元手术,最终吃 8 毛钱药痊愈"的标题报道了一个事件,在导语里提到:"深圳市儿童医院给孩子拍了十几张 X 光片后,要求给降生仅 6 天的新生儿做一场大手术。手术费用可能超过 10 万元。然而学医的陈先生隐约觉得有蹊跷,他拒绝了手术,并带孩子到广州治疗,结果仅用 8 毛钱的药治好了孩子的病。"随即引起广泛舆论关注。

而事件的发展证明了深圳市儿童医院的诊断是正确的,患儿 10 月 11 日到武汉同济医院就诊,并于 19 日进行了巨结肠根治术,目前已康复出院。当事人家长陈先生也发表了书面道歉信。深圳市儿童医院的经治医师李医生说:"在这件事件中,最需要反思的是媒体。家长无知,伤害了自己的孩子,但是如果媒体推波助澜,则会影响到很多孩子。"

一种公正的舆论导向对于建设良好的医患关系十分重要,因为公众的行为方式极易受到社会舆论的影响。但是,目前社会舆论过分倾向病人,普遍认为病人处于弱势地位,结果不恰当的舆论倾向助长了个别患者的非理性行为,也极易误导患者做出不恰当的行为,致使医患关系恶化。

在案例 4-6 中,正如李医生所言,媒体值得反思。就事论事,"八毛门"事件"自始至终没有一个科学的依据去说明 8 毛钱做了什么东西。在事实没确定前,某些媒体就煞有介事、眉飞色舞地去夸张描述。因而,一大群不知情的人就盲目跟风,这些跟风的人中有看热闹的,有是对医疗体制不满的。而媒体在报道时没正面分析,就把这样一种虚无、猜测的意见升级到一个带有引号的事实,造成了这样一个闹剧"[21]。

4. 普及医学、伦理和法律知识

目前,病人尚需普及医学、伦理和法律知识,正如案例 4-6 中患儿家长怀疑医生的正确诊断一样,缺乏基本的医学知识使有的病人怀疑本来是正确的医疗过程,不能正确评价医生的诊疗效果,提出发难和纠缠医疗方面的问题。由此怀疑医务人员诊疗行为而引发医患纠纷,甚至有的病人及其家属存在如下错误认知:到医院就诊支付了诊疗费用,只要疾病没有被根治,医院和医生就有责任。当然,病人缺乏基本的伦理和法律知识,也难以理性维权。

由于种种原因,医务人员目前也尚需丰富有关医学伦理和医学法学知识,如果临床医生缺乏基本的医学伦理和医学法律知识,一方面不能很好地依法、合乎伦理地行医,另一方面也不能很好地依法、合乎伦理地保护自己。

注释:

[1] 张鸿铸,何兆雄,迟连庄:《中外医德规范通览》,天津:天津古籍出版社,2000年,第 392 页

[2] 胡晓翔:《论医疗事故经济补偿纠纷不适用〈民法通则〉第 119 条》,《中国卫生事业管理》,1996 年,第 215—216 页

[3] 曹永福:《医患关系的伦理和法律属性比较研究》,《中国医学伦理学》,2001 年第1 期,第 6—7 页

[4] 陈晓阳,曹永福主编:《医学伦理学》,北京:人民卫生出版社,2010 年,第 46—47 页

[5] 杜治政,许志伟主编:《医学伦理学辞典》,郑州:郑州大学出版社,2003 年,第245—246 页

[6] 李文鹏主编:《医学伦理学》,济南:山东大学出版社,1993 年,第 33—34 页

[7] 王海明:《新伦理学》,北京:商务印书馆,2008 年,第 883 页

[8] 曹永福:《中国医药卫生体制改革:价值取向及其实现机制》,南京:东南大学出版社,2011 年,第 64—66 页

[9] 何怀宏:《底线伦理》,沈阳:辽宁人民出版社,1998 年,第 8 页

[10] 王海明:《新伦理学》,北京:商务印书馆,2008 年,第 68 页

[11] 王海明:《新伦理学》,北京:商务印书馆,2008 年,第 857—863 页

[12] 《世界医学协会病人权利的里斯本宣言》,参见 http://www.wma.net/en/30publications/10policies/14/

[13] 资料来源:百度百科:病人权利法案。http://baike.baidu.com/view/3043378.htm

［14］　陈晓阳,曹永福主编:《医学伦理学》,济南:山东大学出版社,2002年,第71页

［15］　徐梓涵:《爱太难》,参见中央电视台2011年11月5日"新闻周刊"节目:http://news.cntv.cn/china/20111105/107117_4.shtml

［16］　吕兆丰,王晓燕等:《医患关系现状分析研究——全国十城市典型调查》,《中国医院》,2008年第12期,第30—36页

［17］　《医生承认开大处方,绩效工资是压力》,参见中央电视台"焦点访谈"节目:http://news.sohu.com/20050804/n226561183.shtml

［18］　《医患江湖,谁是弱者?》,参加搜狐网:http://health.sohu.com/s2009/09yinao/

［19］　《南通:"独立第三方"柔化医患关系》,参见中国江苏网:http://www.jiangsu.gov.cn/shouye/shfz/ylgg/200805/t20080521_213685.html

［20］　《8毛门患儿手术费约2.4万元　医生称媒体需反思》,参见雅虎资讯:http://news.cn.yahoo.com/ypen/20111029/666679_2.html

［21］　张永福编辑:《8毛门患儿手术费约2.4万元　医生称媒体需反思》,参见雅虎资讯:http://news.cn.yahoo.com/ypen/20111029/666679_2.html

医界的伦理承诺与道德自律

——国际国内主要医学伦理规范解读

作为职业和行业伦理,医学伦理规范既是医疗卫生行业向社会的一种道德承诺,又是医疗卫生行业和职业团体的一种道德自律。

作为现代社会的重要组成部分,作为三百六十行中的一个行当,医疗卫生系统和医疗卫生职业要参与社会分工,同社会进行交互和"博弈",医疗卫生界要向外界展示自己的社会形象,作出自己的道德承诺。

医疗卫生界又是一个共同体,需要在内部达成一种医学道德共识,确立系列医学道德规范。

作为这个共同体的一员,执业医师应该践行这些道德承诺,认同这些道德共识。

因此,临床医生非常有必要了解有关国际医学组织和我国有关部门制定的医学伦理规范。

"救死扶伤,实行革命的人道主义。"

——毛泽东在延安为中国医科大学题词(1941)

健康所系,性命相托。

——教育部高等教育司:《医学生誓词》

一、国际医学伦理规范

(一) 世界医学协会制定的国际医学伦理规范

世界医学协会(World Medical Association,WMA)是由各国医学协会自由加入组成的非政府间国际组织,是代表全体医务工作者的机构,成立于 1947 年 9 月,截止 2011 年已有 95 个成员,是一个非政治性组织,旨在确保医务人员的独立性,为医务人员的医疗行为确定最高伦理标准,各成员有一个共同的理想——对患者负责。

世界医学协会的目标是致力于在医学教育、医学科学、医学技术和医学伦理等诸方面为人道主义成就最高的国际标准,为全世界的人们之健康而奋斗!

The purpose of the WMA is to serve humanity by endeavoring to achieve the highest international standards in Medical Education, Medical Science, Medical Art and Medical Ethics, and Health Care for all people in the world. [1]

世界医学协会确定和颁布了系列医学伦理文件,如《世界医学协会日内瓦宣言》(*WMA Declaration of Geneva*)、《世界医学协会医学伦理国际守则》(*WMA International Code of Medical Ethics*)、《世界医学协会赫尔辛基宣言》(*WMA Declaration of Helsinki-Ethical Principles for Medical Research Involving Human Subjects*)、《世界医学协会东京宣言》(*WMA Declaration of Tokyo-Guidelines for Physicians Concerning Torture and other Cruel, Inhuman or Degrading Treatment or Punishment in Relation to Detention and Imprisonment*)等,编辑了《医学伦理手册》(*Medical Ethics Manual*)。在此仅解读《日内瓦宣言》和《医学伦理的国际守则》。

世界医学协会日内瓦宣言[2]

在我被确认为医学专业一员的时候,我庄严地宣誓:将我的一生奉献给为人道主义服务。

我将给予我的老师他理应得到的尊敬和荣耀。

我坚守我的良心和尊严来执业。

病人的健康将是我的首要考虑。

我将尊重病人所交付于我的秘密，即使病人已经离世。

我将极尽所能来保持医学的荣誉和高贵的传统。

我的同道都是我的兄弟姐妹。

我不允许年龄、疾病或残疾、信条、性别、国籍、人种血统、种族、性取向、社会地位或任何其他因素的考虑，来干扰我的职责与病人之间的关系。

我对人类生命保持最高的尊重。

我将绝不会使用医学知识践踏人权和公民自由，即使在威胁之下，也是如此。

我发自内心地和以我的荣誉做出如此庄严承诺。

《日内瓦宣言》是世界医学协会在 1948 年举行的日内瓦第 2 届大会上予以采纳，并在如下大会上作了修订：1968 年澳大利亚悉尼第 22 届大会，1983 年意大利威尼斯第 35 次大会，1994 年瑞典斯德哥尔摩第 46 次大会。

《日内瓦宣言》是世界医学协会发布的第一个重要的医学伦理文件，出于第二次世界大战后人类对于德国纳粹政权医师非人道人体试验的深刻反省。该文件尊重了希波克拉底的道德传统，认为希波克拉底誓词所提出的基本道德原则仍应加以尊重，主要表现为：(1) 沿用医生宣誓的"誓词"传统；(2) 强调"把病人的健康利益放在首位"、"为病人保密"以及"对老师的尊重"等道德原则。除了继承希波克拉底誓言的上述道德传统外，还强调"医生的良心、尊严和荣誉"以及"对病人的一视同仁"和"医学人道主义"等。目前，《日内瓦宣言》确定的道德原则已经成为国际医学界的职业公德、职业精神和一面道德旗帜。

世界医学协会医学伦理国际守则[3]

医师的基本职责

医师应总是做出独立的专业判断和保持最高的专业操行。

医师应尊重有能力胜任的病人接受和拒绝治疗的权利。

医师应不允许个人私利或不公平的歧视影响他或她的专业判断。

医师应极尽专业所能和道德独立，致力于提供力所能及的医学服务，富有同情心和尊重病人的人性尊严。

医师应真诚地处理与病人和同事的关系。对于缺乏职业道德、不能胜任或欺诈病人的医生向有关当局举报。

医生不应仅仅为了取悦病人或者为病人开特殊药品而收受任何财物或者其他好处。

医师应尊重病人、同事和其他健康专业人员的权利和偏好。

医师应认识到他或她在教育公众方面的重要角色，但应该谨慎使用通过非专业渠道公布的发现、新技术或治疗措施。

医师应只能确证经过本人核实的事情。

医师应努力通过最好的方式使用卫生保健资源有利于病人和他们的社区。

医师如果精神或身体患病，应寻求适当的照护或关照。

医师应尊重当地或本国的伦理守则。

医师对病人的职责

医师应牢记有义务尊重人类生命。

医师应为病人的最大利益而提供医疗照顾。

医师应对病人付出自己完全的忠心，把可用的科技资源用于他或她的病人。不论何时，如果诊断或治疗超出医师的能力，他或她应咨询或参考另外拥有这种能力的医师。

医师应尊重病人保密的权利。如下是合乎伦理的：当病人同意透露机密性信息时；当面临真正的或即将伤害病人或其他人的威胁时，而且这种威胁只能通过破坏这种秘密才能消除。

医师应出于人道职责而应进行紧急医疗救助，除非他或她确定其他医师愿意和有能力给予这种救助。

当代理第三方的情况，医师需要病人对这种情况完全了解。

医师不应跟他或她的目前病人发生性关系，或保持其他虐待或剥削关系。

医师对同事的责任

医师应像同事对待自己一样对待他或她。

医师不应为了吸引病人而破坏同事的医患关系。

当诊疗需要时，医师应跟同事沟通，照护同样的病人。沟通应尊重病人的秘密和仅局限于必要的信息。

　　《医学伦理国际守则》是世界医学协会在 1949 年 10 月召开的伦敦第 3 届大会上予以采纳。并在如下大会上作了修订：1968 年澳大利亚悉尼第 22 届大会，1983 年意大利威尼斯第 35 次大会，2006 年南非比林斯堡第 57 次大会。

　　不同于《日内瓦宣言》的"誓词"形式，该文件以"法典、规则、规范和守则"的形式，分别对"医师的基本职责"、"医师对病人的职责"和"医师对同事的责任"进行了规定，涉及"尊重人类生命和病人的人性尊严"、"保持专业判断的卓越"、"负有同情心"、"病人利益至上"、"保守医密"、"尊重同事"和"不偏袒护短"等诸多方面，对各种职责的规定更加具体和具有针对性和操作性。

（二）《医师宣言》：新世纪的医师职业精神

新世纪的医师职业精神——医师宣言[4]

（条款目录）

基本原则

1. 患者利益至上原则。

2. 患者自主原则。

3. 社会公平原则。

系列职业责任

1. 提高业务能力的职责。

2. 对患者诚挚的职责。

3. 为患者保密的职责。

4. 跟患者维持适当关系的职责。

5. 提高医疗品质的职责。

6. 促进医疗享有的职责。

7. 公平分配有限医疗资源的职责。

8. 对科学和技术知识负有职责。

9. 通过解决利益冲突而维护信任的职责。

10. 对职责负有责任。

　　《新世纪的医师职业精神——医师宣言》(*Medical professionalism in the new millennium: a physicians' charter*)是由美国内科学基金、ACP 基

金和欧洲内科医学联盟共同发起和倡议,首次发表于 2002 年《美国内科医学年刊》和《柳叶刀》杂志。到目前为止,已有包括美国、英国、法国、德国、加拿大等国在内的 36 个国家和地区的 120 多个国际医学组织认可和签署了该宣言。中国医师协会于 2005 年正式签署该宣言,加入推行《医师宣言》的活动。[5]

《医师宣言》为当代医师提出了 21 世纪医学职业伦理原则以及行为准则。中国医师协会认为,《医师宣言》所提出的三项基本原则和十条职业责任完全符合世界各国医师职业道德要求;在医患矛盾突出的今天,实施《医师宣言》不仅是医师行业自律的体现,而且也有助于医师良好社会形象的树立。

二、国内医学道德规范

(一) 根本医德规范:医德基本原则

1941 年 7 月,毛泽东在延安为中国医科大学第十四期毕业生的题词:"救死扶伤,实行革命人道主义",该题词实际成为全国医务工作者的座右铭和根本道德指导原则。1981 年 6 月,在上海举行了第一次全国医学道德学术讨论会,会议的主要成果是向全国医药院校倡议开设医学伦理学课程,同时确立了新时期的医德基本原则:"救死扶伤,防病治病,实行社会主义人道主义,全心全意为人民服务。"

医德基本原则提出后,学者们对其进行不同表述。有的表述认为:"救死扶伤"是战争年代的医德手段,而和平时期的医德手段主要是"防病治病"。但社会发展的现实告诉人们,意外伤病仍然在人类的疾病谱和死亡谱中占据重要位置,"救死扶伤"同样是和平时期的重要医德手段。有的表述认为:人道事业的对象主要有战俘、罪犯、难民和病人等,所以,有必要提出"医学人道主义",并将其与一般的人道主义区分开来;有的表述认为:医务人员为人民服务的内容是"健康",所以,有必要确定医务人员的医德价值目标是"为人民健康服务",并将其与一般职业的价值目标区分开来。鉴于以上分析,可以对医德基本原则确定为:

"救死扶伤,防病治病,实行社会主义医学人道主义,全心全意为人民健康服务。"[6]

在医德基本原则中,"为人民健康服务"是其医德价值目标;"救死扶伤,防病治病"是其医德手段;"实行社会主义医学人道主义"和"全心全意"是其确定的根本医德要求。其中,前者是其确定的基本医学道德要求,后者是其确定的最高医学道德要求。

(二) 一般医德规范:《医务人员医德规范及其实施办法》

1. 救死扶伤,实行社会主义的人道主义,时刻为病人着想,千方百计为病人解除病痛。

2. 尊重病人的人格与权利,对待病人,不分民族、性别、职业、地位、财产状况,都应一视同仁。

3. 文明礼貌服务。举止端庄,语言文明,态度和蔼,同情、关心和体贴病人。

4. 廉洁奉公。自觉遵纪守法,不以医谋私。

5. 为病人保守医密,实行保护性医疗,不泄露病人隐私与秘密。

6. 互学互尊,团结协作。正确处理同行间的关系。

7. 严谨求实,奋发进去,钻研医术,精益求精。不断更新知识,提高技术水平。

一般性的医德规范是《医务人员医德规范及其实施办法》的重要内容,该文件是中华人民共和国卫生部 1988 年 12 月 15 日颁布的。以上医德规范可以高度概括为[7]:

1. 救死扶伤,人道待患;

2. 尊重病人,一视同仁;

3. 文明礼貌,关心体贴;

4. 谨言慎行,保守医密;

5. 互学互尊,团结协作;

6. 严谨求实,奋发进取;

7. 廉洁奉公,遵纪守法。

其中第1~4条是善待病人的医德规范,第5条是协调医医关系的医德规范,第6~7条是针对自我的医德规范。

(三)中国的医师职业精神:《中国医师宣言》

中国医师协会(*Chinese Medical Doctor Association*,CMDA)是以注册的执业医师和执业助理医师及单位会员自愿组成的全国性、行业性、非营利性的社会团体,成立于2002年1月。

中国医师协会是依据《中华人民共和国执业医师法》注册具有独立法人资格的社会团体。其宗旨是发挥行业"服务、协调、自律、维权、监督、管理"职能。致力于加强医师队伍建设和管理;维护医师合法权益;弘扬以人为本、救死扶伤的人道主义职业道德;提高医师医疗水平和服务质量,为我国人民的健康和社会主义建设服务。

道德建设委员会是中国医师协会的重要组成部分。该委员会自成立以来,在各位委员的积极支持下,在加强医师行业道德建设和职业精神教育方面做了大量工作,为协会发展提出了重要的指导意见。受协会委托,道德建设委员会起草了《中国医师宣言》,并于2011年6月由协会发布。

《中国医师宣言》[8]

健康是人全面发展的基础。作为健康的守护者,医师应遵循病人利益至上的基本原则,弘扬人道主义的职业精神,恪守预防为主和救死扶伤的社会责任。我们深知,医学知识和技术的局限性与人类生命的有限性是我们所面临的永久难题。我们应以人为本、敬畏生命、善待病人,自觉维护医学职业的真诚、高尚与荣耀,努力担当社会赋予的增进人类健康的崇高职责。为此,我们承诺:

1. 平等仁爱。坚守医乃仁术的宗旨和济世救人的使命。关爱患者,无论患者民族、性别、贫富、宗教信仰和社会地位如何,一视同仁。

2. 患者至上。尊重患者的权利,维护患者的利益。尊重患者及其家属在充分知情条件下对诊疗决策的决定权。

3. 真诚守信。诚实正直,实事求是,敢于担当救治风险。有效沟通,使患者知晓医疗风险,不因其他因素隐瞒或诱导患者,保守患者私密。

4. 精进审慎。积极创新,探索促进健康与防治疾病的理论和方法。宽厚包容,博采众长,发扬协作与团队精神。严格遵循临床诊疗规范,审慎行医,避免疏忽和草率。

5. 廉洁公正。保持清正廉洁，勿用非礼之心，不取不义之财。正确处理各种利益关系，努力消除不利于医疗公平的各种障碍。充分利用有限的医疗资源，为患者提供有效适宜的医疗保健服务。

6. 终生学习。持续追踪现代医学进展，不断更新医学知识和理念，努力提高医疗质量。保证医学知识的科学性和医疗技术应用的合理性，反对伪科学，积极向社会传播正确的健康知识。

守护健康、促进和谐，是中国医师担负的神圣使命。我们不仅收获职业的成功，还将收获职业的幸福。我们坚信，我们的承诺将铸就医学职业的崇高与至善，确保人类的尊严与安康。

三、当代生命伦理基本原则

(一) 生命伦理原则的诞生背景：医学研究丑闻的揭露

案例 5-1 "二战"期间的人体实验[9]

在第二次世界大战期间，纳粹医生曾经使用大批完全健康的人（主要是犹太人，也包括吉普赛人、战俘、政治犯和其他人）做人体试验，为纳粹德国发动第二次世界大战服务，杀害了无数的平民百姓，而这些医生很多是当时颇有名望的医学专家。

日本侵略军在侵华期间，为了制造造价低、杀伤力大、又不易发现的细菌武器，他们于 1935 年组建了以细菌战为目的的 731 部队，即石井部队。他们使用健康的中国人、俄罗斯人、朝鲜人、蒙古人和某些欧洲人进行活体人体试验，使数以百计的战俘和平民在人体试验中死亡。

案例 5-2 塔斯基吉梅毒研究[10]

从 1932 年开始，美国公共卫生署（The United States Public Health Service, USPHS）在阿拉巴马州的塔斯基吉（Tuskegee）研究所，对黑人进行了一项梅毒不治疗病程将如何进展的研究。目的在于确定慢性梅毒的损伤哪些由感染引起的，那些由治疗引起的，因为当时的梅毒治疗应用的是重金属如砷、铋、汞等对人体有害的物质。尽管在 1941～1943 年间人类就发明了青霉素，并于 1946 年得到了广泛应用，这是一种治疗梅毒既安全又有效的药物。但甚至到 20 世纪 60～70 年代，塔斯基吉实验中的受试对象还从未接受过青霉素治疗。谁也说不清到底有多少患者潜伏不传染的梅毒,病人因为没有使用青霉素而受到损害。一直到1972年7月26日美联社的一个记者揭露了此事,此项试验才被迫中止。

从1945年11月20日至1946年10月1日,在纽伦堡对案例5-1中的德国法西斯首要战犯进行了国际审判。令人们想不到的是,在这些战犯中竟然还有一批医学专家,他们在集中营的受害者根本没有同意的情况下,对其进行惨无人道的人体实验。"人们没有预料到旨在发现宇宙真理的科学研究会以如此不人道的方式进行。"[11]这些医生为法西斯德国发动的第二次世界大战服务。最终23名医学战犯中,7人被处死刑,9人被判处无期或10年以上的徒刑。而令人遗憾的是,案例5-1中的日本731部队的暴行,却没有在东京军事法庭上受到审判,直到1994年,谢尔顿·哈里斯(Sheldon Harris)发表了《死亡工厂——美国掩盖的日本细菌战犯罪》(*Factories of Death*:*Japanese Biological Warfare*,1932—1945,*and the American Cover-Up*),才为世人所知。

如案例5-2所示,战后在美国医学界发生了系列医学研究伦理丑闻被揭露了出来,使人们有理由怀疑"医乃仁术"、治病救人的人道医学,有可能变成为战争服务的工具和非人道的技术。使人们普遍认识到:人类有必要确定生物医学伦理原则,医学界也应该向社会做出遵循这些医学伦理原则的庄严道德承诺。

(二) 社会对医界的道德规约:《贝尔蒙特报告》

1974年,美国国会成立"保护生物医学与行为学研究中的人体受试者国家委员会"(The National Commission for the Protection of Human Subjects of Biomedical and Behavioral Research),该委员会被赋予的使命是:确定涉及人类受试者的生物医学和行为研究的基本伦理原则,以及制定这类研究应该遵循的符合这些原则的准则。

1978年,保护生物医学与行为学研究中的人体受试者国家委员会提交了《贝尔蒙特报告:保护人体受试者的伦理原则和准则》(*The Belmont Report*:*Ethical Principles and Guidelines for the Protection of Human Subjects of Research.*)

《贝尔蒙特报告》确定的伦理原则有:① 尊重人原则(Respect for Persons)。对每个人应作为自主的行动者对待；自主性降低的人理应得到保护。② 有利原则(Beneficence)。以合乎伦理的方式对待人，不仅尊重他们的决定，保护他们不受伤害，而且要努力保证他们的安康。③ 公正原则(Justice)。人体研究的公正问题是，谁应该从研究中受益，谁应该担当研究的负担。当一个人理应从研究中受益却没有充分理由而被拒绝，或者当负担不正当地强加在一个人身上时，就发生了不公正。

《贝尔蒙特报告》制定的具体伦理准则包括：① 知情同意(Informed Consent)——充分的信息告知(Information)；有能力理解这些信息(Comprehension)；没有胁迫和不正当压力的有效同意(Voluntariness)。② 风险与收益的评估(Assessment of Risks and Benefits)——不伤害(Do not harm)；最大可能的收益和最小可能的伤害(Maximize possible benefits and minimize possible harms)；综合评估伤害与收益(The Systematic Assessment of Risks and Benefits)。③ 受试者的选择(Selection of Subjects)——受试者的选择在程序和结果上都是公平的(moral requirements that there be fair procedures and outcomes in the selection of research subjects)；每个人平均负担(to each person an equal share)，根据个人的需要、个人努力、社会贡献和美德选择(according to individual need, individual effort, societal contribution, and merit)。

（三）生命伦理学的基本原则：从"三原则"到"四原则"

《贝尔蒙特报告》确定了上述生命伦理学的"三个原则"，1979年，比彻姆(Tom Beauchamp)和丘卓斯(James Childress)出版了《生命医学伦理学的原则》(*Principles of Biomedical Ethics*)，提出了生物医学伦理学的四个基本原则，分别是：尊重自主原则(Respect for Autonomy)、不伤害原则(Nonmaleficence)、有利原则(Beneficence)和公正原则(Justice)。

生命伦理学的"四原则"[12]

尊重自主原则表示的是对个人的自主和自由的尊重，其核心是对人权的尊重，包涵有知情同意、隐私权、保密等规则。在医学研究中需要涉及病人及受试者的自主性的选择：说实话，尊重隐私，保密，得到受试者的同意，当病人有要求时，帮助病人做决定。在临床实践中，知情同意是自主原则的具体化：医生有义务告知病人尽可能详尽的信息，包括医疗或受试风险，受试者利益,试验方案,并推荐最佳方案帮助病人作出自主的选择。

不伤害原则是一种不伤害他人的义务,包括身体的伤害(如病人的身体疼痛、组织的伤残、功能的损害)和精神的伤害(如泄露病人或受试者的隐私、人格、尊严被侵害造成精神上、心理上的不舒适),以及经济利益的损害(指病人为补救伤害而付出的诊治费用以及因此而减少的正常经济收入)。

有利原则是指一个为了他人利益而行动的道德义务。包括确有助益和效用原则:前者要求为当事人提供利益,后者要求当事人权衡利益与损害以达到最佳效果。

公正原则是社会中各种收益和风险、权利和责任应该得到公平的分配。可以以下方面进行分配:个人的需要、个人的权利、个人的成果、个人对社会的贡献、个人的业绩。

注释:

[1]　参见"世界医学协会(WMA)"的官方网站:http://www.wma.net/en/10home/index.html

[2]　曹永福译,材料来源于"世界医学协会(WMA)"的官方网站:http://www.wma.net/en/30publications/10policies/g1/

[3]　曹永福译,材料来源于"世界医学协会(WMA)"的官方网站:http://www.wma.net/en/30publications/10policies/c8/index.html

[4]　曹永福译,材料来源于"中国医师协会(CMDA)"的官方网站:http://www.cmda.gov.cn/zilvweiquan/zhiyejingshen/2010 - 12 - 15/6898.html

[5]　ABIM基金,ACP-ASIM基金和欧洲内科医学联盟倡议:《新世纪的医师职业精神——医师宣言》,《中华医学教育杂志》,2006年第2期,第1—2页

[6]　陈晓阳,曹永福主编:《医学伦理学》,北京:人民卫生出版社,2010年,第65页

[7]　李文鹏主编:《医学伦理学》,济南:山东大学出版社,1993年,第51—54页

[8]　参见中国医师协会官方网站:http://www.cmda.gov.cn/zilvweiquan/zhiyejingshen/2011 - 07 - 04/9653.html

[9]　丘祥兴,孙福川主编:《医学伦理学》,北京:人民卫生出版社,2008年,第250页

[10]　格雷戈里·E·彭斯著,聂精保,胡林英译:《医学伦理学经典案例》,长沙:湖南科学技术出版社,2010年,第262—280页

[11]　陈元方,邱仁宗:《生物医学研究伦理学》,北京:中国协和医科大学出版社,2003年,第35页

[12]　李航:《浅析生命伦理学"四原则"》,《科协论坛》,2009年第4期,第80—81页

临床医生的行为指南
——诊疗伦理基本原则

　　救死扶伤、防病治病、维护健康、提高生命质量是医学科学的使命,是医疗职业的天职。医学科学和医疗职业的这种性质,一方面,决定着"有利于病人"是医生应有的品格和对其基本的要求,另一方面,医生应该不有意给病人造成伤害,首先考虑到的应该是对病人的可能伤害,最大限度地降低对病人的伤害。

　　医疗资源的相对有限和短缺性,决定着医生在很多时候就像法官一样,要公正地对待不同的病人。一方面,要一视同仁,另一方面,要做到基本权利人人平等,非基本权利合理差等。

　　"医生不是为了自己,而是为了别人,这是职业的性质决定的。"

　　　　　　　　　　　　　　　　　　　——《胡佛兰德·医德十二箴》

　　"检束一切堕落及害人行为,我不将危害药品给予他人,并不作该项指导,虽有人请求亦必不予之。尤不为妇人施堕胎手术。……凡患结石者,我不施手术,此则有待于专家为之。"

　　　　　　　　　　　　　　　　　　　　　　——《希波克拉底誓言》

　　"若有疾厄来求救者,不得问其贵贱贫富,长幼妍媸,怨亲善友,华夷愚智,普同一等,皆如至亲之想,亦不得瞻前顾后,自虑吉凶,护惜身命。"

　　　　　　　　　　　　　——[唐]孙思邈:《备急千金要方·大医精诚》

一、病人首先是人：尊重原则

案例 6-1　尊重的力量[1]

在美国，一个颇有名望的富商在散步时，遇到一个瘦弱的摆地摊卖旧书的年轻人，他缩着身子在寒风中啃着发霉的面包。富商怜悯地将 8 美元塞到年轻人手中，头也不回地走了。没走多远，富商忽又返回，从地摊上捡了两本旧书，并说："对不起，我忘了取书。其实，您和我一样也是商人！"两年后，富商应邀参加一个慈善募捐会时，一位年轻书商紧握着他的手，感激地说："我一直以为我这一生只有摆摊乞讨的命运，直到你亲口对我说，我和你一样都是商人，这才使我树立了自尊和自信，从而创造了今天的业绩……"

传统的医患关系是一种不对等的关系，要么是一种主仆隶属型，要么是一种赐舍恩惠型[2]：前者把医患双方对立起来，并推向极端，视为统治与被统治的关系，患者成为盛气凌人的主人，而医者则成为俯首听命的奴仆；后者则把医者视为"救世主"，居高临下，怜悯赐舍，而把患者视为乞求恩惠、感恩膜拜的"朝圣者"，把医患关系变成为"上帝"与"庶民"之间的关系。病人"求"医就是这种模式的现代表现。

在现代社会中，医患之间是一种平等的关系，要求医生应该尊重病人的人格和权利。尊重原则显然源于现代社会人与人之间关系的一种道德应该，而相互尊重在现代社会中具有重要价值。在案例 6-1 中，不难想象，没有那一句尊重与鼓励的话，这位富商当初即使给年轻人再多的钱，年轻人也断不会出现人生的巨变，这就是尊重的力量！

（一）尊重病人：自主决定与知情同意

案例 6-2　医生做主还是病人自主[3]

某患者，26 岁，电影演员。自诉右侧乳房有硬结，经活体组织检查诊断为乳腺癌。医生征得病人同意，决定为患者施行右侧乳房肿瘤摘除术，在手术时，发现左侧乳房也有癌变的危险，并立即进行了活体组织检查，结果为"乳腺瘤性肿瘤，伴有腺体增生"。所以，医生在右侧乳房切除后，又做了左侧乳房切除术。术后患者及其家属认为，医生在未经本人同意的情况下,切除了左侧乳房,造成患者精神上的巨大压力,要求医院及其医生对此结果负责,并赔偿损失。医院认为,左侧乳房切除是防止癌变的措施,根本目的是为了病人的利益,双方发生争执。此案最后由法院审理,判令医生及院方应负责任,并向病人赔偿损失。

1. 尊重病人的自主性

尊重病人,就是要求尊重病人的自主性(Autonomy),又称自主准则。"自主性是一个人按照他/她自己的价值和计划决定他/她的行为方针的理性能力。自主的人不仅是能够思考和选择这些计划,并且是能够根据这些考虑采取行动的人。"[4]

谁最终决定病人疾病的诊治措施和方案?在人类医学发展的历史与现实中,有着不同的观点和做法。传统的观念认为,医生是决定者,体现这种观点和做法的叫做医生的父权主义(Paternalism),又叫医生的特殊干涉权。即医生就像父亲对待自己的孩子一样对待自己的病人,所以,诊治方案的确定、诊疗措施的采取当然由医生决定。这是因为,医生是医学方面的专家,而病人对医药和疾病知识知之甚少,甚至一无所知,医生对医疗决策当然有专业的绝对权威,这种观念也得到医患双方的认同。但是,"医生有一颗仁慈之心,始终把病人的利益放在第一位"是父权主义的道德前提。

然而,生物医学技术的进步大大增加了医生的技术和知识,但人们发现医生的同情心却不一定随之增加。加上现实中大量医源性疾病和药源性疾病的存在,使人们怀疑传统父权主义赖以存在的前提——"医生把病人的利益始终放在第一位"——还存在吗?随着医学伦理关系的多样化,使医生面对着传统条件下不曾遭遇的利益矛盾和冲突,尤其是医患之间的利益矛盾直接冲击着传统的父权主义观念,再者,个别医务人员滥用医生的特殊干涉权,从而引发医疗不正之风,促使人们改变这种观念。

随着人们自主意识的增强,人们逐渐推崇"病人最终决定医疗方案和措施"理念——尊重病人自主权。20世纪国际上兴起的病人权利运动,大大扩大了"病人自主权"的影响。在今天,医生尊重病人的自主权、医生遵循自主原则,已经成为一种常规。而只有在非常特殊的情形下,如病人失去行为能力,现场又没有家属而需紧急抢救,医生才可以行使特殊干涉权。美国《医疗法紧急施救手术法规》规定:"医生有权在病人面临生命威胁,或有导致身体残疾的危险时,在未得到病人同意以及未得到任何其他人准许的情况下,对病人实施救治。"[5]但在案例6-2中,医生所行左侧乳房切除术,显然并非这样的特殊情形,因此,并不属于医生行使特殊干涉权的情形。

尊重病人的自主性并不是绝对的,它以不违背法律、法规和社会公共利益、社会公共道德为前提。如果病人的自主性与上述前提发生矛盾,我们不必尊重病人的自主性,而应该拒绝病人的"非分选择"。如对传染病病人应该隔离治疗,医生有权拒绝他们提出的行动自由要求等。

2. 知情同意准则:实现对病人自主性的尊重

在现实医疗实践中,尊重病人的自主性是复杂的。在医患关系中,由于医方掌握医学知识,能够知晓病人得了什么病以及如何治疗;而患方则对其一知半解,甚至是一无所知。这时,尊重病人的自主性,意味着最终的诊疗方案决定权反而属于病人。那么,尊重病人的自主性是否因此会降低了医生的积极性和主动性?

其实,尊重病人的自主性,并没有降低医生的积极性和主动性,相反,给医生提出了更高的要求:医患之间技术信息的不对称性,决定着医生既要尊重病人的自主性,又不应该无所作为,这就要求医生为病人的自主选择提供充分条件,即医生通过"知情同意"(Informed Consent),来实现对病人自主性的尊重。

医生如何实现对病人及其家属的知情同意?[6]

(1)向病人详细解释病情;

(2)告诉病人治疗或不治疗会出现的情况;

(3)告诉病人各种可能的治疗方案;

(4)提出医务人员自己认为的最佳治疗方案;

(5)告诉病人要实施的治疗方案中的注意事项和如何配合治疗。

知情同意包括"知情"和"同意"两个要素,两者有着具体的要求:

"知情"的具体要求,一方面,信息告知要充分。其标准是:"① 应该提供医务人员认为有利于病人最佳利益的信息;② 应该提供一个理智的人要知道的信息;③ 应该提供一个病人要知道的信息。"[7]另一方面,要求病人及其家属对信息有适当的理解。医生要尽可能用病人及其家属能够理解的语言和方式提供必要的信息,可以评估病人对所提供信息是否理解以及理解到什么程度。

"同意"的具体要求,一方面,要求病人及其家属具有胜任同意的能力。即能够确定行为目的和行为手段的能力。"在生物医学中这一标准是指,一个有能力的人必须能够理解治疗或研究的程序,必须能够权衡它的利弊,必须能够根据这种知识和运用这些能力做出决定。"[8]另一方面,要求病人及其家属是自由的同意。即做决定时不受他人不正当的影响,如欺骗、胁迫、恐吓和诱导等。需要说明的是,人们常在竞争、需要、家庭利益、法律义务、有说服力的理由等影响和压力下做出决定,但这并非不正当的影响。

在案例 6-2 中,对于右侧乳房摘除术的决定,医生显然通过"知情同意"尊重了病人的自主性。但对于左侧乳房摘除术,医生应该在术前进行准确的手术确定,然后通过知情同意而形成左侧乳房切除术的决定,即使术中需要改变或增加手术方案,也应该通过病人家属的知情同意而尊重病人的自主性。

3. 知情不同意:化解尊重病人自主性过程中的医学伦理难题

案例 6-3　病人拒绝截肢手术[9]

2008 年 5 月 26 日,山东省交通医院接收了 36 名从四川地震灾区转来的伤员,其中有一位 81 岁的李述芳老太太是在飞机起飞前,被临时从成都铁路中心医院送上飞机的,没有任何信息资料,没有一个亲人陪护。当老人被接到医院时,专家组立即进行全面检查会诊,诊断为:左足坏疽并严重感染;左侧第 1~5 跖骨骨折;脊柱压缩性骨折;贫血等症。尤其是左足背及脚趾已变黑,外露变黑骨质,有渗血渗液。专家组初步评估后认为,老人随时有发生败血症的可能,病情危重,必须施行截肢手术,但遭到老人的坚决拒绝。

山东省交通医院非常重视这个病例,认为李述芳老人拒绝治疗方案,必须寻求尊重病人自主性的最佳途径,化解该医学伦理难题。

医院为此请省内外专家会诊,确定了截肢是唯一的治疗措施,还邀请医学伦理专家,召开医院伦理委员会会议,探讨伦理方案,特别邀请医学心理专家进行心理干预,最终联系上远在上海的老人外孙梁某,他很快赶到医院,失散的亲人在异地他乡相见,场面非常感人。老人死死抓住最心疼的外孙,"科娃、科娃"叫个不停。经历了生死磨难、流离失散、千里重逢的祖孙二人泪水长流,哭声不止。梁某看到了几天来一直苦苦做工作的医务人员和医院领导,感激万分,表示一定做通外婆的工作,配合实施截肢手术。后经外孙苦口相劝,老人终于同意接受截肢手术。

如上所述,医患之间技术信息的不对称性,决定着医生是通过病人的"知情同意"来尊重病人自主性的。一般情况下,医生提出的"最佳治疗方案"会得到病人及其家属同意的。但如果医生提出的"最佳诊疗方案"遭到病人及其家属拒绝时,医生应该如何尊重病人的自主性? 或者说,如何正确对待病人的"知情不同意"呢?

首先,确定病人是否具有自主决策能力。通常考虑以下两个可操作的因素:首先是年龄,即考察病人的智力状况能否胜任这种决策。自主决策对病人来讲是极其严肃的决定,建议 18 周岁及以上才具有自主决策能力,18 周岁以下则不具有自主决策能力;其次是精神状况是否胜任这种决策,即是否有昏迷、痴呆等精神障碍。

然后,遵循下列原则:① 病人本人和家属的意愿都应考虑,这里的家属应是与之关系最为密切的,如配偶、父母、子女等;② 在病人具有选择能力时,病人本人和家属意见无法统一时,侧重病人本人的意见;③ 在病人不具有或丧失决策能力时,把决策权转移给其家属;④ 当医务人员的"最佳"方案遭到自主选择力正常的病人及其家属的拒绝时,则应设法搞清楚拒绝的真实理由,然后,有针对性地做解释工作。当然,如果这种努力最终失败,则应尊重这一选择,同时做好详细和完整的病案记录。但当拒绝会威胁到病人的生命或极大地影响到病人的健康利益时,医生必须非常谨慎地对待这种拒绝。案例 6-3 发生在抗震救灾的特殊时期,山东省交通医院的努力,给化解在尊重病人自主性中的"知情不同意"医学伦理难题提供了很好的启示。

(二) 尊重病人: 尊严与人格

人具有最高的价值或尊严[10]

人本身具有最高价值,对此最为系统而深刻的阐述,当属德国古典哲学的创始人、著名哲学家康德(Immanuel Kant,1724—1804)的"人本身就是目的"的论断:"人,实则一切有理性者,所以存在,是由于自身是个目的,并不是只提供这个或那个意志任意利用的工具；因此，无论人的行为是对自己的或是对其他有理性者的，在他的一切行为上，总要把人认为是目的。"人是目的，因而也就是万物的价值尺度，是评价社会及其发展等万事万物的价值标准而超越于一切事物的价值之上：人是最高的价值或尊严。"一个有价值的东西能被其他东西所代替，这是等价；与此相反，超越于一切价值之上，没等价物可代替，才是尊严。"

病人是人，具有独立的不可侵犯的地位和身份，医生应该尊重其作为人的尊严，尊重其人格。"人格"（Personality）与"尊严"（Dignity）是紧密相联的两个概念。"人格"这个词源于拉丁语 Persona，Persona 最初指演员所戴的面具，后来指演员本人：一个真实的自我。现代意义的人格是指一个人的尊严、价值和道德品质的总和，是一个人在一定的社会中的地位和作用的统一，即一个人被社会所应该确立的自我。尊严是对个人或社会集团的社会价值和道德价值的认识和自我肯定，承认人的生命价值的存在是最基本的尊严。

病人的人格尊严理应受到尊重，具体表现在：① 病人在接受诊疗的过程中享有尊严，其人格应受到尊重，不应因患病而受到任何歧视。患者只是身体上有疾病的人，除了健康，他（她）与一般人没有任何差别，因而应享有一般人享有的一切权利。不能受到嘲讽、侮辱、谩骂。② 病人的身体应该受到尊重。在诊疗的过程中，患者的身体、尤其是生理缺陷不得作为笑料，更不能将这些信息予以传播。③ 病人的风俗习惯应该受到尊重。在诊疗过程中，要充分考虑少数民族、特殊族群患者的风俗习惯、禁忌。④ 病人不应受到慢待。医生不能高高在上，对患者不屑一顾、爱搭不理、敷衍了事。

（三）尊重病人：隐私与保密

案例 6-4　见习医生观摩流产是否侵犯患者隐私权？[11]

2003 年 9 月 2 日上午，女青年李雯（化名）在其男朋友黄强（化名）的陪同下，到某市人民医院做无痛人工流产手术。手术过程中，一件意外的事情发生了，医院安排八九名某医学院的实习生来观摩手术。这些实习生进出手术室时，在门口等待的黄强曾试图阻拦，但医生告诉他安排实习生来观摩，事先已征得了李雯的同意。但是，当天下午李雯告诉黄强，自己因被全身麻醉，始终处于昏迷状态，根本不知道观摩的事。

手术是成功了,但李雯却陷于极度痛苦之中,认为医院侵犯了自己的隐私权,最后一纸诉状将市人民医院告到市某区法院,要求医院赔礼道歉,并赔偿自己各项损失 2 万元。

病人的隐私(Privacy)是指病人与公共利益、群体利益无关,病人不愿他人知道或他人不便知道的个人信息,病人不愿他人干涉或他人不便干涉的个人私事,以及病人不愿他人侵入或他人不便侵入的个人领域。

下列事项有可能成为病人的隐私:① 身体秘密,指身体隐秘部位,包括生殖器官和性感器官、身高、体重、健康状况、身体缺陷等;② 私人空间,即个人住宅及周围居住环境、私人专用箱包、日记等;③ 个人事实,指个人生活经历、疾病和病史、生活习惯、性格爱好、社会关系、学历、婚恋状况、家庭住址、电话、收入情况等;④ 私人生活,指一切与社会无关的个人生活,如日常生活、社交、性生活等。

病人对于自己的隐私拥有下列基本权能:① 隐私隐瞒权,又称保密权,包括病人对身体隐秘部位的保密权,这是病人一项最根本的隐私权,对个人身高、体重、女性三围、病历、生活经历、财产状况、身体缺陷、健康状况、婚恋、家庭、性生活、社会关系、信仰、心理特征等情报信息的保密权;② 隐私利用权,即病人对个人隐私进行积极利用,以满足自己精神、物质方面的需要;③ 隐私维护权,病人对自己的隐私享有维护其不受侵犯的权利,在受到非法侵害时可以依法寻求司法保护;④ 隐私支配权,病人对于个人隐私有权按照自己的意愿进行支配,可以公开部分隐私,准许他人对个人活动和个人领域进行察知,准许他人利用自己的隐私。如患者在诊疗过程中,允许医生检查身体隐秘部位,了解个人经历、生活习惯等等。

隐私权作为人权的概念最早出现于美国,距今已有 100 多年的历史,1974 年,美国制定了专门的《隐私法》。隐私权保护在当今中国也受到人们的广泛重视。《民法通则》第一百零一条规定:公民享有名誉权。凡以书面、口头等形式宣扬他人隐私者,被认定是侵害公民名誉权的行为,要受到法律制裁。《执业医师法》第二十二条第三款规定:关心、爱护、尊重患者,保护患者的隐私。《医疗机构病历管理规定》在第六条规定:因科研、教学需要查阅病历的,需经患者就诊的医疗机构有关部门同意后查阅。阅后应当立即归还。不得泄露患者隐私。

　　1948年余继敏教授在《医师伦理学纲要》一书中指出:"医者诊病,视人身体,听人隐秘,无微不至,由此所悉病人的暗疾及病家秘密,应守口如瓶,不得泄露。"医疗实践告诉我们,职业的便利,使医生很容易获悉病人的许多隐私,病人为了方便医生对自己疾病的诊治,甚至会主动告诉医生自己的很多隐私,泄露病人的隐私会使病人及其家属感到羞怯、不安,并担心受到歧视。

　　因此,医生只有在诊疗确有必要的情况下,方可进入病人的隐私领域;医生不应该无故将由于诊疗需要而获知的这些隐私泄露给自己以外的人,即应该保守医密,即要求医生对于病人的隐私应该予以保密(Keeping Confidentiality)。

　　案例6-4中,在临床教学医院,带教医生有时需要病人参与教学,涉及上述隐私问题,需要由带教医生事先告知患者并获得患者的同意,使病人心理上有所准备,予以配合。同时,还要采取一定措施,最大限度地保护病人的隐私。而在该案例中,带教老师缺乏对病人隐私的认识,并没有真正征得病人的同意而开展观摩教学,从而引起医患纠纷。

古今中外论保守病人的秘密[12]

　　"……不管与我的职业有无关系,凡是我所耳闻目睹的关于人们的私生活,我决不到处宣扬,我决不泄露作为应该守密的一切细节。"(《希波克拉底誓言》)"我将尊重病人所交付于我的秘密,即使病人已经离世。"(《世界医学协会日内瓦宣言》)"医师应尊重病人保密的权利。"(《世界医学协会医学伦理国际守则》)"为患者保密的责任。为了赢得患者的信任和信心,当提及患者的有关情况时需要有恰当的保密措施。"(《新世纪的医师专业精神——医师宣言》)"保守医密,实行保护性医疗,不泄露病人隐私和秘密。"(《中华人民共和国医务人员医德规范及其实施办法》)"在特殊情况下,必须严格保守秘密和隐私;医生对诊治时这种熟识的和信任的相交,必须心存厚道和荣誉,审慎而行之。保守秘密的义务要扩展到行医以外的时间;在行医时获悉病人隐私或私生活,病人脾性上的瑕疵或人格上的缺点,医生一律不得泄露,除非属于不得已而为之者例外。这个义务的分量和必要性是十分重大的,在某种情况下,还得由正义法庭来确保本行业的从业人员保守秘密。"(《美国医学会医德守则》)

二、医疗行善：有利原则

有利原则（Beneficence），即医疗行善，要求医生实施的只能是对病人有益的诊疗行为。救死扶伤、防病治病、维护健康、提高生命质量等是医学的神圣使命，是医生的职业义务，是医疗卫生事业的基本宗旨。医学科学和医学职业的这种性质，决定着"有利于病人"是其应有的品格和对其基本的要求，这种要求促使医学科学和医学职业产生，也促进其发展。

有利于病人：医界古老的行善传统

"我决尽我之所能与判断为病人利益着想而救助之，永不存一切邪恶之念。"（《希波克拉底誓言》）"医师不是为了自己，而是为了别人，这是职业的性质决定的。"《胡佛兰德·医德十二箴》"……昼夜寒暑，饥渴疲劳，一心赴救，无作功夫行迹之心。如此可为苍生大医，反此则为含灵巨贼。"（唐·孙思邈《备急千金要方·大医精诚》）"夫医者，非仁爱之士不可托也；非聪明理达，不可任也；非廉洁淳良不可信也。"（晋·杨泉《论医》）"凡为医者，须略通古今，粗守仁义。绝驰骛利名之心，专博施救援之志。如此则心识自明，神物来相，又何戚戚沽名，龌龊求利也？"（宋·张杲《医说·医通神明》）"欲救人学医则可，欲谋利而学医则不可。我若有疾，望医之救我者何如？我之父母妻子有疾，望医之相救者何如？易地以观，则利心自澹矣！利心澹则良心现，良心现斯畏心生。"（清·费伯雄《医方论》）

有利原则不仅体现为有利于病人本人，还包括有利于病人家属及社会公益。

首先，有利原则要求对病人本人有利。一方面，病人生病，遭受病痛折磨，医生为病人除疾消痛，施行的是此时此刻病人最为需要、对病人最为有利的行为；另一方面，减少病人的代价，医生为病人除疾消痛的有利行为，需要考虑病人的经济负担、诊疗手段的毒副作用等。

其次，有利原则还要求医生在考虑"对病人本人有利"的同时，还要考虑对病人家属有利及对社会公益有利。例如，对病人施行救治的时候，是仅仅考虑"对病人本人有利"，不惜一切代价抢救，还是同时考虑其现实的社会保障能力、家庭的承受能力、社会公共利益、人类的长远利益呢？这是因为相对于人们的医学需求，医疗条件总是有限性，这时需要我们更加理性地认识有利原则。有利原则包括准确、有效、择优等准则。

(一) 准确准则

准确准则,要求执业医生应该积极充分地利用现有技术条件,严肃、审慎地做出符合病情实际的判断。可见,准确准则是针对诊断环节的要求。

首先,执业医生应该最大限度地避免误诊。从某种意义上,尽管误诊现象是不可避免的,现代误诊学的研究表明,临床总体误诊率在 30% 左右,尽管造成误诊的原因十分复杂,要求诊断的绝对准确对医生来说是不切实际的,但尽量减少或消除造成误诊的因素,则可以使诊断接近于病情实际。

其次,应该在诊疗全过程中把握准确准则。医生应该树立为治疗服务的诊断目的,避免孤立地、单纯追求准确诊断的做法。医生应该从诊断全过程中,去把握准确准则,认识到准确的诊断仅仅是治疗的前提,而不是医疗工作的全部,也并不意味着在任何情况下都要一味地追求诊断的准确,因为准确在很多情况下只能是一种相对性的要求。比如一些非常见病、疑难病短时间内很难确诊,就往往采取边诊断、边控制症状边治疗的做法,以免导致病情恶化,贻误抢救时机。否则,如果偏离了为治疗服务的目的,单纯追求诊断的精确度,可能会出现病人受了罪,花了钱,查清了病,却失掉了治疗机会的情况。

再次,积极充分地利用现有诊断条件。在当代医疗实践中,先进的诊断仪器及生化检验技术的运用,对于提高诊断的准确程度有很大帮助,但应该恰当地认识和运用这些仪器和技术。在利用诊断现实条件上,医生既不可盲目地作"撒网式"的检查,更不应该受利益驱动而让病人接受不必要的检查,由于顾虑承担医疗责任而让病人接受准确诊断需要之外的检查,当然也不可简单地囿于褊狭的范围。"积极充分"在于把握一个度,要看其是否符合准确诊断病情,应该结合病人的病情、对所诊断方法的耐受程度、经济状况等方面综合考虑,慎重选择。

(二) 有效准则

有效准则,要求执业医生在充分考虑病情实际的前提下,所采取的治疗措施能够切实地恢复、维护和改善病人的健康。可见,有效准则是针对诊疗环节的要求。病人就医,就是希望医生能够用他的专业知识与技能为之祛病疗疾、解除痛苦。可见,有效是对治疗的基本道德要求。

首先,要求确定恰当的治疗目标。治疗目的多种多样,一般可以概括为如下几种:"① 康复;② 缓解症状;③ 恢复机能或维持妥协机能;④ 抢救生命和延长生命;⑤ 在治疗中防止意外事故发生。"[13] 医生确定治疗目标既不可过低,又不可不切合实际,而是要结合医学发展水平和医疗现实条件。

其次,要求医生采用适宜的治疗手段。所谓适宜的治疗手段,是指与要达到的治疗目标相比较,所选择的治疗手段在病人的耐受性、对病人机体的损伤、给病人造成的经济负担等方面是相称的,即病人为了达到这种治疗目标不至于付出过高的代价。

循证医学与适宜技术

国际临床医学领域在适宜技术方面进行了有益的探索。循证医学就是有利于选择适宜的治疗手段而出现的新学说。所谓循证医学(Evidence—Based Medicine),简单说,就是遵循科学证据的临床医学。其核心思想是:任何医疗决策都应建立在新近最佳临床科学研究证据(Current Best Evidence)的基础之上。目的是保证临床医疗决策的科学化。循证医学强调随机对照试验(Randomized Controlled Trials,RCT),根据所收集质量较高的 RCT 研究作系统综述(Systematic Reviews),为临床实践提供可靠的依据。由于遵循严格的程序和依据高质量的临床证据,循证医学所选择的治疗手段往往比较可靠和适宜。

(三) 择优准则

择优准则,要求医生在选择诊疗方案时,应力求选择各种受益与代价比例适宜,从而能取得最佳效果的诊疗方案。可见,择优准则是针对诊断和治疗全过程的要求。

尽管"最佳效果"是相对的,但在临床现实中,我们仍可以对诊疗方案是否最佳进行评价,我们至少可以从以下四个方面进行考察,即疗效、安全性、痛苦程度和经济性。

第一,疗效最佳。针对某个特定病人,医生应该选择已经发展成熟并被熟练掌握的诊疗方法,力争达到在当前医学水平下对特定患者来说最好的治疗结果。

第二,最为安全。医生在诊疗活动中应该尽量选择那些对患者没有伤害或伤害最小的诊疗手段。由于诊疗行为是对病人身体与疾病的干预,就必然存在安全性问题。

第三,痛苦最小。医生在诊疗活动中要尽量降低诊疗手段给患者带来的疼痛、不适、不便等负面感觉,尽量减轻诊疗手段给患者带来的痛苦。

第四,耗费最少。医生在保证诊疗效果的前提下,应该尽量降低患者的医疗费用。临床诊疗的择优准则要求医生慎重选用那些新药物和新技术,以免给患者造成沉重的经济负担。

明代名医陈实功指出:"遇贫难者,当量力微赠,方为仁术,不然有药而无伙食者,命亦难保也。"德国医生胡佛兰德则认为:"应尽可能地减少患者的医疗费用。当你挽救他生命的同时,而又拿走了他维持生活的费用,那有什么意思呢?"

三、不能有意伤害病人:无伤原则

无伤原则(No-maleficence),又叫不伤害原则,要求医生在诊疗工作中不能有意给病人造成伤害,首先考虑到的应是对病人的伤害和最大限度地降低对病人的伤害。

可见,无伤原则追求的并非是病人在接受诊疗的过程中客观上和实际上没有受到伤害,因为许多甚至绝大多数现代医疗手段都对病人造成不同程度的伤害。比如,手术的创伤、药物的毒副作用、辅助检查引起的痛苦与不适等都应属于"伤害",可见,伤害已经是不可避免的。不伤害原则主要体现在如下方面:双重效应、首先不伤害、伤害的最小化、需要对受益与伤害进行权衡和评估等。

不伤害病人:医界古老的行善传统

在医学伦理思想史上,人们通常认为医学伦理学的第一条原则是"不伤害",西方往往将拉丁语"Primum Nonnocere"直译为"首先不伤害"。在《希波克拉底誓言》中指出:"检束一切堕落及害人行为,我不得将危害药品给与他人,并不作该项指导,虽有人请求亦必不予之。尤不为妇人施堕胎手术。……凡患结石者,我不施手术,此则有待于专家为之。"因为在当时,人们认为堕胎和结石手术都是对病人的伤害。《纽伦堡法典》指出:"实验必须力求避免在肉体和精神上的痛苦和创伤。"《世界医学协会日内瓦宣言》规定:"我将绝不会使用医学知识践踏人权和公民自由,即使在威胁之下,也是如此。"

（一）双重效应

在诊疗过程中，尽管有时病人受到伤害是不可避免的，但无伤原则要求医生不能有意给病人造成伤害，即不能存有伤害病人的动机和意图。人们通常用"双重效应"来阐释这一点。

所谓双重效应（Double Effect），是指某一行动有两个后果：一个是正面的，这是有意的、直接的效应；另一后果是负面的，这是非有意的、间接的、不可避免的，但是可以预见的效应。如果不是有意的话，在某些条件下可以容忍一个行动带来的间接不好的效应。这一理论来自中世纪天主教学者，他们从基督教伦理观点探讨医学伦理学时，提出了这一理论。双重效应理论可以用来对许多临床实践中可能对病人造成伤害的医学行为，进行符合伦理原则的辩护。

例证："双重效应"的伦理辩护

一般的堕胎行为被视为对生命的破坏，因此应该被禁止。但是如果胎儿的继续存活会危及母亲的生命，那么堕胎就是一种合乎伦理的选择。因为在这种情况下的堕胎，其有意的直接的效应是拯救母亲的生命，胎儿死亡只是拯救母亲这一行动的无意的、间接的效应而已，属于不得已而为之。一个足部严重溃疡的糖尿病病人，经治疗并未减轻，有发生败血症的危险，但是为了保全病人的生命而需对病人截肢，表面上看，这样做对将病人造成很大的伤害，但是，这是为了保全病人的生命。

双重效应是为了在有意获取某种必要的益处，而无法避免一种间接的伤害时所作的伦理辩护。由这种伦理辩护引申出一个伦理学概念："必要害"。所谓"必要害"，是指为了达到某一有益的目标，而必须要承受某种伤害。这种伤害是为了达到那种有益的目标而不得不付出的一种代价，因而是一种"必要的伤害"，简称"必要害"。如上述手术的创伤、药物的副作用、辅助检查的不适等都属于"必要害"的范畴。

（二）首先不伤害

首先不伤害，是指医生在诊疗时，在考虑这些措施有利于病人之前，首先想到的应该是它们对病人可能造成的伤害。这实际上是对医生遵循有利原则与无伤原则的一个"顺序"的要求，即从时间上，医生首先考虑诊疗措施可能给病人带来伤害，并力求避免，然后才考虑维护或增进病人的利益。既然在有的时候，诊疗措施对病人的伤害是不可避免的，强调医生"首先"考虑诊疗措施可能对病人的伤害就具有了重要的意义。比如，医生开处方时，首先考虑禁忌症和药物副作用，就是"首先不伤害"的体现。

例证：药物临床试验与"首先不伤害"

　　每一种新药在投放市场前，都必须经过多名健康人受试。药物临床试验一般分为四期。Ⅰ期临床试验：初步的临床药理学及人体安全性评价试验。观察人体对于新药的耐受程度和药代动力学，为制定给药方案提供依据。Ⅱ期临床试验：治疗作用初步评价阶段。Ⅲ期临床试验：治疗作用确证阶段。Ⅳ期临床试验：新药上市后由申请人进行的应用研究阶段。从分期来看，Ⅰ期临床试验体现的主要是"无伤"伦理原则，即"首先不伤害"，之后几期临床试验在试验治疗效果的同时，仍进一步评价药物的安全性。

（三）伤害最小化

　　既然诊疗行为无法避免对病人造成伤害，无伤原则要求医生就应该设法降低这种伤害，以至最小程度。一般说来，各种诊疗行为都会有一定程度的副作用，有些副作用在当前医疗水平下难以避免，我们称之为"必要害"，无伤原则并不在于消除所有医疗伤害，因为这也是不现实的。医生遵守无伤原则，只能退而求其次，尽力降低对病人伤害的程度，使难以避免的伤害最小化。

　　努力减少对病人的诊疗伤害，一直是当代临床医学努力的方向和目标之一。例如外科手术切口越来越小、缝合方法的改进、手术的微创化甚至无创化，都是对病人"伤害最小化"的体现。

（四）受益与伤害的权衡

　　权衡病人的受益与伤害是临床诊疗择优准则的一个重要方面。医生在决定采用某一种诊疗方案之前，应该对采用这种方案病人的可能受益与其可能对病人带来的伤害进行权衡与比较，只有当受益大于伤害，并且这种伤害在一个可以被接受的范围内，该方案的实施才是合乎伦理的。

四、蛋糕如何合理分配：公正原则

(一)"公正"与"公正的基本问题"[14]

1. 公正及其道德价值

"公正"是平等的利害相交换的善的行为，是等利（害）交换的善行；"不公正"是不平等的利害相交换的恶行，是不等利（害）交换的恶行。可见，"等利害交换"是衡量一切行为是否公正的总原则：凡是等利（害）交换的行为便是公正的；凡是公正的行为便是等利害交换的。

无疑，"公正"是善的、是道德的、是应该的。然而，"不公正"的行为是否就是不道德的呢？回答是否定的：不公正的行为不一定是恶的。的确，存在着"恶"的不等利（害）交换的行为，即存在着"恶"的不公正行为，但还存在着"善"的不等利（害）交换行为，即"仁爱"和"宽恕"："仁爱"是无私奉献，是积极的无偿给予；"宽恕"是放弃债权，是消极的无偿给予。

那么，"公正"的道德价值到底有多大？就道德境界来看，"公正"确实远远低于"仁爱"和"宽恕"；然而，就其社会效用来看，"公正"却远远重要于"仁爱"和"宽恕"。这是因为，就保障社会存在和发展的效用来说，"公正"远远重要于无偿给予，即仁爱和宽恕，远远重于其他一切道德。人类社会发展的历史与现实已经充分说明："等利（害）交换"的公正，更有利于人类社会的存在和发展。

2. 公正的根本问题

在人们所进行的等利（害）交换的所有行为中，什么是最根本、最重要和最主要的呢？显然是"权利"与"义务"的交换，所以，"权利与义务"是公正的根本问题。

那么，社会如何分配权利与义务才是公正的呢？这包括两种情形："社会在分配给某个人权利和义务"与"社会在不同的人中分配权利和义务"时应遵循的原则。

（1）社会在分配给某个人权利和义务时，应该遵循如下原则才是公正的：一个人所享有的权利应该等于他所负有的义务；而一个人所行使的权利则应该少于、至多等于他所履行的义务。这里的"义务"就是他的贡献。

（2）社会在不同的人中分配权利和义务时，应该遵循如下原则才是公正的：基本权利应该完全平等，而非基本权利应该比例平等。

所谓基本权利完全平等原则，是指应该完全平等地分配基本权利。这是因为每个人的基本贡献是完全相等的，即每个人一生下来便都同样是缔结、创建社会的一个股东。这种"基本权利"被人们称之为"人权"，所以，基本权利完全平等原则就是人权的完全平等原则。

所谓非基本权利比例平等原则，是指谁的贡献较大，谁便应该享有较大的非基本权利；谁的贡献较小，谁便应该享有较小的非基本权利。即每个人因其贡献不相等而应享有相应不平等的非基本权利。但每个人所享有的权利的大小与自己所作出的贡献的大小之比例应该是完全平等的。

罗尔斯提出了非基本权利比例平等的"补偿原则"：即获利较多者必须给较少者以相应的补偿权利。这是因为，获利多者比获利少者较多地利用了双方共同创造的资源："社会"和"社会合作"。

（二）医疗卫生领域中的公正原则

案例6-5　医生怎样决策才是公正的？[15]

美国当代伦理学家哈曼曾设计了两个著名的理想实验。一个理想实验是这样设计的：一个医生，如果把极其有限的医药资源用来治疗一个重病人，另外5个病人就必死无疑；如果用来救活这5个病人，那个重病人就必死无疑。医生显然应该救活5人而让那一个重病人死亡。反之，另一个理想实验是这样的：有5个分别患有心脏病、肾病、肺病、肝病、胃病的人和一个健康人。这5个病人如果不进行器官移植，就必死无疑；如果杀死那个健康人，把他的这些器官分别移植于这5个病人身上，这5个病人就一定能活命，而且会非常健康。医生应该怎么办？显然不应该杀死那一个健康人而救活这5个人。

在医疗卫生领域中，公正原则的"完全平等原则"和"比例平等原则"表现为："基本医疗卫生权利完全平等"和"非基本医疗卫生权利合理差等"。

1. 基本医疗卫生权利完全平等

"完全平等原则"适用于基本权利、人权领域，而健康权无疑是一种人权。在人们享有的众多人权中，健康权无疑是更为基本的：健康是一个人生存和发展的基础,因而,健康公平是起点公平、机会公平的重要标志。健康作为每个民众的基本人权,不应受个人所处环境、条件、社会地位等不同而有所差别。所以,健康权应该完全平等。在案例6-5中的第二个理想实验中,那一个健康人的生命健康是他的基本权利,是他的人权,在这一点上,与那5个分别有心脏病、肾病、肺病、肝病、胃病的人是完全相同的。所以,不应该杀死那一个健康人而救活这5个人。

"健康人权"的认识与实践[16]

人类对健康人权的认识及其实践经历了一个长期的过程。马克思曾经说过:"健康是人的第一权利,是人类生存的第一个前提,也就是一切历史的第一个前提。"1948年4月7日生效的《世界卫生组织组织法》明确规定:"享受可能获得的最高健康标准是每个人的基本权利之一,不因种族、宗教、政治信仰、经济及社会条件而有区别。"1948年12月10日联合国大会通过的《世界人权宣言》第22条规定:"每个人,作为社会的一员,有权享受社会保障。"第25条第一款规定:"人人有权享受为维持他本人和家属的健康和福利所需的生活水准,包括食物、衣着、住房、医疗和必要的社会服务;在遭受失业、疾病、残疾、守寡、衰老或在其他不能控制的情况下丧失谋生能力时,有权享受保障。"1966年12月16日联合国大会通过的《经济、社会、文化权利国际公约》第9条规定:"本公约缔约各国承认人人有权享有社会保障,包括社会保险。" WHO在1996年指出:公平性提高意味着公平地分享进步,而不是平均地分摊本应避免的不幸和贫穷。WHO总干事布伦特兰在2001年第54届世界卫生大会上所作的报告中明确提出:"世界卫生组织的总目标是改善健康结果和促进卫生公平。"

20世纪末21世纪初,人权观念开始进入我国政府的政治话语体系之中,把"保护公民人权"写进了宪法,并明确规定国家有保护公民健康的责任。《民法通则》第98条中规定:"公民享有生命健康权。"2001年2月28日,我国全国人大常委会批准了《经济、社会和文化权利国际公约》,我国政府庄严承诺切实履行尊重、保护、促进和实现每个人的人权的义务和责任。

然而不难理解,人类的健康需求是无限的,满足人们的各种医疗需求是不可能的,那么,相对于人们无限的卫生保健需求,作为"基本权利"的健康权应该属于什么领域呢? 或者说,在医疗卫生保健领域中的"人权"是指什么呢？

我们认为，医疗卫生保健权完全平等的应该是"基本卫生保健"（Primary Health Care，PHC），是指"最基本的、人人都能够得到的、体现社会平等权利的、社会公众和政府都能负担得起的卫生保健服务"[17]。

"基本卫生保健"

"基本卫生保健"，过去译为"初级卫生保健"，来源于医疗卫生政策文献。在国外，医疗服务一般被分为初级、二级和三级。初级医疗服务主要是门诊服务，如果再加上一些预防性服务、健康促进、妇幼保健，就是我国目前流行的"基本卫生保健"。初级卫生保健的发达，可以促使民众的健康状况得到改善，从而减少大病医疗的花费。因此，世界卫生组织在世界各国，尤其是发展中国家，不遗余力地推广"初级卫生保健"。1977年，世界卫生组织提出了2000年"人人享有初级卫生保健"的目标，将初级卫生保健规定为"健康促进"、"预防保健"、"合理治疗"和"社区康复"四项任务和八项具体内容：针对当前的主要卫生问题及其预防、控制方法开展健康教育；改善食品供应和合理营养；供应足够的安全卫生水和基本的环境卫生设施；开展妇幼保健和计划生育；开展主要传染病的预防接种；预防和控制地方病；对常见病和外伤合理治疗；提供基本药物。1981年WHO在"2000年人人享有卫生保健"的全球战略文件中，又增加了一项内容，即"使用一切可能的方法，通过影响生活方式和控制自然、社会心理环境来防治非传染性疾病和促进精神卫生"。

显然，健康公平，即健康人权的实现需要政府和全社会的共同努力。而临床医生在具体的诊疗工作中，应该认识到：基本卫生保健是病人的健康人权，对待病人应该一视同仁，不能厚此薄彼。无疑，广大医生应该公平地对待每一个病人，这是实现健康人权人人平等的重要环节。

2. 非基本医疗卫生权利合理差等

毋庸置疑，卫生资源具有相对短缺性，由此决定着人人享有所"期望"的卫生保健是不可能的。对于非基本卫生保健领域，不可能做到人人完全平等，而只能采取比例平等原则，我们称之为"合理差等"原则。案例6-5中的第一个理想实验中，在医药资源极其有限的情况下，该医生不可能既治疗这个重病人，又救治那5个病人，于是显然应该救活5人，而让那一个重病人死亡。

目前,实现合理差等原则的具体标准有:"医学标准、社会价值标准、家庭角色标准、科研价值标准、余年寿命标准以及需要迫切程度、先来后到、费用支付能力、随机标准"等[18]。

注释:

[1] 《尊重》,参见百度百科: http://baike.baidu.com/view/43004.htm

[2] 李文鹏主编:《医学伦理学》,济南:山东大学出版社,1993年,第33页

[3] 王东营:《手术前为什么要取得病人的知情同意?》,《中国医学伦理学》,1992年第5期,第49页

[4] 翟晓梅,邱仁宗主编:《生物伦理学导论》,北京:清华大学出版社,2005年,第52页

[5] 罗秀,蒲川:《紧急医疗时说明义务的履行》,《中国医院管理》,2010年第1期,第56页

[6] 陈晓阳,曹永福主编:《医学伦理学》,济南:山东大学出版社,2006年,第81页

[7] 翟晓梅,邱仁宗主编:《生物伦理学导论》,北京:清华大学出版社,2005年,第54页

[8] 翟晓梅,邱仁宗主编:《生物伦理学导论》,北京:清华大学出版社,2005年,第54页

[9] 傅凯:《抗震救灾紧急施救中的医学伦理问题探讨》,《山东省医学伦理学第六届学会年会论文集》,2008年,第28—31页

[10] 王海明:《新伦理学》,北京:商务印书馆,2001年,第398页

[11] 陈晓阳,曹永福主编:《医学伦理学》,北京:人民卫生出版社,2010年,第42页

[12] 张鸿铸,何兆雄,迟连庄主编:《中外医德规范通览》,天津古籍出版社,2000年,第776—777页

[13] 李文鹏主编:《医学伦理学》,济南:山东大学出版社,1993年,第69页

[14] 王海明:《新伦理学》,北京:商务印书馆,2008年,第766—857页

[15] Louis P. Pojman. *Ethics theory: classical and contemporary readings*. Wadsworth Publishing Company, 1995, P478

[16] 曹永福:《中国医药卫生体制改革:价值取向及其实现机制》,南京:东南大学出版社,2011年,第64—67页

[17] 李本富:《医学伦理学》,北京:北京医科大学出版社,2000年,第151页

[18] 杜治政,许志伟:《医学伦理学辞典》,郑州:郑州大学出版社,2003年,第188页

两 难 选 择
——诊疗伦理决策与临床伦理难题

临床医生诊病治病，一般要在多个诊疗方案中进行选择，这种选择即临床决策。临床决策不仅仅是一种技术决策，而且还是一种伦理决策。在很多时候，不是技术因素反而是伦理因素成为最终临床诊疗方案的决定性因素。

一个道德的医生，在善与恶的诊疗行为中进行伦理选择相对是不困难的，但是，在两种相互矛盾的善行中进行伦理选择，即当面对临床伦理难题的时候，诊疗伦理决策就面临着重大挑战。

"在病人面前，应该考虑的仅仅是他的病情，而不是病人的地位和钱财。应该掂量一下有钱人的一撮金钱和穷人的泪水，你要的是哪一个？"
——《胡佛兰德·医德十二箴》

"病人理应指望把医护人员培养成一个专心的倾听者、仔细的观察者、敏锐的交谈者和有效的临床治疗者，而不再仅限于仅仅治疗某些疾病。"
——1988 年世界医学教育会议的《爱丁堡宣言》

"客观事物充满着辨证法，临床医学处处闪耀着辨证法的光辉。在科学上作出特殊贡献的人，不但博学多才，而且一定善于科学思维。"
——吴阶平

一、伦理决策：在医生诊疗决策中的不可或缺

案例7-1   医生诊疗决策的困惑[1]

患者高某,男,45岁,因胃穿孔合并大出血,由其妻子陪同到某医院就诊,在急诊室,医生进行紧急抢救,决定给病人输血。但夫妇突然提出他们是耶和华作证派的忠实信徒,坚信如果输了别人的血,那是一种罪恶,终生乃至死后都不得安宁,坚决反对输血。尽管医生护士再三说明不输血的严重后果,但高某仍然不同意输血。此时,患者面色苍白,呼吸急促,脉搏快而弱,血压很低。此时,其妻子表示听从医生的决定,医生的决定与自己无关,而患者仍然用低弱的声音回答:"求求医生不要违背我的信仰……"医生面临着一个艰难的临床决策:是挽救病人的生命,还是尊重病人的宗教信仰?

(一) 临床决策

临床决策(Clinical Decision-making)是指医生根据临床专业理论和经验,经过调查研究和科学思维提出疾病诊治的方案。临床决策的步骤和方法包括:① 全面收集资料;② 分清主次甄别资料;③ 串联组合分类资料;④ 分析综合暴露本质;⑤ 推理判断形成初诊;⑥ 实践验证最后诊断。

决策的概念

决策,即抉择(Choice),是指根据行为的目标,拟订多个可行的方案,然后从中选出达到目标的最佳方案。解决某一问题,往往有多种方法或方案,但最终实施的方案仅仅是其中的一种,决策就是从多种方法或方案中选择出最佳的一个,然后执行。

按照决策性质,可分为规范性决策和非规范性决策;按照决策范围,可分为宏观决策和微观决策;按照决策的重要程度,分为战略决策和战术决策;按照决策主体,可分为集体决策和个人决策;按照决策过程,可分为突破性决策和追踪性决策;按照决策是否重复,分为程序化决策和非程序化决策;按照决策目标,可分为单目标决策和多目标决策;按照决策问题所处条件不同,分为确定型决策、风险型决策和非确定型决策,等等。

临床决策需要根据确定的诊疗目标,拟订多个诊疗行为方案,然后从中选出达到最佳诊疗效果的方案。临床决策既是一种思维方式,又是一种诊疗行为;既是一个诊治过程,又是一种诊断结果;既是一种技术行为,又是一种伦理行为。

案例7-1中,医生决策的困惑表现为临床技术决策与诊疗伦理决策的不一致与冲突。从诊疗技术上,急需给病人输血,否则,病人会有生命危险。但病人是耶和华作证派的忠实信徒,坚决反对输血,如输血就违背病人的信仰和自主性,悖离"尊重"医学伦理原则。在"救死扶伤"的道德义务与"尊重病人"伦理原则之间发生矛盾时,医生如何进行临床决策? 需要医生具有诊疗伦理决策的智慧和能力。

(二) 诊疗伦理决策

著名妇产科手术专家、北京协和医院妇产科主任郎景和指出:"外科大夫其实你的工作不是在手术那一个时间,那个手术的技巧,实际上占一个手术成功的百分之二十五,那百分之七十五叫决策。什么叫决策,包括该不该做,术前的正确诊断,是不是手术的适应症,有没有禁忌症,他的全身状况如何,你采取一个什么样的手术方式,甚至手术的入径,就是切口。然后手术中你应该做什么范围的手术,什么是应该足够的,什么是适可而止的。还包括手术后会发生哪些问题,还包括你对他怎么随访,这一套就叫决策。"[2]

诊疗伦理决策(Medical Ethical Decision-making),是指医生基于医学伦理的理论、原则和方法,确定诊疗目标,选择和拟定诊疗方案。准确把握诊疗伦理决策这个概念,需要注意以下几点:

1. 诊疗伦理决策必须是基于病人的病情和医院及其医生的实际情况

病人的病情和医院及其医生的实际情况是诊疗决策是否合乎伦理的前提。不以病人的病情为基础的诊疗决策和脱离医院及其医生的实际设备技术条件的诊疗决策,不可能是准确的诊断和有效的治疗,必然是违背伦理的。

2. 在诊疗伦理决策中,医生确定的诊疗行为目标应该是适宜的

医生确定过低的诊疗目标无疑是一种医疗失职,而确定过高的不切合实际的诊疗目标,要么让病人承担不必要的诊疗风险,要么引发过度医疗,增加病人的经济负担,也都是不合乎伦理的。

3. 医生拟订诊疗方案,需要列出所有可能的解决方法

有的医生往往只列出两个:"做"还是"不做",不愿意考虑更多的可能,但解决问题的方法往往不止两个,即使有时乍看起来认为不可行的方法也应全部列出。"因为有时初看起来不行的办法,经过进一步考虑会发现是可取的或不得不采取的。"[3]

4. 医生合乎伦理的临床决策方案应该是最优的

如前所述,"择优"应该是选择使病人受益与代价比例适当的诊疗方案。"受益"至少要考虑病人所患疾病的性质、病人的意愿、医院及其医生的自身条件、病人的经济状况等因素综合考虑;"降低病人所付出的代价",就是综合考虑选择损伤小、痛苦小、副作用小、费用低、能尽快达到诊疗目标的诊疗方法。

临床决策十分复杂,涉及诸多方面。技术决策和伦理决策是不可分割的两个方面,技术决策必然同时又是伦理决策。因为伦理行为是具有利害之效用的行为,而临床诊疗技术行为必然是对病人具有"有利"或"有害"效用的行为。所以,技术决策一定也是伦理决策。医生临床决策,需要建立在伦理思维的基础上,涉及病人及其家属的价值观,同时受社会文化及宗教信仰、法律规范、行为情境等的影响。

根据决策的主体情况,诊疗伦理决策分为个人决策(Individual Decision-making)和团体决策(Group Decision-making)。

个人决策是由临床医生自己作出的伦理决策。在通常的或紧急的情况下,大多需要医生采取个人决策,当然,医生同时应该能够为自己所采取的临床诊疗决策进行伦理辩护。

团体决策是指组成一个团体,往往是伦理委员会,经过集体讨论之后才作出决定。在情况复杂、需要多方面的专家和利益代表集思广益,或涉及团体利益的时候,往往采取团体决策。

二、两难选择:临床伦理难题

(一)"善行"之间的困难选择

案例 7－2 艾滋病防治中的伦理难题[4]

在艾滋病防治第一线的一位医生撰文,介绍工作中遇到的难题,两名

通过静脉吸毒感染 HIV 的咨询者,每次咨询都要带一小包海洛因,说不吸就回不了家,该医生清楚吸毒是一种违法行为,对这种行为熟视无睹就会与社会公德和有关法律背离。但若咨询者以任何方式检举揭发前来求询的 HIV 感染者,必然会使求询者的积极性受挫,求询者在这里只能得到信任、帮助、行为指导,任何有碍求询者的行为都可能导致 HIV 的传播,使公众受到伤害。

一位经性途径传播的 HIV 感染者,工作人员对他实施单线联系,他请求不要将他感染 HIV 的情况告诉他的妻子和家人。工作人员深知这位丈夫随时有可能把 HIV 传染给妻子,不将实情告诉妻子,对这位妇女是不公平的。但同时意识到如果医务人员将该情况告诉其妻子,将损害其家庭,其夫可能以绝望之心去传播 HIV,报复社会,使更多的人蒙受其害。

在诊疗实践中,从不同的医学伦理价值观出发,医生可以合乎逻辑地形成两种,甚至两种以上的不同程度冲突和矛盾的诊疗道德义务,从而出现临床伦理难题(Clinical Ethical Dilemma)。临床伦理难题,又被称为诊疗道德难题或医德难题。

案例 7 - 2 揭示了至少两个临床伦理难题:第一个难题是,艾滋病防控医生一方面需要遵守有关法律规范和遵循社会公共道德,应该检举与揭发吸毒者,另一方面应该尊重艾滋病或病毒携带求询者,以有效防控艾滋病疫情,最大限度防止艾滋病的传播。第二个难题是,艾滋病防控医生一方面应该为艾滋病病人或病毒携带者保守医密,另一方面还应该保护无辜者,避免被感染艾滋病病毒。这两对相互矛盾和冲突的道德义务,都是合乎逻辑地从不同的道德前提出发而得出的。

一般诊疗决策与临床伦理难题决策

临床医生在一般情况下的诊疗伦理决策,可能是在并不矛盾的两种,甚至多种行为方案中进行选择;而面对临床伦理难题,进行诊疗伦理决策,就要在相互矛盾的而又分别"合理"的方案中进行选择。

一般诊疗决策困难往往发生在"善行"与"恶行"之间,一个有德性的医生,当然应该选择善的诊疗行为。而临床伦理难题却是在人们认为的"善行"之间的选择,而这些善行又不同程度地存在矛盾和冲突,而且,采取任何一种"善行"都不同程度地会导致一定的恶果。

如案例7－2所示，若咨询者以任何方式检举或揭发前来求询的HIV感染者，必然会使求询者的积极性受挫，任何有碍求询者的行为都可能导致HIV的传播，使公众受到伤害；如果医务人员将丈夫感染HIV情况告诉其妻子，将损害其家庭，其夫可能以绝望之心去传播HIV，报复社会，使更多的人蒙受其害。

准确把握临床伦理难题这个概念，需要注意以下几点：

1. 临床伦理难题不仅仅是"两难"选择，而且可能是"多难"选择

一般认为，临床伦理难题是两难选择。但实际上，它可能不仅仅是两难选择，有时可能是多难选择。即在某种行为情境中，不仅可能存在一对相互矛盾的善的行为方案，而且可以存在多对相互矛盾的善的行为选择。

古希腊哲学家苏格拉底曾经提过一个伦理难题：人有义务信守诺言，也有义务保护同类，不许伤害他人。现在假如某人已经答应借武器给他的一个朋友，可后来得知这位朋友借武器的目的是用来伤害别人。此时，拥有武器的人在道德选择上就遇到了难题，如果把武器借给朋友，尽管符合信守诺言的准则，但为凶手提供凶器不符合保护人类生命的一般准则；反之，如果不借给武器给朋友，符合了保护人类生命的准则，却又势必违背了诺言。[5]

2. 临床伦理难题不同于一般难题，也不同于一般伦理难题

不同于一般难题，伦理难题是一种利己害人的行为选择难题。由于伦理行为对社会、他人或自己具有利害之效用。因此，人们对于伦理行为的选择，比一般无关利害的行为选择，就显得更加重视、谨慎和困难。

临床伦理难题也不同于一般的伦理难题，主要是因为诊疗行为的特殊性。诊疗行为的特殊之处在于其服务对象的特殊性及其治病救人的道德特点。医学是研究人类生命过程以及同疾病作斗争的一门科学。生命是神圣的，当生命受到伤病折磨的时候，医学要为受到伤病折磨的生命和健康服务，这就决定了对医学研究和具体应用时，其伦理意义就显得更加突出。

（二）当代生命医学科技引发的伦理难题

发生在当代生命医学研究及其临床运用中的临床伦理难题，一般被称

为狭义的医学伦理难题。正是由于生命医学科技引发的这些伦理难题,以及化解伦理难题途径的探寻,促成生命伦理学(Bioethics)的诞生。

生命科技突飞猛进的发展,使医学面临着许多前所未有的新难题,并对传统的伦理观念提出了新的挑战。生物医学技术大大增强了医生的力量和知识,过去不能做的事情现在能够做了。我们可以预测原来不可预测的行为后果,迫使我们作出道德决定。

这些研究主要集中在人工授精、体外受精、安乐死、基因诊断与基因治疗、人体干细胞研究、克隆技术、人体器官移植等诸多领域。这些医学新技术的发展及其运用,以至于使人们面对这些新领域的问题,需要思考"我们应该干事吗?""我们到底应该怎样做"这个基本的医学伦理问题。

法国成立生命伦理委员会解决伦理难题[6]

1983 年 2 月 23 日,时任法国总统密特朗在建立"国家生命和健康科学伦理学顾问委员会"时说:"谁是父亲? 谁是母亲? 作为父母的权利不再截然分明了,因为体外受精现在已有可能。"由于社会——文化上的父母与生物学父母的分离,"扰乱了作为我们家庭和社会基础的身份的宪法关系……产生了一些可怕的问题……你们委员会必须是对话、思考和建议的场所,可以成为集体感觉和公共权威干预的中介"。

(三) 医疗卫生实践中的伦理难题

在具体的医疗卫生实践中发生的临床伦理难题,又被称之为广义的医学伦理难题。发生在医疗、预防、药事、医学人体试验、卫生管理等各项医疗卫生工作之中。例如,"见死不救"与"见死难救"之间的矛盾就是一个伦理难题:根据"救死扶伤"的医学人道主义原则,"见死不救"是不道德的;但当病人已经进入终末期,病人请求停止抢救,此时医院的可能也会"见死难救"。

案例 7-3 一个儿科医生的两难困惑[7]

在临床上碰到了多次相同的经历,让我这个从事儿科多年的医生,也有两难的选择。一个患儿送到了病房入院治疗,救死扶伤乃医生的天职,但这些患儿的诊断是:① 先天性心脏病:室间隔缺损并心功能不全;② 支气管肺炎;③ 先天愚型。

先天愚型,又叫21-三体综合症,是一种先天性的遗传病,在胎儿期出现了染色体或者说基因突变导致了该病的发生。患儿的面容比较特殊,智力发育有严重的问题。我常常想给家属解释这种病的智力状况:患儿如果长到3岁,那就是2岁的智商,长到10岁就是3岁的智商,如果能长到40岁则还是3岁的智商。这种疾病通常免疫力相对低,加上有先天性心脏病和肺炎的严重情况,治疗上会出现费用高、效果差等情况,甚至有很多治疗失败的例子。

医生的天职告诉医生,救死扶伤是医德基本原则。只要患儿的家长同意继续治疗,医生理当竭尽全力,积极救治,而后出现的不同预后让医生们无所适从:其一是大多患儿家长听到这样的医患沟通后非常理解,选择了放弃治疗。其二是一些家属同意试着治疗一段时间看看效果如何,短期内有进步则继续治疗,效果不好则放弃。很多这样的孩子因为该病倾家荡产,等到该做手术的时候没有钱了,最后这样的孩子还是不能得到最终的治疗。也就是说,不管选择什么样的方式,这样的疾病在农村的家庭很难得到最好的治疗。作为一名医生,在目前的状况下,往往是无可奈何,家属虽然在医患沟通上签字了,但仍然有一大堆的问题想交流,其中关键的是到底需要多少住院费,到底孩子能活多久,孩子还有没有治疗价值。

面对这样的两难选择,医生的天职和现实的差距让一般医生不知道该如何回答这样的问题,对于特别贫困的年轻夫妇,而且对我又特别信任的患儿家属,我常常这样的回答:"要是他是我的亲戚的孩子,我会劝说父母选择放弃,其他的由你们自己来决定。"而面对选择放弃的父母,当他们办理了出院手续离开了医院,我的心里又是一个五味瓶,常常感叹:这个孩子也许还能够活在世上,毕竟生命高于一切!

(四)临床伦理难题何以产生

临床伦理难题之所以发生,根本上是由医患双方利益的复杂性所决定的。一方面是医患关系的复杂化。传统的医患关系较为单纯,即个体医生和个体病人之间的关系,而现代的医患关系已远远超出了个体之间的关系,医方不仅包括个体的医生,而且包括其他医务人员以及医疗卫生单位;患方不仅包括个体病人,而且包括病人群体乃至整个社会。另一方面是利益的多元化。传统的医患关系所涉及的"利益",是指病人疾病因诊治而恢复健康,尽管医生也有自己的利益,但传统医德告诉医生,应该始终"把病人的利益放在首位"。当今诊疗实践面对的"利益"变得复杂多样,如何协调医患之间利益,如何统一医疗卫生单位的经济收益和社会效益等,成为容易产生临床伦理难题的主要因素。

复杂多样：当今诊疗实践面对的"利益"

当今诊疗实践面对的"利益"不仅仅包括患方的"利益",而且还包括医方的"利益"。患方"利益",不仅包括"疾病被救治",还包括对患方健康的维护,生命质量的提高,痛苦的减少,诊疗费用的降低等"利益"。患方"利益"不仅仅包括个体患方的上述"利益",而且包括针对群体乃至社会的上述"利益"。医方当然也要追求薪酬、福利、荣誉等"利益"。

(五) 临床伦理难题产生的具体原因

1. 生命科技的迅猛发展与伦理观念的急剧变化

实验医学的兴起,使生命医学科技得到飞速发展,而且这种发展呈现加速态势,从而带来我们"应该不应该做"以及"应该怎样做"等一系列临床伦理难题。随着社会的进步,人们的医学伦理观念发生了很大的变化。对于很多医学伦理问题看法的改变是如此之大,以至于与过去的看法截然相反而相互矛盾,于是引发许多临床伦理难题。

"医学目的"的新认识与临床伦理难题

对于医学目的,传统观点一般认为是防病治病,延年益寿,减轻痛苦,从而坚持生命神圣的医学伦理观,即生命是极为宝贵的,不论何时都应该不惜一切代价地抢救病人。1996 年 11 月,十四个国家的代表(包括中国以及发达国家和其他发展中国家)重新审查医学目的,指出目前的医学目的应该是："预防疾病和损伤,促进和维护健康;解除由疾病引起的疼痛和不幸;照顾和治愈有病的人,照料那些不能治愈的人;避免早死,追求安详死亡。"[8] 这样,对于"避免早死,追求安详死亡"的死亡认识就发生了很大的变化,有的国家甚至已经确立主动安乐死的合法地位。于是,关于安乐死这些新观念的形成,就使人们在"对于如何对待生命和死亡"问题上,就会产生许多临床伦理难题。

2. 医学伦理文化的国际化和多元化

大量国际性医学伦理法规的诞生,使医学伦理不断国际化。这些文件尽管不具有国际法的效力,但得到许多国家、地区医学组织的普遍接受和认可,形成了许多公认的医学伦理思想,在医学界具有道义上的影响力。

特别是当代生命伦理学的道义论、效用论和价值论等理论以及"不伤害(Non-malfeasance)"、"有利(Beneficence)"、"尊重(Respect)"和"公正(Justice)"基本原则,得到了国际医学界的普遍认同,成为进行诊疗伦理决策和评价的标准和基础。

但由于各个国家和地区的政治、经济、思想、文化、宗教信仰等方面的差异,医学伦理文化又不同程度地呈现出多元化状况,一个国家、地区和民族认为合乎伦理的医学行为,另一国家、地区和民族的人们不一定认为是合乎伦理的,如果将这些医学伦理思想应用到一些具体的诊疗行为中,就容易产生临床伦理难题。

临床伦理难题举例:是否讲真话?

当医生诊断出一个病人患有恶性肿瘤等绝症时,对病人是否应该"讲真话"就成为一个临床伦理难题。其原因是,一方面根据不同的医学伦理理论,会得出不同的结论;另一方面,根据不同的医学伦理原则,也会做出不同的行为选择。道义论(义务论)强调行为本身的道德性和正当性,而不管行为后果的效用。认为"对人诚实"是绝对的义务,是无条件的,说谎本身是不道德的。所以,应如实相告,不可隐瞒,这也是"尊重原则"的要求。但效用论认为要作具体分析:如果如实相告,可能对其造成沉重打击,使其失去生活下去的信心,导致其轻生等不良后果,所以要对其保密;如果病人因此而忍受治疗的痛苦与不适,积极配合医生的治疗,取得好的效果,则应如实告知,这也是"有利原则"和"不伤害原则"的要求。根据一种医学伦理理论和伦理原则得出"应该讲真话",而根据另一种医学伦理理论和伦理原则得出"不应该讲真话"。这样,根据不同的医学伦理学理论和伦理原则,甚至根据同一理论和伦理原则,都会产生临床伦理难题。

3. 医疗卫生体制和卫生法制的不够完善和健全

案例 7-4　男童全身长罕见肿瘤,无奈放弃治疗回家[9]

据 2011 年 3 月 16 日《重庆商报》报道,四川 1 岁零 6 个月男童帆帆(化名)全身长了十几个怪异的包块,最后被重庆儿童医院确诊为患上了一种罕见的恶性肿瘤——皮下脂膜炎样 T 细胞淋巴瘤。该病是近年来才确定的一种皮肤原发淋巴瘤的新亚型。这种病由皮肤开始发病,之后是淋巴结、骨髓,最后入侵内脏。

帆帆出生在四川宜宾农村,父母靠务农为生。医生认为通过化疗治疗,帆帆还有一线希望。由于家庭困难,帆帆父母不得不放弃对儿子的治疗,黯然出院回家。医生也感到非常遗憾与无奈。

目前我国正在深化医药卫生体制改革,由于医疗卫生体制的不完善,在医疗卫生实践中就容易产生临床伦理难题。例如,医疗保障体系的普遍建立,其覆盖面的扩大和保障水平的提高都需要一个过程,在尚未完全建立,覆盖面和保障水平有限的情况下,如案例 7-4 中的描述,就非常容易发生上述让医生感到"见死难救"的临床伦理难题。

案例 7-5　抢救生命与用血规定孰重?[10]

2000 年 2 月 22 日晚 8 时许,家住江苏扬州邗江区公道镇的妇女钱婉玲突然感到腹痛,被家人送到公道卫生院就诊。经剖腹检查,发现她的脾脏部撕裂伤,大量出血。晚 8 时 50 分,该卫生院向扬州市中心血站请求紧急送血。当晚 10 时许,卫生院在血液未到的情况下,对钱进行了脾切除手术。此间,钱婉玲丈夫的弟弟和弟媳血型符合要求,他们两次要求为病人输血,被卫生院以不符合用血的安全规定为由而拒绝。晚 10 时 20 分,市中心血站血液送到。但 5 分钟后,钱已死亡。

不久,钱婉玲的家人将公道卫生院和扬州市中心血站告到邗江法院。原告认为,公民首先拥有生命权,然后才能谈到健康安全,公道卫生院在供血延时的情况下草率手术,并拒绝其家人输血要求,导致病人死亡,请求法院判令公道卫生院给付人身损害赔偿金 10.888 7 万元;从扬州到公道镇,机动车 40 分钟即可到达,而中心血站竟花了 90 分钟,延误了病人的抢救时间,应承担连带责任。在扬州邗江区法院多次调解下,原告与被告于日前达成和解协议,两被告给付原告补偿金共 2.9 万元。

一个国家的法律与其主导伦理价值观应该是一致的:合法的一定是合乎道德的,合乎道德的也一定会得到法律的保护。但道德既有"保守"的一面,即对传统道德的继承;又有"超前"的一面,即对于一些新问题,道德首先确立"应该怎么做",但可能尚未被法律所认可。这样,在复杂的医疗卫生实践中,就容易导致诊疗伦理矛盾和难题。

在案例 7-5 中,公道卫生院尽管在供血延时的情况下草率手术,中心血站未能及时送达血液,延误了病人的抢救时间,均有一定的过错,但该案例也还反映出我国在临床用血的卫生法制方面尚不够健全。

为保证医疗临床用血需要和安全,保障献血者和用血者身体健康,《献血法》规定:"血站对采集的血液必须进行检测;未经检测或者检测不合格的血液,不得向医疗机构提供。""医疗机构对临床用血必须进行核查,不得将不符合国家规定标准的血液用于临床。"同时规定,为保证应急用血,医疗机构可以临时采集血液,但应当依照该法规定,确保采血用血安全。

为此,卫生部颁布的《医疗机构临床用血管理办法》在第 19 条规定:"医疗机构因应急用血需要临时采集血液的,必须符合以下情况:① 边远地区的医疗机构和所在地无血站(或中心血库);② 危及病人生命,急需输血,而其他医疗措施所不能替代;③ 具备交叉配血及快速诊断方法检验乙型肝炎病毒表面抗原、丙型肝炎病毒抗体、艾滋病病毒抗体的条件。"该规定采取的是"三项统一原则",即医疗机构在同时具备上述三个条件时,可以采集血液,但事实上,很多医院均不具备这样的条件,无法进行自采血液。从一定意义上,该案例中的悲剧正是"严格"遵循这些规定而发生的,这就需要我们完善卫生法制,最大限度地避免这种临床伦理难题的发生。

三、如何进行诊疗伦理决策

"五星级医生"

世界卫生组织提出了"五星级医生"的标准。① 医疗保健提供者:提供高质量、综合的、持续的和个体化的保健;② 保健方案决策者:要能够选择经费效益比较好的措施;③ 健康知识传播者:通过有效的解释和劝告,开展健康教育;④ 社区健康倡导者:满足个体和社区的卫生需求,并代表社区倡导健康促进活动;⑤ 健康资源管理者:利用卫生资料,在卫生系统内外与个体或组织一起工作,满足病人和社区的要求。

正如世界卫生组织(WHO)所倡导的:现代社会需要"五星级医生"一样,医生如要正确地进行诊疗伦理决策,必须具备医学、伦理、法律、沟通等各方面知识和技能。

(一) 诊疗伦理决策需要的基本条件

1. 把握基本的医学伦理知识和技能

案例 7－6　全国首例眼球丢失案[11]

1999 年,原北京医科大学附属医院(现北京大学第一医院)的高大夫,在接收一个化学性烧伤、角膜穿孔的急诊病人之后,认定必须马上做角膜移植。准备工作做完了之后,大夫发现保存的角膜不能用了。当时,医院里的备用眼球没有了,去其他医院取也来不及。本着对病人高度负责的态度,他想到医院太平间有一具比较新鲜的尸体,就把眼球摘下来。并为死者装上了义眼。角膜给两个病人做了移植,使两个病人都恢复了视力。死者家属在整容时发现眼球丢失后,向公安机关报案,后以刑法中的毁坏尸体罪立案(后被撤销)。死者家属向医院索赔 50 万元。

把握基本的医学伦理知识,具有基本的医学伦理意识,掌握基本的诊疗伦理决策技能,是医生进行诊疗伦理决策的前提。医生应该通过医学伦理学的教育和再教育,学习和掌握基本的医学伦理知识和技能。

通过学习,能够区分出在自己的诊疗过程中,到底哪些属于医学伦理问题?把握医学伦理学的基本理论、医学伦理原则和规则,尤其国内外公认的生命/医学伦理原则;了解国际、国内的生命/医学伦理规范文件提出的基本道德要求。在此基础上,形成自己专业的医学伦理价值观,使自己的价值观与本专业的医学伦理价值观相符合,并把握诊疗伦理决策的方法和技巧等。

在案例 7－6 中,尽管当事医生的动机和目的只是为了救治病人眼疾,帮助病人恢复光明,从而认为"我觉得问心无愧"[12]。但人们普遍认为,他在做出"从新鲜尸体上获取角膜"的临床决策时,缺乏基本的"知情同意"伦理考量,没有经过死者家属的同意,也没有经过领导批准等程序,从而引起不必要的医患纠纷,从医学伦理的角度,该医生的诊疗决策是有瑕疵的。

2. 熟悉医学专业知识和技能

案例7-7 医术高超排除颅底"炸弹"[13]

一名24岁的青年患者,两个月前突然头痛、嘴歪,在当地医院辗转求医,几经周折,最终来到广东省人民医院求医。专家经过仔细检查分析,怀疑他患的是一种罕见的病症——先天性岩尖胆脂瘤并且合并感染。一直以来,这里都是外科手术的高危地带。

尽管这位患者岩尖所长的胆脂瘤是良性的,但是它分泌的物质破坏了周围的骨性组织,最重要的是,它在如此险要的地带"无序"生长,就如同一只无孔不入的"八爪鱼",下钻到了内听道神经束之间,上钻颅中窝底潜行于脑板与硬脑膜之间,向前经过面后间隙破坏耳蜗耳尖骨质,直逼颈内动脉,向外达中耳腔。它就如同一颗埋在"冰山"顶尖的"炸弹",如不手术,随时都可能出现脑膜炎、脑脓肿等严重并发症并导致死亡。

经过专家们认真讨论确定,手术采用经乳突进路,显微镜下切除迷路,全程游离面神经,借助耳内窥镜及颅内神经监护仪,将紧紧缠绕在生命中枢上的胆脂瘤的"爪子"一点点剥离,同时还完好地保护了重要颅神经结构。术后患者之前的头痛、耳鸣症状完全消失了,面瘫也近完全消除。埋在颅底深处的"炸弹"终于被排除。这是一项异常复杂的手术,在省内尚属首次。

毋庸讳言,具有丰富的专业知识和精湛的专业技能,是进行正确诊疗伦理决策的另一个重要前提。医生的伦理决策与技术决策是不能截然分开的,医生的诊治技术行为是医患关系建立的专业基础,正是其诊治技术行为将医生与病人及其家属联系在一起。医生只有掌握丰富的医学专业知识,具有高超的诊疗专业技能,才能够准确有效地诊治疾病,也才能从多个诊疗方案中,确定出最佳的诊疗方案,进行包括伦理在内的决策。在案例7-7中,手术方案的最终确定并取得成功,无疑高超诊疗技术是其前提和基础。

3. 了解病人及其家属的价值观

案例7-8　侏儒夫妇为何盼望再生侏儒孩子

某国一对侏儒夫妇,其妻怀孕,一医疗机构为她提供产前诊断和孕产期保健服务,医生发现他们妊娠的孩子仍然是侏儒。于是,向他们提出"终止妊娠"的医学建议。而这对夫妇听到这个产前诊断消息,反而兴奋不已。他们期待的就是要再生一个侏儒,这对夫妇是马戏团的演员,因为是侏儒而有着不错的收入,身为侏儒并没有不好,他们希望生育一个侏儒可以继续从事这个职业。尽管医生感到不可思议,但觉得应该尊重这对夫妇的选择。

医生在进行诊疗伦理决策时,应该充分考虑病人及其家属的价值观,以及对于自己疾病诊治前途是否已经作出了某些决定。在强调尊重病人自主权利和知情同意权利的今天,做到这一点是非常重要的。医生应该善于与病人及其家属进行沟通和交流,了解他们的想法,并帮助他们摆脱某些不合时宜的价值观造成的不利影响。只有如此,最终的决策才是合乎医学伦理的。

在案例7-8中,这对夫妇的价值观尽管与众不同,但了解他们的人生规划后,他们的价值观是能够得到理解的,在该国,医生认为应该尊重这对夫妇的选择。该案例给我们以启示:了解病人的价值观,当病人价值观与主流价值观相异时,应该与病人进行深入细致的沟通与交流,同时注意对病人的尊重。

4. 熟悉法律法规和政策

我国已经颁布了大量的医疗卫生法律、法规,并制定了有关医疗卫生政策,基本形成了医疗卫生的部门法律(即医事法律)。有关法律、法规和政策成为医生诊疗行为的法定标准,必须严格遵循。医生应当熟悉这些有关的法律法规和政策,在此基础上进行正确的诊疗伦理决策。

我国的有关医疗卫生法律制度

医疗机构管理法律制度;医院工作制度;执业医师法律制度;医疗事故处理法律制度;药品管理法律制度;特殊药品管理法律制度;医疗器械管理法律制度;献血法律制度;母婴保健法律制度;精神卫生法律制度;传染病

防治法律制度;国境卫生检疫法律制度;职业病防治法律制度;食品卫生法律制度;人口与计划生育法律制度;红十字会法律制度;人体器官移植法律制度;人类辅助生殖技术和精子库法律制度;等等。

5. 遵守医院的规章制度

现代化医院工作信息量大,随机性强,工作繁杂,分工精细,协作紧密,如果没有一整套严格的规章制度,将会导致医院工作的混乱。目前,医疗机构规章制度很多。例如,卫生部颁发的医院分级管理标准;卫生部门颁发的《全国医院工作条例》、《医院工作制度》和《医院工作人员职责》;各项技术操作规程;医德医风和行政管理等方面的制度和规定。这些规章制度也是医生诊疗行为的依据,因此必须熟悉掌握有关的规章制度,在此基础上进行正确的诊疗伦理决策。

我国的有关医疗工作制度

行政总值班制度;病例书写制度;查房制度;查对制度;医嘱制度;会诊制度;转院、转科制度;病例讨论制度;病房管理制度;护理工作制度;分级护理制度;护理文件书写;护理差错事故登记;值班、交接班制度;消毒、隔离制度;处方制度;病案管理制度;差错事故登记报告纠纷制度;医疗登记统计制度;探视陪伴制度;病人出入院管理制度;赔偿制度;抗生素使用制度;医院感染管理制度;门诊工作制度;治疗室工作制度;注射室工作制度;换药室工作制度;腹泻病门诊工作制度;挂号室收费工作制度;急诊科工作制度;抢救室工作制度;麻醉科工作制度;理疗科工作制度;检验科工作制度;功能检查科工作制度;住院处工作制度;手术室工作制度;药剂科工作制度;供应室工作制度;一次性医疗卫生用品管理制度;放射科工作制度;麻醉药品的管理工作制度;精神药品的管理工作制度;岗位责任制;等等。

6. 求助与参加医学伦理委员会

医学伦理委员会是建立在医院等基层卫生单位中,由多学科职业人员组成,为发生在医疗实践和医学科研中的医德问题和伦理难题提供教育、咨询等的机构。

医学伦理委员会(医院伦理委员会)具有教育培训、建议咨询、审查评价等功能,医生可以将比较棘手的诊疗伦理决策个案,提交到医学伦理委员会,使个人决策变为团体决策。医学伦理委员会的成员来自不同专业、不同背景,经过团体讨论,发挥集体尤其是医学伦理专业人员的智慧,就能够使伦理决策更为可靠。

医生还可以创造条件,参与医学伦理委员会的工作,作为医学伦理委员会的成员,无疑会大大提高伦理决策的水平。

(二) 诊疗伦理决策的模式化

所谓诊疗伦理决策模式,是指将诊疗伦理决策的对象、依据、标准、行动等内容和程序纳入一定的框架,形成一个标准化的样式。确立诊疗伦理决策模式,对于诊疗伦理决策是非常有利的,它可以使医学伦理有规可循,从容自如。

诊疗伦理决策的不同模式[14]

国外学者提出了不同的诊疗伦理决策模式。例如,阿洛斯卡 (Aroskar,1980)伦理决策模式,柯廷(Curtin,1978)伦理决策模式,德沃尔夫(DeWolf,1989)伦理决策模式,海因斯(Hynes,1980)伦理决策模式,汤普生(Thompson,1981)伦理决策模式,席尔瓦(Silva,1990)伦理决策模式等。

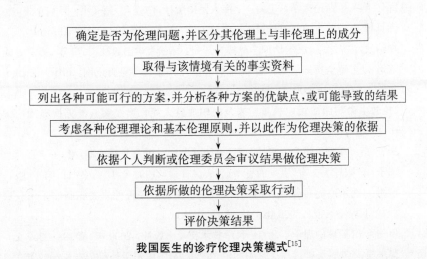

确定是否为伦理问题,并区分其伦理上与非伦理上的成分

取得与该情境有关的事实资料

列出各种可能可行的方案,并分析各种方案的优缺点,或可能导致的结果

考虑各种伦理理论和基本伦理原则,并以此作为伦理决策的依据

依据个人判断或伦理委员会审议结果做伦理决策

依据所做的伦理决策采取行动

评价决策结果

我国医生的诊疗伦理决策模式[15]

综合考虑关于伦理决策模式的各种观点,结合我们的实际,我们提出我国医生诊疗伦理决策的上述模式。以下几点需要说明[16]:① 所谓伦理问题,就是应该做什么和应该如何做的问题。简单地说,我们应该做什么?

或者更具体地说,什么事情我们有义务去做(obligatory),什么事情我们不能去做(permissive)?规范伦理学不仅要问我们应该做什么?而且也要问我们应该如何做?前者为实质伦理学(substantial ethics),后者为程序伦理学(procedural ethics)。诊疗伦理问题是基于医生诊疗过程中的利益冲突、伦理难题和不同价值观等原因而产生。②诊疗伦理决策以事实为基础,这些事实包括病人病情、病人的意愿、病人的医疗保障条件及其经济状况、医院及医生的设备和技术条件等。③诊疗伦理决策的依据包括医学美德论、医学道义论和医学效用论等基础理论,以及尊重原则、有利原则、无伤原则和公正原则等临床诊疗原则。

注释:

［1］ 陈晓阳,曹永福:《医学伦理学》,济南:山东大学出版社,2006年,第184页

［2］ 《郎景和:一个医生的哲学》,参见央视网:http://www.cctv.com/program/da-jia/20061018/104772.shtml

［3］ 邱仁宗:《医学伦理决策方法》,《中国医学伦理学》,1992年第3期,第14—16页

［4］ 王世一,冯忠堂,程传贤:《艾滋病防治工作中的几个伦理难题及其对策》,《中国医学伦理学》,2001年第5期,第19页

［5］ 萨特:《存在主义是一种人道主义》,上海:上海译文出版社,1988年,第16页

［6］ 邱仁宗:《生命伦理学》,上海:上海人民出版社,1987年,第3页

［7］ 参见:《一个医生的两难选择》,http://my.pcbaby.com.cn/d/78952.html

［8］ 杜治政,许志伟:《医学伦理学辞典》,郑州:郑州大学出版社,2003年,第102页

［9］ 陈瑜:《男童全身长罕见肿瘤 无奈放弃治疗回家》,参见腾讯网:http://cq.qq.com/a/20110316/000671.htm

［10］ 《抢救生命与用血规定孰重?未及时输血致人死亡案结案》,参见搜狐网:ht-tp://health.sohu.com/41/95/harticle15059541.shtml

［11］ 朱景晖:《一起角膜丢失案的评析》,《律师世界》,1999年第6期,第6—7页

［12］ 郭子:《"眼球丢失案"引发的思考》,《人民日报》,1999年12月29日,第10版

［13］ 李明:《医术高超排除颅底"炸弹",广东首例切除先天性岩尖胆脂瘤手术获成功》,《深圳特区报》,2006年1月16日,第A11版

［14］ 卢美秀:《护理伦理学》,北京:科学技术文献出版社,2000年,第199—209页

［15］ 曹永福:《外科医师诊疗决策中的伦理决策》,《中国实用外科杂志》,2009年第1期,第59—61页

［16］ 邱仁宗,翟晓梅主编:《生命伦理学概论》,北京:中国协和医科大学出版社,2003年,第15页

从"生命神圣"到
"生命质量和价值"

——关于生命的医学伦理理论

生命是地球上最美丽的花朵。人类生命是最高级、最复杂的物质存在和运动形式。现代医学以保护和增进人类健康、预防疾病为研究内容,显然,生命成为现代医学的研究客体。然而,如何定义生命,如何认识生命,以及如何对待生命却成为一个基本的医学伦理问题。

传统的观点认为,生命是神圣不可侵犯的,在任何情形下,医生都应该不惜一切代价地救死扶伤。

然而,由于医疗卫生资源的相对短缺,人们认为在特殊情形下,根据生命质量的高低和价值的大小而采取不同的医疗对待似乎也是必要的。

那么,临床医生到底应该怎样认识生命,怎样对待生命呢?

"圣人深虑天下,莫贵于生。"

——《吕氏春秋·重己》

"天覆地载,万物悉备,莫贵于人。"

——《黄帝内经·素问》

"生命是可贵的,虽然世界上有的东西比生命还宝贵,但对于一个人来说,生命总是最宝贵的东西,而现在这个人对你说,我把生命交给了你。那你还说什么呢? 你冷,你饿,你困?"[1]

——林巧稚

一、人的生命之本质：伦理的视角

（一）什么是生命：生命的本质属性[2]

1. 日常用法

① 生命是指活着的人或动植物的状况、特征和事实；宽泛地说，生命的本质就是将有生命的动植物或器官组织的有生命的部分，以与死的或无生命的物体区分开来；② 由生到死的那段时间；③ 构成个体由生到死的历史的一系列行为和事件。

2. 法律定义

《韦伯字典》认为：生命是动植物或有机体存在的状态。在此状态中，动植物或有机体能发挥自然功能，完成生理运动，或者它们的器官能够实现其功能。《比查特字典》认为：生命是抵抗死亡的力量之总和。我国的《民法通则》第 9 条规定："公民从出生时起到死亡时止，具有民事权利能力，依法享有民事权利，承担民事义务"。

3. 医学定义

① 活着的状态；由新陈代谢、生长、繁衍以及对环境的适应所表现出来的特征；动植物器官能完成其所有或部分功能的状态。② 有机体的出生到死亡之间的时期。从生物学上看，完整的生命始于胎儿，终结于死亡。③ 将生物体与非生命、非有机体的化学物或已经死亡的有机体区别开来的特征的总和。

《辞海》（2009 年版）对生命的定义是：由高分子的核酸蛋白体和其他物质组成的生物体所具有的特有现象。能利用外界的物质形成自己的身体和繁殖后代，按照遗传的特点生长、发育、运动，在环境变化时常表现出适应环境的能力。[3]

可见，生命既是一种物质，又是一种运动；既是一种状态、时期、现象、行为和事实，又是一种能力和特征。传统观点主要是从生物层面和社会层面、生物属性和社会属性方面来认识和定义人的生命，现在人们开始同时从心理层面和意识属性来认识和定义人的生命。

（二）人的生命：不同层面与不同属性

1. 人的生命：生物层面和生物属性

　　不同的生物学科从不同的角度对生命进行定义：生理学把生命定义为具有进食、代谢、排泄、呼吸、运动、生长、生殖和反应性等功能的系统；新陈代谢把生命定义为具有界面，与外界经常交换物质能量但不改变其自身性质的特征；生物化学把生命定义为包含储藏遗传信息的核酸和调节代谢酶蛋白的系统；遗传学把生命定义为通过基因复制、突变和自然选择而进化的系统；热力学把生命定义为一个开放的系统，通过能量流动和物质循环而不断增加其秩序。

　　从生物层面，恩格斯曾经把生命定义为："生命是蛋白体的存在方式，这个存在方式的基本因素在于和它周围的外部自然界的不断地新陈代谢，而且这种新陈代谢一旦停止，生命就随之停止，结果便是蛋白质的分解。"[4]恩格斯的"生命"定义在一定程度上揭示了生命的物质基础，即具有新陈代谢功能的蛋白体。

　　20世纪以来，自然科学的迅速发展，研究生命的有关科学相继进入分子水平。现代科学证明，在活的细胞中除去水分后，约有90%是蛋白质、核酸、糖、脂四类大分子，其中又以蛋白质和核酸最为重要，蛋白质和核酸两者互相依赖、互相作用，使生命体成为一个统一体。

　　现代生物学给生命以新的定义：生命是生物体所表现出来的自身繁殖、生长发育、新陈代谢、遗传变异以及对刺激产生反应等复合现象。生命是由核酸和蛋白质等物质组成的多分子体系，它具有不断自我更新、繁殖后代以及对外界产生反应的能力。

　　作为人的生物学生命，有着独特的人类基因组或独特的人类基因结构。从这个基因组发育出独特的人体和人脑，具有其独特的结构和功能，即将身体作为一个整体整合起来，并使之体内及其环境维持动态平衡。简言之，"人类基因组、人体和人脑构成人的生命的生物学层面。"[5]
　　从生物学方面定义人的生命是必要的。生物属性是人的生命的基础和必要条件，但人的生命不能仅仅从生物学的角度来认识，因为人还具有意识和自我意识属性，并且人是社会性的动物，更具有理性、思维、情感和意志等社会属性。即使如此，生物学层面的人类基因组、人体和人脑是人的非生物属性,即意识和自我意识以及社会属性的载体。

2. 人的生命：心理层面和意识属性

历代哲学家都非常强调人的生命的意识属性和心理学层面。所有这些标准都以自我意识为前提,或者都可以某种方式归约为自我意识,而自我意识正是人所独有的。

柏拉图和亚里士多德强调理性为"人"的标准。孟子认为"人"与"非人"之间的区别是有"不忍之心。"(《孟子·滕文公上》)荀子在论"人之为人"时说:"人之所以为人者,何己也？曰：以其有辩也。"(《荀子·非相》)洛克认为,人是"一种能思维的智能存在,具有理性和反思,能够将其自己看作自我"。[6]在康德看来,"人"是一个合理性的行为者,能够行使自由,例如自主性。当代哲学家丹尼尔·丹尼特(Daniel Dennett)指出"合理性、意识、自我意识、立场、交互性和言语交往能力"[7]对人的生命的意义。生命伦理学家约瑟夫·弗雷彻(Joseph Fletcher)则列出了生命的十条标准：其中包括好奇心、癖性、在理智与感情之间的平衡等[8]。

因此,可以把人定义为"具有自我意识的实体"[9]。人的生命要是没有自我意识是不可想象的。笛卡儿把自我意识作为他的哲学的基础,指出"我思故我在"。康德认为,自我意识不仅是世界的中心,而且是世界的源泉。费希特甚至认为："我就是一切",这与王阳明的"万物皆备于我"完全一致。尽管这是唯心主义的观点,但这也从另一个方面说明自我意识对人的重要性。正是这种自我意识把人与非人的灵长类区别开,把人与受精卵、胚胎、胎儿以及脑死亡者区别开来。许多动物具有意识能力,能意识到在它们周围的事物,但很难说它们具有自我意识能力。而且,自我意识与作为一个人的生命独有的其他特点紧密联系在一起,例如意向、情感、自主性、交互性、交流等。

处于睡眠状态的人、为了手术而处于全身麻醉之下的人、因车祸暂时处于昏迷状态的人等,虽然没有意识和自我意识的能力,但他们的自我意识是会恢复的,因此,他们当然仍具有人的生命的意识属性。他们属于具有自我意识"潜能"的生命,即暂时没有自我意识能力,但仍然具有自我意识的潜能。同样,新生儿尽管尚未具有意识和自我意识的能力,也具有自我意识的潜能。

胎儿则不同,即使胎儿拥有一个正在发育的正常的脑,但并不具有自我意识的潜能,因为,它们在黑暗的子宫内,与人没有任何社会互动,并没有"独立"的社会地位,至多具有"发展"为人的生命的潜能,而不像上述实体"具有"人的生命的潜能。[10]

3. 人的生命:社会层面和社会属性

许多哲学家强调人的生命的社会层面。当荀子论述人之所以为人时,指出:人"力不若牛,走不若马,而牛马为用,何也? 曰:人能群,彼不能群也。"(《荀子·王制》)马克思指出:"不是人们的意识决定人们的存在,相反,是人们的社会存在决定人们的意识"[11];"人的本质……是一切社会关系的总和。"[12]维特根斯坦以及当代社群主义哲学家也强调社会情境。女性主义哲学家强调自我不是孤立的,总是关系中的自我,或关系的自我。[13]

从人的形成过程来看,人是地球上生命有机体发展的最高形式,是在劳动基础上形成的社会化的高级动物,是社会历史活动的主体。人区别于动物的最根本的特征是劳动。人通过劳动把自然物制成工具,利用它改造自然物,使之服务于人的目的。人们为了劳动而在生产过程中结成一定的社会关系,劳动使人逐渐成为社会的动物。人在劳动中逐渐形成的抽象思维能力是人区别于其他动物的最重要的心理特征。

人的社会层面的生命,又叫人的人格生命(Human Personal Life)。Person 这个词的词源学意义很具有启示性。其本意是演员所戴的面具,它一般用于表示任何人扮演的角色和所起的作用。所以,从社会层面可以将人的生命定义为:"在社会关系中充当一定社会角色的实体。"所以,婴儿一出生就处于人际关系中,与他人发生互动,并扮演一定的社会角色,这是与胎儿的根本区别所在。

这样看来,我们应该从生物、心理和社会三个层面定义人的生命,人的生命具有生物属性、意识(自我意识)属性和社会属性。于是我们得到如下定义:人是在社会关系中充当一定社会角色的具有自我意识的实体,这个实体的生物学层面由人类基因组、人体和人脑构成。

强调人的生命定义的三个层面和三种属性的统一性,并不意味着重视或忽视独立的某一层面或某一属性。生命伦理学要对人的生命进行全面的认识,必须从生物、心理和社会三个层面入手,缺一不可。

二、人的生命:起始与起源

(一) 不同观点:人的生命起始

1. 受精:人的生命的开始

该种观点认为,受孕是非人成为人的临界点。从受精开始,新的存在物有着自己一套独特的遗传密码——人类基因组,它决定着人的生命之生物学特征。这种主张也是神学和新托马斯主义的产物,他们认为,人的生命不是人类本身内部所特有的,而是上帝赏赐的,生命的神圣是上帝从外部赐予的尊严。因此,即使是一个受精卵,也有他的尊严和价值。

2. 合子植入子宫:人的生命的开始

该种观点认为,人的生命的开始大约为受精后的6—10天。因为在合子植入前,细胞之间没有发育上的相互联系,每个细胞孤立时都可形成完全的胚胎,几个细胞融合可形成一个胚胎,受精卵可以发育成双胎,也可以重新组合,而植入后就形成为一个多个细胞个体,细胞之间有着紧密的发育联系,它们都是多细胞个体的一部分。

3. 脑电波出现:人的生命的开始

该种观点认为,大约为妊娠到第8周,胚胎的名称改为胎儿。此时胎儿长约3厘米,可辨认手指、脚趾。此时可以发现胎儿的脑电活动,脑电波的出现,意味着大脑活动的开始。人的生命的特征是意识和自我意识,而大脑皮层是作为人的意识的物质载体。

4. 母亲感到胎动:人的生命的开始

该种观点认为,人的生命的开始大约为妊娠到12—20周。在第12周时,通过母亲可取胎儿心电图,在16周后胎儿有心跳、胎动,到20周名称从流产胎改为早产儿。母亲感到胎动后,胎儿作为一个独立的存在更实在了,母亲常常用一个名字称呼它,赋予它人格的特征。

5. 胎儿在体外可存活:人的生命的开始

大约为妊娠到到20—28周,胎儿能够在子宫外存活,表明它已经成为一个独立的不再依赖母亲的实体。

如上所述,人的生命需要从生物、心理和社会层面去认识,具有生物属性、意识属性和社会属性。上述五种观点仅仅或更多从生物层面去认识人的生命,在胎儿没有实在地离开母体之前,它尚没有意识和自我意识的能力。因此,仅仅具有"发展"为人的生命的潜能;也没有作为一个"独立"的主体与人没有任何社会互动,并没有"独立"的社会地位,并不具有人的生命的社会属性。

(二)胎儿的法律地位:有关国家的不同规定

目前,世界上许多国家的法律都没有将胚胎视为民事主体的规定,也没有将胚胎视为道德主体,即人们可以从各个方面论证胚胎不是人,更谈不上胚胎具有人的任何权利。因此,将多余的胚胎提供给医学实验或将其抛弃都是合情合理的。尽管如此,对人的胚胎也应进行必要的保护。

1990年底,德国颁布了《胚胎保护法》,禁止研究人的胚胎,德国成为当时世界上最严厉限制研究胚胎的国家。近年澳大利亚的法律也认定冷冻胚胎具有财产权和继承权。有些国家,尤其是在美国,许多人甚至认为胚胎就是一条生命,就是一个人,就应该给予法律的保护。中国的《民法通则》第9条规定:"公民从出生时起到死亡时止,具有民事权利能力,依法享有民事权利,承担民事义务。"因此,中国并没有赋予胎儿的民事法律主体资格。

但为了保护胎儿的利益,许多国家对胎儿出生以后的权利进行了一些保护。《德国民法典》第1 023条规定:"于继承开始时生存者,始得为继承人。继承开始时未出生而已是胎儿者,视为在继承前出生。"日本民法典886条规定:"胎儿就继承视为已出生,但不适用于以死体出生的情形。"法国民法典在725条规定:在继承开始时尚未受胎的或出生时没有成活的婴儿,没有继承能力。

中国的《继承法》第28条规定:"遗产分割时,应当保留胎儿的继承份额。胎儿出生时是死体的,保留的份额按照法定继承办理。"这表明在一定意义上,母亲腹中的胎儿具有了财产继承权。

(三)假说:人类生命的起源

1. 创造论(或神造说)

创造论否认所有"事物是自然形成"的说法,它认为哪怕是正在呼吸的空气,也是需要被创造才得以产生。生命是神创的。在《圣经》上说:"起初,神创造天地。"《圣经·旧约全书》中记述:上帝在六天时间创造了天、地、海和万物及万物的掌管者——人。我国古代有"盘古开天辟地"的神话。当然,我们不能否认创造论,因为目前还没有什么科学可以证明它是否是真理。

2. 自然发生说

自然发生说又称"自生论"或"无生源论",认为生物可以随时由非生物产生,或者由另一些截然不同的物体产生。如中国古代所谓"肉腐出虫,鱼枯生蠹",亚里士多德认为"有些鱼由淤泥及砂砾发育而成"。中世纪有人认为树叶落入水中变成鱼,落在地上则变成鸟等。自然发生说是 19 世纪前广泛流行的理论。这种学说认为,生命是从无生命物质自然发生的。1860 年,法国微生物学家巴斯德设计了一个简单但令人信服的实验,彻底否定了自然发生说。

3. 化学起源说

化学起源说是被广大学者普遍接受的生命起源假说。这一假说认为,地球上的生命是在地球温度逐步下降以后,在极其漫长的时间内,由非生命物质经过极其复杂的化学过程,一步一步地演变而成的。

化学起源说将生命的起源分为四个阶段(米勒实验)。第一个阶段,从无机小分子生成有机小分子的阶段,即生命起源的化学进化过程是在原始的地球条件下进行的;第二个阶段,从有机小分子物质生成生物大分子物质;第三个阶段,从生物大分子物质组成多分子体系;第四个阶段,有机多分子体系演变为原始生命。这一阶段是在原始的海洋中形成的,是生命起源过程中最复杂和最有决定意义的阶段。

4. 宇宙生命论(或泛生说)

宇宙生命论认为,地球上最早的生命或构成生命的有机物,来自于其他宇宙星球或星际尘埃。持这种假说的学者认为,某些微生物孢子可以附着在星际尘埃颗粒上而落入地球,从而使地球有了初始的生命。

1969 年 9 月 28 日,科学家发现,坠落在澳大利亚麦启逊镇的一颗炭质陨石中就含有 18 种氨基酸,其中 6 种是构成生物的蛋白质分子所必需的。

科学研究表明,一些有机分子如氨基酸、嘌呤、嘧啶等分子可以在星际尘埃的表面产生,这些有机分子可能由彗星或其陨石带到地球上,并在地球上演变为原始的生命。

5. 热泉生态系统

生命的起源可能与热泉生态系统有关。20 世纪 70 年代末,科学家在东太平洋的加拉帕戈斯群岛附近发现了几处深海热泉,在这些热泉里生活着众多的生物,包括管栖蠕虫、蛤类和细菌等兴旺发达的生物群落。这些生物群落生活在一个高温(热泉喷口附近的温度达到 300℃以上)、高压、缺氧、偏酸和无光的环境中。

热泉生态系统之所以与生命的起源相联系,主要基于以下的事实:① 现今所发现的古细菌,大多都生活在高温、缺氧、含硫和偏酸的环境中,这种环境与热泉喷口附近的环境极其相似;② 热泉喷口附近不仅温度非常高,而且又有大量的硫化物、CH_4、H_2 和 CO_2 等,与地球形成时的早期环境相似。

由此,部分学者认为,热泉喷口附近的环境不仅可以为生命的出现以及其后的生命延续提供所需的能量和物质,而且还可以避免地外物体撞击地球时所造成的有害影响,因此,热泉生态系统是孕育生命的理想场所。

(四) 哲学、宗教和民俗:对人类生命起源和胚胎地位的不同观点

1. 关于人类生命起源的哲学观点

在古希腊、罗马哲学中,有的哲学家用朴素的唯物主义观点解释生命。泰勒斯(约公元前 624—前 546 年)认为:"水"是万物之源,即生命源于水,人死后归于水。有的哲学家用唯心主义的观点解释生命。柏拉图(约公元前 427—前 347 年)认为:在宇宙中有一个"绝对理念",它是广大无边,无所不能的,世界上的万事万物都是这个绝对理念产生的,人当然也是这个绝对理念产生的。亚里士多德(约公元前 384—前 322 年)既认为生命是物质的产物,又认为物质只有依靠某种超自然的、超物质的"内在目的性"的作用才能产生生命。

阿那克西米尼(约公元前 588—前 524 年)认为,世界上的万事万物是由"气"的浓缩衍生而成。我国春秋战国时期的道家学者也认为"气"或"精气"是构成万物的根本要素。"凡人之生也,天出其精,地出其形,合此以为人。"(《管子》)"烦气为虫,精气为人。"(《淮南子》)"天地合气,万物自生,犹夫妻合气,子自生也。""人之所以生者,精气也。"(王充《论衡》)

我国荀况提出"形具而神生",司马迁的"形神离则死"、桓谭的"人死神灭"、范缜的"形存则神存,形谢则神灭"等都是对生死的唯物主义见解。

2. 关于胚胎地位的不同观点

在西方,经院哲学家阿奎那认为,妊娠初始形成的胚胎并不是人,只有当胎儿有灵魂时才是"人"。亚里士多德曾经设想:人的个体发育是发展的、不连续的,从植物灵魂发展到动物灵魂,再发展到理性灵魂。

梵蒂冈教廷坚持认为,从受孕的那一刻开始,生命就必须受到最精心的呵护,堕胎和杀婴都是犯罪。他们坚决反对"14 天法则"。基督教,无论是天主教还是新教,也都认为人的生命是从怀孕时开始的,随着人体生物性死亡而告终。但犹太教则有所不同,它认为在胎儿的头出现以前,母亲比胎儿更重要;但是当胎儿的头一出现,就赋予婴儿比母亲更优先的考虑。正统的犹太教还规定,婴儿在出生 30 天内死亡不作丧事,这意味着不给予30 天以内婴儿以"人"的待遇。

"14 天法则"[14]

持发育论立场的伦理学家经常使用"14 天法则"。这个法则来源于一项实验观察,即胚胎在子宫壁上着床并开始形成原肠胚之前,一个独立的胎儿尚未成型,在能够形成脊椎的原条出现之前,仍有可能形成双胞胎。由此界定一个仍可分裂为不同胚胎的实体,不能确定为一个独立的个体。由于在第 14 天之前的胚胎还没有人的个别性,一些伦理学家为此发育阶段之前进行的研究找到了正当理由。干细胞一般也是在第 4 天到第 6 天之间提取的。

泰国北部的普沃卡伦(Pwo Karen)人认为,从妊娠到出生后数天内不算"人",只有在举行了赋予灵魂的仪式后才算"人"。印度尼西亚的杜逊(Dusun)人,不给 2 岁以前的婴儿命名。他们认为,"如果我给这婴儿一个名字,他死了,我就失去了他。"未命名的孩子不被看作是一个完整的"人"。菲律宾人称未受洗礼的婴儿为"摩里图(Muritu)",还不是人。未受洗礼的孩子死了,人们不在乎;要是受过洗礼的孩子死了,人们愿为他做一切可能做的事。所以,从以上宗教和民俗中可以看出,人们已试图把生物学生命与人的生命加以区别。

在西方,经院哲学家阿奎那认为,妊娠初始形成的胚胎并不是人,只有当胎儿有灵魂时才是"人"。

三、生命论：如何对待生命的伦理学理论

（一）生命极其宝贵：生命神圣论

1. 生命神圣论的内涵

生命神圣论是认为人的生命具有最高道德价值，因而人们应该珍重、善待和救治每一个人的生命伦理理论。

在人类社会早期，生产力水平极其低下，人类对于大自然带来的灾难和自身的疾病几乎无能为力，人的生命短暂。面对着短暂而又有限的人生，人们自然会形成"人的生命极其宝贵，人们应该珍重人的生命"的观念。在此基础上，才产生了最早的医疗行为和医学思想。

医学中的生命神圣思想非常丰富。《黄帝内经·素问》中指出："天覆地载，万物悉备，莫贵于人。"《备急千金要方》认为："人命至重，有贵千金，一方济之，德逾于此。"《孝敬·圣治章》提出："天地之性，人为贵。"

宗教和迷信使生命神圣思想正式提出。由于生命科学的不发达，人们对生命的奥秘认识不清，认为人是一种诸如神、上帝、真主、佛祖、天等超自然力量作用下的产物。当人的生命受到外部伤害或疾病侵扰的时候，人就应该按照这些超自然力量的旨意，适应这些超自然力量的需要保护人的生命，从而产生了保护生命的医学科学和维护生命的医疗职业。医学与宗教之间这种千丝万缕的联系，可以从医学史上发现很多痕迹。这种对人的生命的歪曲和虚幻的认识，也是生命神圣论的思想基础。

宗教和传说中的生命神圣思想非常多。如上所述，《圣经·旧约全书》在"创世记"中指出，神创造天地：神在五天中创造了天地、空气、植物、光、动物等万物，在第六天按照自己的形象造人，并由人掌管万物。我国古代也有"盘古开天辟地"的神话传说等。

2. 生命神圣论的伦理意义

（1）生命神圣论使人珍重生命，有利于人类的生存与发展：生命对于人是最重要的，而人与世界上的其他事物相比具有至上性。对于人来说，

离开了人的生命,世界上万事万物就失去了存在的意义。所以,"圣人深虑天下,莫贵于生"(《吕氏春秋·重己》),"死王乃不如生鼠","死王乐为生鼠"[15]。"生命就是人的最高的宝物","人牺牲生命来祭神,只是因为神的眼睛像人的一样,也是把生命看作最高的、最有价值的、最神圣的宝物。"[16]这种思想一旦形成,人们必然珍重自己同类的生命。这种珍重生命、不伤害生命的思想,体现最为明显的当属某些宗教。比如佛教教义认为,不但不能杀伤人的生命,动物的生命也应保护。可见,珍重生命就大大有利于人类的生存与发展。

(2)促使医学科学与医疗职业的产生,并促进其发展:生命神圣论是医学科学与医疗职业产生的基础。生命宝贵,所以当生命受到伤害,受到疾病折磨的时候,就需要一种学问予以研究和解决,就需要有一种职业,一部分人专门为这些受到伤害,受到疾病折磨的人提供帮助。这门学问就是医学,这种职业就是医疗卫生职业,这些专业人员就是医务人员。而且,生命神圣思想还不断激励人们探索生命的奥秘,发现诊治疾病的新方法,建立和完善维护人类健康的医疗卫生制度,也大大促进医学科学的发展和医疗技术的进步。

3. 生命神圣论的局限性

(1)从历史上考察,人的生命并不是绝对神圣不可侵犯的:在人类社会早期,所谓的生命神圣是有条件的。中青年人的生命是神圣的,老年人的生命并不神圣。老年人会被抛弃、杀掉甚至被吃掉。达尔文在旅行日记中记载,南美洲火地岛上的土著人过着原始社会生活,在没有食物,生命受到饥饿威胁的时候,他们甚至先吃掉老年妇女,最后才吃掉猎狗。在阶级社会,生命神圣论具有强烈的阶级性,敌对的双方并不把对方的生命视为神圣。例如,西班牙法西斯头子佛朗哥高喊"杀人万岁",法西斯德国宣传部长戈培尔,则信奉"人的生命不如一条狗"。

(2)在现实生活中不难发现,人的生命也不是绝对神圣不可侵犯的:一般情况下,人的生命是宝贵的,是至高无上的,但当他对社会、对他人的危害大到一定程度时,其生命的神圣性就有可能丧失。例如,很多国家尚存在死刑刑罚,足以说明问题。而且,机械地坚持生命神圣论会导致大量生命伦理难题。

生命神圣论与医学伦理难题

坚持生命神圣论,强调生命的至上性,不可能控制人口数量。生命神圣论强调,只要是生命,即使是"潜在"的人——无论成熟与否,无论是有严重缺陷的胎儿还是受精卵或胚胎,其生命都是神圣的,都应该无条件地活下去。坚持这种观点,就不可能进行避孕、绝育、人工流产,以及对有缺陷新生儿采取某些措施。

生命神圣论认为,只要生命存在,就应该抢救,甚至要不惜一切代价地进行抢救。但人的生命总是有限的,当生命因自然衰老或由于疾病处于终末期,死亡已经不可避免,抢救就可能失去了意义。实际上,生命也往往在没有达到"不惜一切代价"抢救的时候,就已经结束。"不惜一切代价",仅仅表达了人们的一种良好的愿望而已。尤其是当生命终末期病人极其痛苦,医生又难以控制病人的痛苦,病人要求结束生命,从而结束痛苦(安乐死)的时候,坚持生命神圣论不可能作出"停止抢救"和"安乐死"的决策。

生命神圣论强调生命的神圣不可侵犯性,必然反对以生命为直接客体的研究活动。以人为受试者的生物医学研究,尸体解剖难以进行;对胎儿、胚胎、甚至精子和卵子的研究,更是难以接受;目前人类的器官移植主要是同种异体移植,需要从供体身上摘取器官。生命神圣论坚持生命神圣不可侵犯,必然反对从脑死亡的"尸体"上摘取器官,更不用说从活人身上摘取器官了。

(二) 生命神圣并非绝对:生命质量论和生命价值论

1. 生命质量论的内涵

生命质量论是认为可以根据人的自然素质的高低优劣,对人的生命采取不同对待的生命论。所谓生命质量,就是生命自然素质(包括体力和智力)的状况,它通常用"健康程度、治愈希望、预期寿命、智力状况"等来体现。

当面对大量在生命神圣论指导下都需要救治,而因人类的卫生资源相对短缺,医学界又不可能满足人类这方面全部需要的时候,生命质量论就成为人们对待生命不同救治态度的生命理论。医学技术的进步和医疗卫生事业的发展,是生命质量论产生的医学背景;人们对健康的期望值提高到一定程度,是生命质量论产生的社会心理背景。

生命质量有三类:① 主要质量,即个体生命的身体或智力状态,严重的先天心脏畸形和无脑儿使婴儿主要生命质量低到不应该维持下去的地步;② 根本质量,即生命的意义与目的与他人在社会和道德上的关系,严重的脊柱裂婴儿使生命失去了意义,极度痛苦的晚期癌与不可逆的昏迷病人也是如此;③ 操作质量,即智商,用来测知智力方面的质量。[17]

2. 生命价值论的内涵

生命价值论认为,可以根据生命对自身和他人、社会的效用如何,而不同对待。价值是客体拥有的对主体具有某种效用的属性,是客体中存在的对主体的目的、欲望和需要的效用。生命价值就是生命拥有的对自身、他人和社会具有效用的属性,是人的生命中存在的对自身、他人和社会具有的效用。

人的生命具有价值的观念,由来已久。实际上"生命无价"本身就说明人的生命对于自身、他人和社会具有无限大的效用,具有极其大以至于无法衡量的价值,这实际上就是最早的生命神圣论观念。但事实上,从来不可能不惜一切代价地去挽救一个人的生命,在许多情况下,付出的代价还未达到"一切",病人已经没有指望了。

根据不同的标准,可以对生命价值进行不同的分类。① 根据生命价值主体不同,生命价值分为内在价值和外在价值:前者是生命拥有的对自身具有效用的属性,是生命具有的对自身的效用;后者是生命拥有的对他人和社会具有效用的属性,是生命具有的对他人和社会的效用。② 根据生命价值是否已经体现出来,生命价值分为现实的生命价值和潜在的生命价值:前者是指已经显现出的生命对自身、他人和社会的效用;后者是指生命目前尚未显现,将来才能显现出的对自身、他人和社会的效用。③ 根据生命价值性质,生命价值分为正生命价值、负生命价值和零生命价值:正生命价值是指生命有利于自身、他人和社会效用的实现,即对自身、他人和社会有积极效用;负生命价值是指生命有害于自身、他人和社会效用的实现,即对自身、他人和社会有消极效用;零生命价值是指生命无利无害于自身、他人和社会效用的实现,即对自身、他人和社会既没有积极效用又没有消极效用。

人的生命价值到底有多大?

英国有人计算出,1973 年一个英国人值 17 000 英镑。有人提出可以根据一个人一生中生产出的财富减去他一生中所消费的来计算出一个人的价值。但不生产物质财富的人的价值如何计算？一个人对社会的贡献，对家庭、友人的意义，并非都与财富有关。[18]

尽管如此，人们的生命价值确实是有差异的、是变化的，其生命价值量与他对自身、他人和社会的积极效用正相关，与他对自身、他人和社会的消极效用负相关。由于价值主体对"需要、欲望和目的"的观念可能不同，人们对价值的理解也不同，但一定社会对于生命价值的理解，在一定社会和医学背景下是可以确定的。

（三）一种全新的生命伦理观：生命神圣—质量—价值论

在生命神圣论的基础上，人们提出了生命质量论和生命价值论，从而形成了人类对自身生命的完善认识：生命神圣—质量—价值论。

生命神圣—质量—价值论认为，人的生命是极其宝贵的、具有一定的质量、能够创造价值。因此，人类应该珍重、救治、完善自身生命，但在一定的条件下，可以根据其生命质量和价值，采取相应的措施分别对待。[19]

生命神圣—质量—价值论是生命神圣论、生命质量论和生命价值论的有机统一，是对生命神圣论的继承和发展。它认为人的生命之所以是神圣的，是因为生命具有宝贵的质量，能够创造社会价值；生命具有宝贵的质量，具有一定质量的生命既是大自然的造化，又是生命神圣的物质基础；生命具有价值，既具有内在价值：能够满足自己最重要最根本最大的需要、欲望、目的——求生欲，又具有外在价值：个体生命是组成人类社会的细胞，没有一个个个体的人，就不会有社会的存在，而社会又是每一个人存在的条件，每一个拥有生命的人为社会创造财富，从而具有社会价值。

注释：

[1] 张鸿铸，何兆雄，迟连庄主编：《中外医德规范通览》，天津：天津古籍出版社，2000 年，第 392 页

[2] 黄应全：《死亡与解脱》，北京：作家出版社，1997 年，第 14—15 页

[3] 辞海编辑委员会：《辞海》，上海：上海辞书出版社，2009 年，第 2021 页

[4] 恩格斯：《自然辨证法》，北京：人民出版社，1971 年，第 277 页

[5] 邱仁宗：《论"人"的概念》，《哲学研究》，1998 年第 9 期，第 27—35 页

[6]　John Locke. *An Essay Concerning Human Understanding*, XXVII. London: Oxford University Press, 1975, P26

[7]　Mary Mahowald. "*Person*", *Encyclopedia of Bioethics*, ed. By Warren, Reich, v. 4, Revised edition, New York: Simon & Schuster, Macmillan, 1991, P1934

[8]　Joseph Fletcher. "*Humanness*", *Humanhood: Essays in Biomedical Ethics*. Buffalo, N. Y.: Prometheus Books, 1979, P229

[9]　邱仁宗:《生命伦理学》,北京:中国人民大学出版社,2010 年,第 61 页

[10]　邱仁宗:《论"人"的概念》,《哲学研究》,1998 年第 9 期,第 27—35 页

[11]　马克思,恩格斯:《马克思恩格斯选集》(第 2 卷),北京:人民出版社,1995 年,第 32 页

[12]　马克思,恩格斯:《马克思恩格斯选集》(第 1 卷),北京:人民出版社,1995 年,第 56 页

[13]　Virginia Held. *Feminist Morality: Transforming Culture, Society and Politics*. Chicago & London: The Chicago University Press, 1993, P43

[14]　孙慕义主编:《医学伦理学》(第 2 版),北京:高等教育出版社,2008 年,第 142 页

[15]　姜生:《汉魏两晋南北朝道教伦理论稿》,成都:四川大学出版社,1995 年,第 87 页

[16]　费尔巴哈:《费尔巴哈哲学著作选集》(下卷),北京:生活·读书·新知三联书店,1962 年,第 554、569 页

[17]　邱仁宗:《生命伦理学》,北京:中国人民大学出版社,2011 年,第 115 页

[18]　邱仁宗:《生命伦理学》,北京:中国人民大学出版社,2011 年,第 113 页

[19]　李文鹏主编:《医学伦理学》,济南:山东大学出版社,1993 年,第 9 页

"美丽新世界"

——生育与医学伦理

　　长期以来,医学一直在关照人类生命的过程,现代医学已经开始干预人的生育。生物医学技术进步引起的伦理学问题主要集中在生与死两端。对生育的医学干预引发人们的伦理争议,不能不引起临床医生的伦理思考。

　　生育不仅是个人的事情,还具有社会后果,生育问题由此变成了人口问题。

　　生育观和人口观,即对于生育与人口的观点和态度,或称生育价值观和人口价值观,显然是临床医生面对和处理生育伦理问题的前提和基础。

　　"我可以正当地提出两条公理。第一,食物为人类生存所必需。第二,两性间的情欲是必然的,而且几乎会保持现状。"

——马尔萨斯:《人口原理》

　　"一个具体的人,作为生产者是有条件的,作为消费者是无条件的。"

——马克思主义人口论

　　《美丽新世界》(*Brave New World*)的作者 A. 赫胥黎"以深刻的洞察力预见到今天生殖技术的发展以及可能引起的社会和伦理学问题"。

——邱仁宗:《生命伦理学》

一、伦理纷争：生育观与人口观

（一）科学的生育观：生育是自然现象和社会现象的统一

生育是人类的自身再生产，是人类自身产生幼小个体以繁衍后代的基本生存形式，既是一种自然现象，也是一种社会现象。

1. "两种生产"的理论

社会的存在与发展，依赖于人类的生产与再生产。人类的生产有两种：一种是物的生产，一种是人的自身生产。物的生产又包括生活资料的生产和生产资料的生产，通过生活资料的生产，保证衣、食、住、行等生存活动的正常进行；通过生产资料的生产，提供生活资料的生产工具等。人的生产就是人自身种的繁衍。

"根据唯物主义观点，历史中的决定性因素，归根结底是直接生活的生产和再生产。但是，生产本身又有两种。一方面是生活资料即食物、衣服、住房以及为此所必需的工具的生产，另一方面是人类自身的生产，即种的繁衍。"[1]

"人的生产"与"物的生产"之间相互依存，相互制约：人的生产依赖于物的生产，没有物的生产，就不能维持人的生产，因为物的生产为人的生产提供物质条件——赖以生存的生活资料和生产资料；物的生产又决定于人的生产，没有人的生产，物的生产就无法进行，因为人的生产为物的生产提供人力条件、智力保证和需求动力。

唯物史观认为，物的生产根本上受社会生产方式的制约。因此，人的生产必然也要受社会生产方式的制约。

2. 生育：人类的自身生产

随着生命医学的发展以及人们认识水平的提高，尤其是对自然界、人类社会和人类思维认识的深化，逐渐认清了生育的本质：生育是人类的自身生产和再生产，既是一种自然现象，也是一种社会现象。"生命的生产——无论是自己生命的生产（通过劳动）或他人生命的生产（通过生育）——立即表现为双重关系：一方面是自然关系，另一方面是社会关系。"[2]

人的生产：自然现象与社会现象的统一

作为自然现象，人的生育是一个过程，包括性交，精子和卵子在输卵管内受精，受精卵植入子宫，子宫内妊娠，分娩等。现代医学的进步，不仅已经认识到整个生育各个阶段的科学原理，而且可以对各个阶段的过程进行科学的控制。

作为社会现象，由于人是社会的人，人的生育不仅仅是个人的事情，必然受到社会生产方式的制约，受到物质资料及其他社会条件的限制，受到地理、气候、资源等客观自然条件的影响。因此，生育必须与社会条件和自然条件相适应。

3. 人的生产的特点

人的生产相对于物的生产，具有自己的特点。主要表现为两个方面：① 一般说来，人的生产周期比物的生产周期要长。这主要是由其自然属性和社会属性两方面所决定的。一般来说，物的生产周期较短，可以年、月、日、时、分计算，随着生产力水平的不断提高，物的生产周期在不断地缩短。但是，人的生产却有所不同，一代人的育成则需要近二十年，甚至更长的时间。② 人的生产具有惯性。人的生产的这一特点主要是由其社会属性方面所决定的。表现为：当一个社会的人口数量在持续增长的时候，即使采取减缓生育的措施，也不可能很快使这种增长的势头在短时间内停下来；当一个社会的人口数量在持续减少的时候，即使采取鼓励生育的措施，也不可能使这种减少的势头在短时间内停下来。

（二）针锋相对：历史上两种典型的人口价值观

在人类历史上，有着各种各样的对于人的生产具有社会影响的观点，即人口价值观。其中影响最大的有两种："人口越多越好"和"人口保持适度为宜"。

1. "人口越多越好"：传统人口价值观

"人口越多越好"、"多子多孙多福"是几千年来支配人们对人口问题看法的主导价值取向。人口众多，家族兴旺，子孙满堂是人生幸福的条件，是人生最高的价值追求，至今仍然是许多人理所当然的人生信条之一。

"人口越多越好"价值观：政治、经济和文化背景

政治方面：在漫长的封建社会，其基本结构是建立在家庭基础之上，由

家到国,家盛才能国强。"天下之本在国,国之本在家。"(《孟子·离娄上》)而家盛主要表现为家族庞大,人丁兴旺,子孙满堂。生儿育女,不仅是对家庭的首要义务,也是社会的"福",是对国家、对皇帝"忠"的表现,"不孝有三,无后为大。"(《孟子·离娄上》)

经济方面:在人类社会相当长的历史时期中,劳动生产率的提高主要是依靠单纯追加劳动力而实现的。如果土地的质量稳定不变,投入的劳动力越多,所开发的土地越多,越能改变地力,从土地上的收获就越多。

思想文化方面:孔子认为:"地有余而民不足,君子耻之。"(《礼记·杂记下》)这表明统治者未能采取有效措施促进人口发展,人口数量不足以满足农业生产的需要,影响了国力的增加。孟子认为:"诸侯之宝三:土地、人民、政事。"(《孟子·尽心下》)《管子》中也有类似的说法:"地大国富,人众兵强,此霸王之本也。"(《管子·重令》)

2."人口保持适度为宜"

中国最早认识到"人口多,子孙旺,并不一定是好事"的思想家是先秦的韩非。他认为,当时的人口增长快于生活资料的增长,是造成社会纷争的重要原因。古时"人民少而财有余",所以"民不争",社会安定,"今人有五子不为多,子又有五子,大父未死而有二十五孙,是以人民众而货财寡,事力劳而供养薄"(《韩非子·五蠹》),必然造成"民争"。这种人口价值观对后来社会的发展影响甚微。直到明清,才有人重新注意到人口多对社会发展的消极作用。"生人之率,大抵三十年而加一倍,自非有大兵革,则不得减。"(徐光启:《农政全书》)

对"人口保持适度为宜"进行完整、系统的表述和论证则始于西方。1789年,英国经济学家、近代人口问题的先驱马尔萨斯,提出了与传统人口论不同的人口价值观。后经作者反复修改,最后以《人口原理》为题出版。

马尔萨斯的人口价值观[3]

马尔萨斯认为,在人类生活中有两种可能影响人口规模的因素:一是粮食为人类生存所必需,但生产食物的能力在一定时期是有限的,这种能力决定着人口增长的极限;二是两性之间存在着永恒的情欲,生儿育女作为这种情欲的结果是必然的。这两种力量性质相反,而且后者与前者相比要大得多:人口增长按几何级数进行,而生活资料只能按算术级数增长,两者之间的差距将越来越大,直到人类再也无法生产出维持其生存所必需的生活资料。

为此,必须使人口规模保持在生活资料可能供养的限度内,这是新的人口价值观的基本前提。对人口的抑制,一方面来自自然法则,即人口必然受到生活资料数量的限制,当人均生活资料下降到一定界限以下时,一批人就会因饥饿而被自然淘汰,从而使人口的规模缩小,使人均生活资料重新上升到一定的界限之上;另一方面,则来自人类的自觉行动,即道德与邪恶:指自觉控制生育率,以道德准则或法律来规定那些无力抚养子女及维持家庭者,应推迟结婚和生育,直到具备这方面的能力为止;后者指诉诸贫困、饥饿、瘟疫、战争等不道德手段,以增加死亡率而减少人口的数量。

(三) 科学的人口观:生育具有社会后果

1. 必要性:人类应该控制生育

人的生育是一种社会现象,决定着人的生育必须与物质资料的生产相适应,必然受资源等客观自然条件的限制。

人是有条件的生产者和无条件的消费者的统一:首先,人从事生产是有条件的,需要生产资料,如生产工具、原料等;作为生产者也需要具备一定的条件,如基本的身体条件、必需的知识技能等。其次,人要进行消费,人作为消费者是无条件的。人的长大成人需要无条件的抚养;人退休后需要无条件的赡养;整个人生需要无条件的基本卫生保健;要成为合格的劳动者,也需要无条件的培养。

人口数量必须与大自然保持和谐关系:地球所承载的人口数量总是有限度的。从人类有历史记载以来,世界人口呈加速度增长趋势。据统计,公元1世纪,世界人口还不到1亿,到17世纪,约增至5亿;1807年,约增至15亿。目前,世界人口还在增长,每年增长7 800万。众多的人口预测方案显示,世界人口仍将继续增长至少50年。世界人口达到静止状态时,将会超过100亿。面对快速增长的世界人口,联合国将1999年10月12日定为"世界60亿人口日",2011年10月31日凌晨,成为象征性的全球第70亿名成员之一的婴儿在菲律宾降生。不断增长的人口,将会带来环境、资源、能源等的紧缺或恶化。

2. 可能性：人类有能力控制生育

随着生命科学的发展，人们已经科学地认识了生育原理，并发现和发明多种控制生育的科学方法。如各种避孕、人工流产、绝育、产前诊断等生育控制措施，使人的生育控制从技术上成为可能。

3. 控制生育的医学伦理要求

人们从不同文化、宗教、价值观等出发，对于避孕、人工流产、绝育和产前诊断等生育控制措施存在着不同的道德态度。例如，有人认为由于避孕手段日益方便和安全，有可能导致部分人既想寻求性的快乐，又不愿意承担婚姻的义务和责任；由于避孕措施的使用，改变了人们的性观念，使性关系更加自由，导致婚前、婚外性关系的泛滥；避孕失败有可能导致更多的人工流产，而人工流产的增多势必会给妇女带来身心方面的损害。

治疗性流产一般是为了保护母亲的健康或生命而采取的措施，可以得到伦理的辩护，而非治疗性（即非医学需要）的人工流产则常常引起伦理争论。纷争主要是基于人们对胎儿的道德地位有不同看法。有人认为，从怀孕的瞬间开始，胎儿就拥有了生命的权利及完全的道德地位，因此胎儿有生存的权利，实施人工流产就是杀人，或者认为至少除了为挽救孕妇的生命外，人工流产总是错误的。也有人认为，怀孕早期的胎儿还不具有完全的生存和道德权利，是可以实施人工流产的，而在怀孕后期胎儿已拥有生存权利，此时就不可以实施人工流产了。

但如上所述，由于生育具有自然和社会双重属性，生育具有社会影响。人类应该也能够控制生育，我们应该在孕妇的生殖权利、胎儿的生存权利与民族、国家和全人类的利益之间寻找一个合适的平衡点。作为提供生殖医疗服务的医生，应该遵循如下道德要求。

案例 9-1　武汉宣判一起非法鉴定胎儿性别案[4]

2011年9月27日，湖北省武汉市新洲区法院公布一起非法鉴定胎儿性别案的判决结果，被告人李文旭被以非法行医罪，一审判处有期徒刑两年，并处罚金5万元，同时追缴其违法所得5 100元并没收其犯罪所用的B超机，上缴国库。

法院审理查明，李文旭原是进城务工人员，从武汉一个体医生处学会操作B超机后，于2009年花6 000多元购买了一台B超机。在未取得《医疗机构执业许可证》和执业医师资格证的情况下，李文旭非法为100多名来自武汉及周边地区的孕妇进行胎儿性别鉴定,每人收取300元至500元不等的费用,其中经新洲区出生人口性别比整治专班查实的就有12起,获利人民币5 100元。

(1) 遵守国家法律法规和政策规定:由于生育控制措施涉及每一个人的切实利益,又具有重要社会后果,因此成为国家法律和政策的重要内容。例如,非医学需要的胎儿性别鉴定和选择性别的人工终止妊娠行为(简称"双非"),容易导致人口的男女比例失衡问题。国家统计局公布了第六次全国人口普查数据,我国出生人口性别比为118.06,仍处于高位。所以,有关法律和政策严禁"双非"。这就要求:无论哪种机构,无论是公职人员还是个体行医人员,只要实施"双非",必须对涉案的单位和责任人严肃处理,给予吊销执业资格、降级、撤职、开除直至追究刑事责任的处罚。案例9-1李某一方面非法行医,另一方面实施非医学需要的胎儿性别鉴定,因而受到严厉的处罚。

案例9-2 福利院切除智障少女子宫案[5]

2005年,江苏某福利院将严重智障少女小灵和小花的子宫摘除,原因是每当月经来临,她们疼痛难忍,而且拿月经带玩,给福利院带来不少麻烦。福利院认为把子宫摘除,这样一方面可以省得遭受性侵害后怀孕,另一方面还能提高她们的生活质量。手术在4月14日在当地一家小医院进行,主刀医生是福利院聘请的一位技术熟练的医生。

(2) 维护妇女的生命和健康、尊重妇女生育权:控制生育的措施应该在遵循国家计划生育政策要求的前提下,临床医生从维护妇女的生命和健康出发,尊重妇女的生育权,并且认识到生育权同时是基本人权。在进行生育控制,尤其是实施终止妊娠(人工流产)和绝育手术时,一方面必须保证每例手术的质量和受术者的安全,另一方面应该征得妇女的知情同意。在案例9-2中,中国残联认为:这是一起严重伤害残疾人的恶性事件,要求江苏残联配合当地政府、有关部门做好事件善后处理,依法追究、惩处事件相关责任人。后来,当地法院判处福利院原院长缪某、副院长陈某、主刀医生王某和苏某故意伤害罪,陈某有期徒刑一年缓刑两年,其余三人管制六个月。

二、反思与辩护：计划生育政策伦理

(一) 计划生育：是义务还是权利

计划生育是有计划地节制生育，借以减轻人口压力与家庭负担，可间接提高下一代的素质。计划生育是人口控制的一种，常见方法有生育控制、增加家庭生育的间隔时间。目前，世界上有两种不同的计划生育：

第一种是"家庭计划"（Family Planning），是指以家庭为单位，由夫妇自主地决定生育子女的数量和生育间隔，政府或家庭计划生育机构提供指导和适当的辅助措施。家庭计划的基本理论是：由于缺乏有效的避孕知识和方法，世界上多数妇女实际拥有的子女数多于她们真正想要的数量；避孕和节育可以使妇女有能力拥有她们真正想要的子女数。这种计划生育是服务性质的，而不是强制性质的。实行家庭计划生育是公民的权利而不是义务。世界上绝大多数国家实行的计划生育，就是这种"家庭计划"。

第二种是由政府对生育数量进行预先设计，实行人口再生产的计划化，采用行政手段来进行人口控制，夫妇生孩子要经过计生部门的审批，实行计划生育是公民的义务而不是权利。因此，第二种计划生育也称为"生育控制"（Birth Control）。我国现在实行的是第二种的计划生育。目前，我国的计划生育政策是强制要求一对汉族夫妇生一个孩子，城市汉族居民户口的通常只能生育一个孩子，在某些条件下可以生育二胎。部分农村地区允许第一胎为女孩的夫妻，有计划地安排生育二胎。

家庭计划：我国香港和台湾地区的计划生育

香港家庭计划指导会曾经有"两个够晒数"运动，这是一种跟中国大陆强制"一胎化"不一样的倡导少生的运动。近年来中国大陆到香港生孩子已成为趋势，主要目的是逃避中国严苛的计划生育政策。其他地区非香港居民（例如中国大陆）如要生孩子需要缴付 39 000 元服务费，若未经预约的紧急产子，收费为 48 000 元。

1980 年代，台湾当局推行了"家庭计划"，其宣导口号为"两个孩子恰恰好"，希望一对夫妇最多生育两个小孩，并在 1990 年代开始有效。而 2000 年代末期，由于经济不景气，台湾生育率急剧下降，而新生儿也跌到每年二十余万人的数字，台湾人口结构进入了少子化趋势。

随着计划生育工作的深入,我国计划生育工作的重点正在逐渐发生转移:由控制人口数量逐步转向提高人口质量,由生育调节逐步转向以生殖健康为中心,由社会控制逐步转向家庭和个人控制。

新中国的计划生育

新中国建立后,政务院在 1953 年就指示卫生部要帮助群众实行节育,并批准发布了《避孕及人工流产办法》,出版有关读物,广泛宣传。1960 年 4 月通过的 1956—1967 年《全国农业发展纲要》中提出:"提倡有计划地生育子女。"1962 年 12 月,党中央和国务院发出《关于认真提倡计划生育的指示》,指出:"使生育问题由毫无计划的状态走向有计划状态,这是我国社会主义建设中既定的政策。"1964 年,开始研制女用口服避孕药;1967 年,经国家鉴定批准试用,并逐步推广;1973 年,国家正式把人口规划列入国民经济发展计划之内。1973 年《宪法》中开始规定:"国家提倡和推行计划生育。"1982 年宪法规定,"国家推行计划生育,使人口的增长同经济和社会发展计划相适应","夫妻双方有实行计划生育的义务"。2001 年 12 月 29 日,国家颁布了《人口和计划生育法》,计划生育工作已经完全纳入法制轨道。

(二) 计划生育:伦理辩护

一方面,计划生育有利于人口与经济、社会、资源和环境等协调发展。目前,整个世界的人口基本形势是人口增长过快,难以与经济、社会、资源和环境协调发展。中国是世界人口最多的国家,也是最大的发展中国家,这种状况显得更加明显。

尽管经过各国政府和人民的不懈努力,特别是发展中国家开展了富有成效的计划生育工作,世界人口控制取得了很大的成就,但仍然会继续增长至少 50 年。世界人口达到静止状态时,将会超过 100 亿。

我国的人口特点是人口基数大,增长速度快,素质低,耕地面积占全球的 7%,人口占世界人口的 22%。尽管我国通过改革开放政策使经济和社会各个方面取得了很大的发展成就,但经济发展的很大部分已被增长的人口所抵消。中国将面临人口总量高峰,人口老龄化速度的高峰,劳动力数量供给的高峰和人口城市化速度的高峰。与此同时,低生育率带来的负面影响,也将开始逐渐显性化。如果这些问题同时叠加出现,将形成重大人口问题,严重影响和制约社会、经济的可持续发展,并带来环境、资源、能源等的紧缺或恶化。

另一方面,计划生育有利于公众的健康和幸福。过度增长的人口,必然影响到公众的人均收入,导致人们的生活水平和生活质量难以大幅度提高。早婚早育不利于青年全面发展和完善自己,超生、滥生不利于家庭生活的改善,也不利于其身心健康。

计划生育采取综合措施,控制人口数量,提高人口素质,在尊重公民生育权的前提下,鼓励公民晚婚晚育,提倡一对夫妇生育一个子女,为公民提供计划生育技术服务,保证生殖健康,有利于公民的家庭幸福,有利于夫妇的健康。

"生殖健康"新理念

随着计划生育工作的深入,我国已经接受国际上盛行的"生殖健康"理念。"生殖健康"包括:过程方面,妇女能够安全地妊娠和分娩,能够没有健康危害而实现生育调节,能够安全性交;结果方面,通过婴儿和儿童的存活、生长和健康发育,使生殖获得成功;人们具有生殖、调节生育、享有性关系的能力。

(三) 伦理原则:计划生育工作的行为指南

1. 计划生育的价值基础:确立科学的生育观和人口观

不仅计划生育工作的对象,而且包括计划生育工作者,只有树立对待生育和人口的正确观念,才能保证计划生育工作的顺利开展。应该改变传统的"多子多福"、"传宗接代"的生育观和"人丁兴旺"、"子孙满堂"的人口价值观,树立正确的生育观和人口价值观;人口的数量、素质、增长率、年龄构成、地区分布等应该与经济、社会、资源和环境相协调,才能保证社会的可持续发展。

2. 严格遵循法律政策原则

我国许多法律、法规,如《宪法》《婚姻法》《人口和计划生育法》《计划生育技术服务管理条例》《流动人口计划生育管理办法》等,都有针对计划生育的规定。同时,各级政府也有许多计划生育政策规定。不论计划生育工作者,还是计划生育工作对象,都必须从社会、国家大局出发,严格遵守和执行有关计划生育的法律、法规和政策。当然,随着社会的发展,也需要不断完善有关的法律、法规和政策。

3. 优质服务原则

政府采取措施提供优质的计划生育技术服务,包括计划生育技术指导、咨询,以及与计划生育有关的临床医疗服务。计划生育工作者必须严格遵守操作规程,在技术上精益求精,坚决避免不应有的差错、事故和并发症,努力提高服务质量。

计划生育技术指导与咨询的内容

生殖健康科普宣传、教育、咨询;提供避孕药具及相关的指导、咨询、随访;对已经施行避孕、节育手术和输卵(精)管复通手术的,提供相关的咨询、随访。县级以上城市从事计划生育技术服务的机构,可以在批准的范围内开展下列与计划生育有关的临床医疗服务:避孕和节育的医学检查;计划生育手术并发症和计划生育药具不良反应的诊断、治疗;施行避孕、节育手术和输卵(精)管复通手术;开展围绕生育、节育、不育的其他生殖保健项目。而且,向实行计划生育的育龄夫妇提供的国家规定的基本计划生育技术服务是免费的。

4. 知情同意原则:由强制逐渐变为自愿

我国提供计划生育技术服务,实行国家指导和个人自愿相结合的原则。国家创造条件,保障公民知情选择安全、有效、适宜的避孕措施。从事计划生育技术服务的机构施行避孕、节育手术,特殊检查或者特殊治疗时,应当详细告知手术者计划生育服务的目的、预期效果、可能出现的后果和风险、应对措施等情况,并征得受术者本人同意后,方可进行。在计划生育工作中,尊重男女双方自愿选择一方采取避孕、节育、绝育措施。

三、辩护与反思:优生政策伦理

(一) 优生与优生学

优生是通过医学手段改良人的遗传素质,提高人们的体力和智力质量。优生分为预防性优生和演进性优生。所谓预防性优生,又叫消极优生,是指防止有遗传性疾病和先天性缺陷的个体出生;所谓演进性优生,又叫积极优生,是指促使体力、智力更加优秀的个体出生。

从两性关系的历史演变看人类的优生观念[6]

人类最早的两性关系是"血亲杂交"。在这个时期,性关系不受任何限制,两性关系显现出更多的生物本能的色彩。但到"血缘群婚"或"血缘家庭"时,就产生了优生意识。在这个时期,上代统称为父母,下代统称为子女;上代间、下代间可以发生性关系,上下代之间则不可。人类进一步发展,发现近亲繁殖、同胞性交给后代体力智力造成严重退化,于是,进入"普那路亚家庭"或"伙婚家庭"时期。在这个时期,一群直系、旁系兄弟,同寻一群不是姊妹关系的女子为妻,孩子只知其母,不知其父,家庭成员有一个共同的女祖先。再之后是"对偶婚",尽管一夫一妻,但不稳固,任何一方提出离异,皆可达到同居关系的中止。对偶婚是群婚制家庭向一夫一妻制家庭过渡的中间形式。最后是"一夫一妻制"。"一夫一妻制"代替"对偶婚"排除了杂乱的两性关系,更有利于优生。

随着人类对自身认识的深化,尤其是生物医学的发展,优生学说正式诞生。1883 年,高尔顿受其表哥达尔文进化论和孟德尔遗传学的启发,在其《人类的才能及发展》一书中,正式提出了优生学说,并很快得到传播。20 世纪初,以至于出现了国际性的优生运动。从 20 世纪 50 年代开始,优生学进入了新的发展阶段。许多国家开展优生工作,制定优生法律。例如,美国成立遗传学研究机构,开展遗传咨询工作;日本公布《优生保护法》。"提高人口素质"成为我国人口政策的重要内容,"优生"也成为我国《婚姻法》《母婴保健法》《婚姻登记条例》等法律、法规的重要规定。

(二) 辩护:我国的优生措施

我国的优生工作,目前集中在预防性优生方面。主要通过制定有关法律、法规,从结婚管理、生育控制、母婴保健等不同方面,采取各种措施保证优生。

1. 结婚管理

通过禁止结婚、暂缓结婚等具体措施可以保证优生。我国《婚姻法》和《异常情况的分类指导标准》等规定:直系血亲或三代以内旁系血亲之间禁止结婚;双方均患有重症智力低下者,禁止结婚。

我国通过禁止结婚的优生措施

首先,直系血亲或三代以内旁系血亲之间禁止结婚。近亲结婚是劣生的主要原因,因为近亲夫妇从共同祖先那里获得了较多相同的基因,容易生出素质低劣的孩子。近亲结婚导致后代所患疾病常有白化病、侏儒病、先天性畸形、苯丙酮尿症、血友病、先天性心脏病、色盲、聋哑、精神病等。

其次,禁止智力严重低下者结婚。目前,我国先天愚型患者约 300 万,智力低下者 500 万。国内外文献报道均提示智力低下病因以出生前因素为多,而出生前因素又以遗传异常所致智力低下为主。如果这部分患者再生育下一代,其智力低下的基因即会毫无保留地遗传给下一代。

我国通过暂缓结婚的优生措施

暂缓结婚是禁止患有某些疾病的人在一定期间内结婚。患有以下几种疾病的人必须暂缓结婚:性病、麻风病未治愈的;精神分裂症、躁狂抑郁症和其他精神病发病期;各种法定报告传染病规定的隔离期。

性病、麻风病及其他法定报告传染病患者如果结婚,不仅会传染给对方,而且如果生育会危害下一代;精神病患者不能自理,没有行为能力或行为能力受到限制,而且这些疾病可能是伴性显性或多基因遗传。这些疾病可以治愈,所以规定这些疾病患者在发病、没有治愈之前,暂缓结婚。

2. 生育控制

可以结婚,禁止或限制生育,也可以优生。一方面可以结婚,但禁止生育。对于男女任何一方患有严重的常染色体显性遗传病,他们很可能在下代显现这些疾病,所以他们可以结婚,但禁止生育。

另一方面可以结婚,但限制生育。对于有些伴性遗传病,可以通过产前诊断进行胎儿性别鉴别,限制相应性别胎儿的生育;对于足以直接影响子女健康的遗传病的夫妇,应该通过劝导,使他们充分理解生育后果,而采取必要的限制生育措施。

3. 生育保健

通过婚前、孕产期保健,也可以利于优生。一方面,通过婚前保健保证优生。婚前保健有婚前卫生指导、卫生咨询、婚前医学检查等服务内容。另一方面,通过孕产期保健保证优生。

婚前体检伦理:从强制到自愿,从收费到免费

较 1994 年 2 月 1 日开始实施的《婚姻登记管理条例》,2003 年 10 月 1 日施行的《婚姻登记条例》对于"婚前体检"规定的变化引起了不小的社会反响。《婚姻登记管理条例》规定:"在实行婚前健康检查的地方,申请结婚

登记的当事人,必须到指定的医疗保健机构进行婚前健康检查,向婚姻登记管理机关提交婚前健康检查证明。"但《婚姻登记条例》对此未做要求,这意味着婚前体检由强制变为自愿。

婚前体检是为了保护双方的合法权益:提前查出不适合结婚疾病的目的是为了保护对方的知情权,而且可以进行预防性优生。但强制婚检确实存在着伦理上的缺憾,因此,取消强制婚检是对公民权利的进一步保护,是体现人文关怀和婚姻自由的现代法制进步的一个标志。"任何人的婚姻和生育主要是个人事务,属于隐私范围,其他人和国家的干预应该限制到最低程度。"[7]

但实行不强制婚检以来,婚检中心遭冷落已不是个别现象。"2003年'十·一'黄金周,全广东共有16 374对新人登记结婚,其中只有114对自愿进行了婚检。据对部分新人调查,不愿意参加婚检的理由主要是对自己的健康状况自信,认为婚检没有必要;工作忙,领到婚检证需要双方都腾出时间检查;有婚前性行为,不希望被人知道隐私;一些地方的婚检流于形式,只图收钱等。"[8]

如何解决这个伦理难题?结婚毕竟是两情相悦的事情,对于自己和后代的健康最为关心的应该是决定结婚的青年男女。政府、社会和医生合乎伦理的做法是:一方面最大限度地将健康和优生的知识告诉当事人,让他们知情选择;另一方面应该将婚前体检作为公共产品,免费提供给结婚的青年男女。

(三) 反思: 人类优生政策的伦理教训

案例9-3　优生: 凡·高和霍金能够诞生吗?

如果出于优生目的,许多伟大的人物在今天的人们看来应该是被淘汰的。例如,文森特·威廉·凡·高(Vincent Willem van Gogh, 1853—1890),荷兰后印象派画家。他是表现主义的先驱,并深深影响了二十世纪艺术,尤其是野兽派与德国表现主义。凡·高的作品,如《星夜》《向日葵》与《有乌鸦的麦田》等,现已跻身于全球最具名、广为人知与昂贵的艺术作品的行列。但他携带精神病基因,1890年7月29日,他终因精神疾病的困扰,在美丽的法国瓦兹河畔结束了其年轻的生命,时年他才37岁。

再如,斯蒂芬·威廉·霍金(Stephen William Hawking),英国剑桥大

学应用数学及理论物理学系教授,当代最重要的广义相对论和宇宙论家,是当今享有国际盛誉的伟人之一,被称为在世的最伟大的科学家,还被称为"宇宙之王"。他是严重的遗传病(侧索硬化症)的患者,几乎全身瘫痪,不能发音,无助地坐在轮椅上。

由案例 9-3,人们不禁就提出这样的疑问:优生一定能够给人类带来好处吗? 优生的目的是改变人类基因的相对频率,这意味着要增加有利的基因,减少不利的基因。然而,"什么是有利的基因? 什么是不利的基因? 根据什么标准来鉴别? 例如 H_bS 基因,有两条的携带者就是镰形细胞性贫血患者,而有一条的携带者,比普通人更能在疟疾猖獗的环境中生存,具有提高对疟疾免疫力的作用。"[9]因此,从人体内去除 H_bS 基因,就有可能导致其他疾病死灰复燃。可见,一些"坏"基因也不是一无是处。

美国曾经的优生政策[10]

1906～1930 年,美国有 30 个州通过了优生绝育法。此法提出用限制婚姻、绝育和永远监禁身心缺陷的人来中止遗传"退化者"生育,而遗传"退化者"包括癫痫患者、罪犯、酒鬼、妓女、乞丐、疯子、低能者、性反常者、瘾君子等。在此法律废除前,大约有 3 万名美国人被非自愿地做了绝育手术。

正如美国曾经的优生政策,优生学诞生后,很快使优生变成了社会行为和政府政策,社会公众的优生选择也往往受到政府、社会优生舆论的影响。而生育是每一个人的权利,从某种意义上,优生政策实际上就是在干预公众的生育权利。那么,优生政策是否是对个人生育权利的过度干预? 从上述美国曾经的优生实践中不难看出,优生政策和法律措施变成了处罚和遗弃那些社会边缘人群及病人的工具。

邱仁宗教授认为:"有的省制订了'禁止痴呆傻人生育条例'或'限制劣生条例',我国《母婴保健法》中个别条款也是企图让医务人员来干预、决定残疾人的婚姻,这于理、于法都说不过去。如果为了残疾人及其后代着想,不生育更符合他们的利益,那要由他们(有行为能力时)或他们的监护人(他们无行为能力时)知情选择,不能由医务人员,更不能由政府官员越俎代庖。"[11]

更为不幸的是,优生曾经成为纳粹所有野蛮实践的中心部分。20 世纪 30~40 年代,普洛茨(Alfred Ploetz)和舒尔马耶尔(Wilhelin Schallmayer) 建立了"种族卫生学",纳粹德国利用了优生运动的种族主义倾向,实施了 对所谓劣等种族的灭绝政策。正是历史上优生政策曾经给人类带来的灾 难,致使世界上许多学者在谈到优生学时,常常称其为德国纳粹的种族灭 绝或一些国家为减少那些身体、精神及社会不适人群而采取的强制法律和 行动。

纳粹德国的优生运动[12]

优生政策在第二次世界大战期间,变成了德国纳粹的杀人工具。1933 年,希特勒颁布了强制精神分裂症病人、智力低下者、低能者绝育的优生法 律。1940~1941 年,德国纳粹用瓦斯杀害了 7 万名德国精神病人。1934~ 1939 年,约 35 万人因执行了该法律而被迫绝育。1937 年数百名有色人种 的儿童和 3 万名吉普赛人被绝育,1943~1944 年约 100 万吉普赛人在集中 营中被杀害。1941 年计划将四分之一的犹太人绝育,并杀掉所有其他的犹 太人。最后,将对这一惨无人道的优生运动持异议的人也杀害了。

四、干预是否过界: 生殖技术伦理

(一) 生殖技术: 从"人工授精"到"试管婴儿"

人的自然生殖,由性交,输卵管内受精,植入子宫,子宫内妊娠,分娩等 步骤组成。人类自然生殖有时会发生缺陷,或者不符合人们的要求,改变、 控制或改造自然生殖过程,就产生了生殖技术。生殖技术是指替代自然生 殖过程的某一步骤或全部步骤的医学技术。目前,在临床上使用生殖技 术,主要用于治疗或弥补不育、不孕缺陷和问题。因此,又被称为人类辅助 生殖技术(Assisted Reproductive Technology, ART)。

当下已经在临床上运用的生殖技术,主要有人工授精、体外受精—胚 胎植入以及它们的衍生技术。尽管有人认为无性生殖(克隆技术)运用到 人类身上,从技术上问题并不大,但目前存在着难以逾越的伦理障碍,尚未 有"克隆人"诞生的准确报道。

1. 人工授精(Artificial Insemination, AI)

人工授精是收集丈夫或自愿献精者的精液,由医师注入女性生殖道,

以达到受孕目的的一种技术。按照精液的来源不同,可以分为同源人工授精(Artificial Insemination of Husband,AIH)和异源人工授精(Artificial Insemination of Donor,AID)。前者又叫夫精人工授精或同质人工授精,使用的是丈夫的精液;后者又叫他精人工授精或异质人工授精,使用的是自愿献精者的精液。

由于冷冻技术在这个领域中的运用,可以把精液冷冻在-196.5℃的液态氮中保存。尽管冷冻精子授精能力约为新鲜精子的2/3,但对人工授精的成功率没有太大的影响。于是,出现了储存精子的机构——精子库(Sperm Bank),或称其为"精子银行"。

人工授精的历史

1799年,英国外科医师约翰·亨特(John Hunter)用海绵方法试验成功,成为人类最早实施的人工授精技术。1866年,美国纽约妇产科医院马里恩(Marien)用其丈夫的精液试验成功。1890年,杜莱姆逊(Dulemson)试用于临床,到19世纪30年代使用者与日俱增。在我国,1983年,原湖南医学院生殖工程研究组用冷冻精液的人工授精取得成功,婴儿顺利分娩。1984年,原上海第二医学院用洗涤过的丈夫精液施行人工授精获得成功。1986年,原青岛医学院建成了我国第一座人类精子库。

2. 体外受精(In Virto Fertilization,IVF)

体外受精是用人工方法,让卵子和精子在人体以外受精和发育的生殖方法。目前,在体外完成人类胚胎和胎儿的全部发育,还只是一个设想。可以做到的是,把发育到一定程度的胚胎移植到母体子宫中,进一步发育直到诞生。因此,体外受精实际上和胚胎移植技术是联系在一起的。由于受精是在实验室的试管中进行,通过这种方式诞生的婴儿,通常叫做"试管婴儿"。

由于可以激发排卵,受精卵的数目可能超过移植的需要,在这个领域同样可以使用冷冻技术,于是出现了冷冻卵子库和冷冻胚胎库。

"试管婴儿"的历史

1978年7月25日,在英国兰开夏奥德姆医院诞生了世界上第一个"试管婴儿",名字叫路易斯·布郎。我国大陆首例试管婴儿于1988年3月10日在原北京医科大学第三医院平安诞生,名字叫郑萌珠;1988年6月9日,第一例来自异体的试管婴儿在原湖南医科大学第二临床医学院诞生。这被称为第一代试管婴儿技术,后出现第二代、第三代试管婴儿技术,并在临床上运用。

3. 代孕母亲(Surrogate Mother)

人工授精和体外受精技术在临床上的运用,出现了代孕母亲(Surrogate Mother)。代孕母亲又叫代理孕母,是指代人妊娠的妇女。使用的是代理孕母自己的或捐献者的卵子和委托人或捐献者的精子,通过人工授精或体外受精技术,由代理孕母妊娠,分娩后交给他人抚养。

通过人工授精和体外受精技术替他人妊娠的代孕技术,在美国从20世纪70年代开始。美国的许多州成立了代孕技术中心,而且出版了一份代孕技术通讯,组织了一个代孕技术协会,名叫"白鹤"。2000年10月,哈尔滨医科大学第二医院妇产科通过媒体宣称已经成功进行代孕技术。这位代孕母亲是替因病切除子宫的姐姐代孕的。原湖南医学院人类生殖工程研究室也进行了代孕母亲手术。

4. 克隆技术(Clone)

克隆技术又叫无性生殖,就是运用现代医学技术,不通过两性结合,而进行高等动物(包括人)生殖的技术。

低等生物是用无性方式生殖的,单细胞机体常常通过直接二裂法生殖。从遗传的角度看,分裂为二的生命体的遗传信息是完全相同的。植物的无性生殖司空见惯,一段植物的根、茎都有可能长成完整的植物。但高等动物的生殖方式是完全的两性生殖。雌雄两性的生殖细胞形成时,将23对染色体一分为二,通过性细胞的结合,重新组成23对染色体。组成的受精卵是未分化的细胞,可以发育成整个生命体。但非生殖细胞,已经失去分化能力,不能发育成整个生命体。现代生殖技术可以使高等动物进行无性生殖,由于通过无性方式生殖的生命体之间以及与提供遗传信息的生命体的遗传信息完全相同,所以又叫克隆技术。

严格意义上的无性生殖技术,又叫成体细胞克隆技术,是取出高等动物的成体细胞,将其携带遗传信息的细胞核植入去核的卵中,通过技术让结合体继续发育,再将发育到一定程度的胚胎移植于母体子宫妊娠直至分娩。由于成体细胞已经失去了受精卵的分化能力,就大大增加了无性生殖的难度。

广义的无性生殖,还包括胚胎克隆,就是将尚未分化的动物胚胎,通过细胞切割技术一分为二或多,被分割的胚胎继续发育,再将发育到一定程度的胚胎分别植入母体妊娠直至分娩,诞生的生命体的遗传信息是完全相同的。但严格说来,由于用于切割的动物胚胎仍然是两性结合的产物。因此,并不属于无性生殖。

克隆绵羊"多莉"(Dolly)

1997年2月23日《自然》杂志刊登了克隆绵羊"多莉"(Dolly)诞生的消息。设在英国爱丁堡的罗斯林研究所中以威尔莫特和肯贝尔为首的研究小组,从一只母羊体内提取一个卵细胞,去掉细胞核,制成具有生物活性但无遗传物质的卵"空壳",再从另一只母羊的乳腺中取出一个普通组织细胞,与上述无遗传物质的卵细胞融合,生成一个含有新的遗传物质的卵细胞。这个卵细胞分裂发育成一个胚胎,到一定程度时,将其植入一头母羊子宫。母羊怀孕生下了"多莉"。

这一成果表明,高等生命所遵循的有性生殖繁殖规律发生了突破,生命可以通过无性生殖方式繁殖和"复制"。2003年2月,兽医检查发现多莉患有严重的进行性肺病,这种病在目前还是不治之症。于是,研究人员对它实施了安乐死。正值壮年的多莉死于肺部感染,而这是一种老年绵羊的常见疾病。据威尔莫特透露,以前多莉还被查出患有关节炎,这也是一种老年绵羊的常见疾病。

(二)"美丽新世界":生殖技术引发的伦理问题

科幻小说:《美丽新世界》[13]

1932年,阿道斯·赫胥黎(Aldous Huxley)出版了科幻小说《美丽新世界》(Brave New World),书中引用了广博的生物学、心理学知识,描绘了虚构的福帝纪元632年(即公元2540年)的社会。在这个社会,人类的生殖完全在试管器皿中进行,经过基因控制孵化,按照社会需要生产出不同类型的人:分别为阿尔法 α、贝塔 β、伽马 γ、德尔塔 δ、爱普西隆 ε,分别从事劳心、劳力、创造、统治等不同性质的社会活动。

阿尔法和贝塔最高级,在"繁育中心"孵化成熟为胚胎之前就被妥善保管,以便将来培养成为领导和控制各个阶层的大人物;伽马是普通阶层,相当于平民;德尔塔和爱普西隆最低贱,只能做普通的体力劳动,而且智力低下,尤其是许多爱普西隆只能说单音节词汇。此外,那些非阿尔法或贝塔的受精卵在发育成为胚胎之前就会被一种叫"波坎诺夫斯基程序"的方法进行尽可能大规模的复制,并且经过一系列残酷的"竞争"之后才能存活下来,可谓"出胎即杀"。比如,以电极惩罚接触花朵的德尔塔、爱普西隆的婴儿,以暴力洗脑的方式进行教育。爱普西隆更是经以人工的方式导致脑性缺氧,藉以把人变成痴呆,好使这批人终生只能以劳力工作。

婴儿完全由试管培养,由实验室中倾倒出来,完全不需要书、语言,也不需要生育,而不需负责任的性爱成为人们麻痹自己的正当娱乐,一有情绪问题用"唆麻"(一种无副作用的致幻剂,类似现在的尼古丁)麻痹。所谓的"家庭"、"爱情"、"宗教"……皆成为历史名词,社会的箴言是"共有、统一、安定"。

赫胥黎以深刻的洞察力,预见到当今生殖技术的出现及其在临床上的应用,可能引起大量的社会伦理问题。现在描述生殖技术的社会、伦理和法律方面的著作或在新闻媒体上发表的有关报道,许多都要提到这本小说,甚至用这本小说的题目作为标题。人们可以从不同方面对生殖技术进行伦理分析。在此,我们仅从伦理价值和伦理疑问两个方面对此进行分析。

1. 为什么要发展这种技术:生殖技术的价值

(1) 生殖技术可以辅助生殖:发展生殖技术的初衷就是为了解决不孕不育问题,辅助生殖是其最基本价值。因此,人们通常又称这种技术为人类辅助生殖技术。已经在临床上运用的生殖技术中,人工授精主要解决男性的不育问题:AIH 适用于男性性功能异常,不能进行正常性交者,或适用于男性精液中轻度少精、弱精或其他轻度男性不育者;AID 适用于男性精液中无精子或男女为同一染色体隐性杂合体。

在体外受精—胚胎移植中,第一代"试管婴儿"技术主要解决了夫妻双方中女方因输卵管阻塞而产生的不孕难题,可以解决妇女宫颈不利于精子通过以及其他不明原因的不育症,也可以解决妇女无卵或卵功能异常(供体卵);第二代"试管婴儿"技术则主要解决了夫妻双方中因男方极度少精、弱精或阻塞性无精而产生的不育难题。

据世界卫生组织统计表明,约有10%的育龄夫妇患有不育症,其中男性不育占38%,女性不孕占40%,双方共同因素占22%。2009年中国不孕不育高峰论坛公布了《中国不孕不育现状调查研究报告》,本次调研由中国妇女儿童事业发展中心、中国人口协会共同发起历时3个月,共收到有效调查问卷1.8万余份。报告显示我国不孕不育者以25岁～30岁人中最多。因男女不孕不育占育龄夫妇的15%～20%,其中女方占50%,男方占30%;男女双方都有10%。引起不孕不育症的重要疾病为生殖系统感染性损伤,宫内节育器感染,女性推迟生育,环境和工业毒物增加,操作不规范的人工流产等。由中国人口协会发起的"中国不孕不育现状调查"于2012年1月发布了2011年的调查结果,情况基本相似。

不育夫妇承受着来自自身、家庭和社会的巨大心理压力。《人口和计划生育法》规定,生育是公民的权利。通过生殖技术帮助他们生儿育女,不仅可以治疗不育症,也有利于改善婚姻状况,稳定家庭关系。

(2) 生殖技术可以用于优生:挑选他人的优质精子和卵子进行人工授精和体外受精,既可以进行预防性优生,又可以进行演进性优生。对于有极大遗传病可能的夫妇,使用他人的生殖细胞进行辅助生殖,可以进行预防性优生;挑选优质生殖细胞进行辅助生殖,可以进行演进性优生。

第三代试管婴儿技术,就是通过胚胎筛选预防遗传病,将有遗传病的夫妇通过体外授精发育成的胚胎进行筛选,将没有遗传病基因的胚胎移植到女方的子宫里。

1987年美国加利福尼亚的埃斯孔迪多(Escondido)开设了一个"诺贝尔精子库",主要贮存诺贝尔奖获得者提供的精子。1999年上半年,我国某地出现一家"名人精子库",以及后来另一些地方出现"博士精子库"和"美女卵子库",在社会上引起了强烈反响。据说,其动机之一是为了进行演进性优生。

(3) 生殖技术可以用于生殖保险:如果一对夫妻所生的子女在成长的过程中不幸夭折,而他们此时已经失去了生育能力,那么,他们能否再生育自己的子女？生殖技术可以提供"生殖保险"服务，即把生殖细胞或受精卵、胚胎利用现代技术进行冷冻保存，随时可以取用。一旦他们的子女不幸夭折，便可取用冷冻的生殖细胞或受精卵、胚胎，运用生殖技术再生育一个孩子。

2. 纠结与困惑：生殖技术的伦理问题

案例9-4　胚胎属于谁？[14]

美国一对夫妇为了生育冷冻了7个胚胎，后来却离了婚。女方要用胚胎生孩子，男方因不希望做父亲而坚持反对，也反对捐献给别人。法官最后判定7个冷冻胚胎属于女方，理由是为母亲和孩子的利益应该保留这些胚胎。

爱尔兰一名38岁的妇女与其感情不和的丈夫在法庭上辩论，丈夫反对妻子使用他们4年前在都柏林一家人工授精中心所做的冷冻胚胎。该妇女的代理律师认为，法官应下令人工授精中心将胚胎植入那名妇女的子宫，这是"确认胚胎生存权的最好方式"。

(1) 配子、合子和胚胎的地位如何确定？生殖技术涉及精子、卵子、受精卵和胚胎的来源问题。正如案例9-4所示，这就会遇到它们的地位如何确定的问题。它们是否属于提供者的私有财产？提供者可否因此获得报酬？代孕妇女是否可以有偿提供代孕服务？人类辅助生殖技术医疗机构给予有关当事人补偿是否属于变相的商业化？与此相联系的是生殖技术能否商业化的问题。

在美国，提供精子的人获得报酬已经成为常规。我国有人也建议精子可以商品化。主要理由是精子商品化可以大大增加精子的供给量，而中国的精子库普遍存在捐献者过少，有可能使受精过于单一等的问题。但更多的人认为，商品化带来的问题会大大抵消"商品化可以增加精子的供给量"这一好处，原因有："① 精子商品化可能造成供体不关心自己行为的后果，有意或无意地隐瞒自己身体上、行为上、心理上的缺陷。② 精子库可能由于竞争或追求利润最大化，而忽视精子的质量，或者为了追求高质量，只提供一类他们认为'最佳的'精子，结果使人类基因可能变得单调而缺乏多样性。③ 精子商品化不仅给上述人工授精儿带来危害，而且会形成一个促使其他人体组织、人体器官商品化的滑坡。④精子商品化与供体本身的意愿也是相违背的,提供精子者的本意是为他人付出一份爱心,为了帮助解决他人的不育,为他人家庭幸福而提供精子,是一种人道主义的高尚行为,不以谋求金钱为报答,商品化则违背了供者的初衷。"[15]

提供卵子、受精卵和胚胎也会遇到同样的问题。

代孕母亲在美国已经成为全国现象。有的代孕母亲尽管声称自己不是为了钱,但实际上每个代孕母亲都通过提供这种服务得到了报酬。所以,有人就认为这是为了牟利而"出租子宫"、"租用子宫"。在当今文明社会,贩卖婴儿是违法的,当然也是极其不道德的。那么,代孕母亲获利,是否可以看成是贩卖婴儿呢?只不过交易在孩子出生前已经完成。同样,不孕夫妇通过花钱得到代孕母亲所生的孩子,日后,其也有可能为了同样目的把孩子卖给别人。

案例 9-5 谁是母亲?[16]

1987 年 1 月,美国新泽西州发生了一起代孕母亲违约案件,原告斯特恩是一位生化专家,40 岁。斯特恩夫人是一名医生,41 岁,患有多发性动脉硬化症,一旦怀孕会使病情加重。于是,经纽约某"不孕中心"服务所介绍,请怀特黑德太太作代孕,孩子出生后,十分可爱,怀特黑德怀着强烈的母爱冲动,不愿与"亲生骨肉"分离,斯特恩夫妇状告怀特黑德非法占有自己的女儿。

(2) 人伦关系如何确定? AID 提出的一个新问题是"什么是父亲"。随着 AID 与体外受精-胚胎转移技术的结合,扩大为"什么是父母"的问题。母亲分为"遗传母亲"、"孕育母亲"、"养育母亲"三种,三者合一者为"完全母亲";父亲则分为"遗传父亲"、"养育父亲"两种,两者合一者为"完全父亲"。在案例 9-5 中,就产生了谁是这个孩子母亲的问题。法院判决:孩子归其父亲斯特恩照管,怀特黑德有探望权,每周两次,每次 60 分钟。

现在生殖技术主要是辅助性的,仅仅或主要用于不育症患者。但渐渐难以避免的是,未婚男女、同性恋者通过生殖技术生儿育女,这样会对已有的家庭模式、孩子的成长、人伦关系等产生前所未有的影响。

2006 年 7 月,英国曾立法准许单身妇女和同性恋女性采用人工授精、体外受精生育。2002 年 11 月,《吉林省人口与计划生育条例》规定,决定终身不再结婚的妇女,采取合法的医学辅助生殖技术手段,可以生育一个子女。但争议在于出生的孩子将没有父亲,对孩子的成长可能不利,如何保证生育子女后不再结婚? 我国 2003 年公布《人类辅助生殖技术和人类精子库伦理原则》,不允许单身女性接受人工生殖。近年来,人工生殖技术还使几个超过 60 岁的妇女生育了孩子,争论也在于这样年龄的妇女生孩子,对孩子的将来生活是否会产生不良影响?

(3) 是否构成对自然法则的挑战? 生殖技术合乎伦理的基础是生殖自然法则。凡是符合自然法则的,被认为是道德的;凡是不符合自然法则的,就被认为是不道德的。在人类遗传学和生殖生物学中,迄今为止一直遵守着一条铁的法则:由父母通过性细胞中遗传物质 DNA 的结合而产生子代。生儿育女是婚姻、爱情结合的永恒体现,生殖技术切断了生儿育女和婚姻的联系。有人说,把生育变成了配种,把家庭的神圣殿堂变成了一个生物学实验室;同时,把人类分成了两类:用技术繁殖的和用自然繁殖的两类。

生殖技术还可能导致近亲婚配。对精子和卵子的提供者,生殖技术的进行,通行的做法是保密的。这样,就存在着这种可能:献精者、献卵者、人工授精儿、试管婴儿相互之间近亲婚配。而人类两性关系发展的历史早已证明,血缘关系近的亲属之间通婚,往往容易将双方生理上的缺陷传给后代。

如果可以进行无性生殖,克隆技术显然一方面改变了上述生育法则;另一方面,由于是"复制",使人类失去了遗传的多样性,从进化意义上讲,"克隆人"缺乏适应自然与生存的能力。

案例 9-6 白人夫妇生下一个黑孩子[17]

瑞典一对结婚多年仍无孩子的夫妇,经医生诊断发现,男子没有生育能力。于是,女方成功接受人工授精术。不料待到瓜熟蒂落时,这对夫妇大感惊诧,因为,诞生的孩子是黑皮肤。原因是精子库工作人员的工作失误所致。因此,这对夫妇起诉这个精子库,要求赔偿在精神上所受到的创伤及其他方面的损失。

案例 9-7 "世界上产子最多的父亲"[18]

英国的一位人工授精专科医生,贪婪成性,他的诊所不仅医药费昂贵,还向要求人工授精服务的夫妇声称,要去精子库购买精子。因此向病人索要更多的费用,而实际上使用自己的精液进行人工授精。因而先后出生了6 000多个人工授精儿。尽管他因此获"世界上产子最多父亲"的称号,但这个事情后患无穷,这些人工授精儿成人后极有可能近亲婚配!

(4) 是否可能被错用或滥用?"错用"是指尽管辅助生殖技术的结果可能存在种种问题,但实施生殖技术的动机原本是合乎伦理的。在案例9-6中,这个黑皮肤孩子的诞生就是由于精子库失误,使用一个黑人提供的精液对这对夫妇中的妇女实施人工授精,而精子库本来是为了满足这对白人夫妇生育需求的。

"滥用"则是指有的操作人员本来就没有按照社会认可的伦理原则,操作生殖技术。在案例9-7中,那些接受人工授精妇女的丈夫的精液,本来是可以使她们怀孕的,但这位专科医生却把它倒掉,称需要到精子库购买精液,让这些夫妇因此支付更多费用,而实际上换上了自己的精液,其目的就是为自己赚取更多的钱财。由于人工授精都是在保密的情况下进行的,这些人工授精儿成年后,很可能在不知情的情况下与自己的兄妹结婚。

人们反对无性生殖的一个重要理由,就是担心被滥用。例如,犯罪集团的头子利用它"复制"一些犯罪分子;妇女利用无性生殖摆脱男性,因为已有的在动物身上的无性生殖完全是由雌性动物一方完成的;有的人利用克隆技术制造一些智力低下的人,用作奴隶等等。

(三) 伦理原则:生殖医学医生的道德承诺

我国的生殖技术研究和临床运用进展很快,人工授精、体外受精已经在临床广泛运用。但同时我国的生殖技术也带来了不可忽视的问题,出现过滥的局面。例如,人工授精的精液来源混乱。有的医疗单位甚至个体医生,不顾是否具备卫生技术条件,盲目使用人工授精等生殖技术项目。为了规范生殖技术的研究和临床运用,我国卫生部于2001年颁布实施了《人类辅助生殖技术管理办法》《人类精子库管理办法》以及相关技术规范和《实施人类辅助生殖技术的伦理原则》。并于2003年6月重新修订了《人类辅助生殖技术规范》《人类精子库基本标准和技术规范》《人类辅助生殖技术和人类精子库伦理原则》。

尽管这些规定都是卫生部的部门规章,其约束力仅局限于医疗卫生部门,但由于辅助生殖的技术性和专业性,决定着这些技术最终必然由医疗机构及其工作人员实施。为此,这些医疗机构及其医生,应该向社会做出道德承诺,遵循如下伦理要求:

1. 有利于患者的原则

综合考虑就医者的病理、生理、心理及社会因素,医务人员有义务告诉患者目前可供选择的治疗手段、利弊及其所承担的风险,在患者充分知情的情况下,提出有医学指征的选择和最有利于患者的治疗方案;禁止以多胎和商业化供卵为目的的促排卵;不育夫妇对实施人类辅助生殖技术过程中获得的配子、胚胎拥有其选择处理方式的权利,技术服务机构必须对此有详细的记录,并获得夫、妇或双方的书面知情同意;患者的配子和胚胎在未征得其知情同意情况下,不得进行任何处理,更不得进行买卖。

2. 知情同意的原则

人类辅助生殖技术必须在夫妇双方自愿同意并签署书面知情同意书后方可实施;医务人员对人类辅助生殖技术适应症的夫妇,须使其了解:实施该技术的必要性、实施程序、可能承受的风险以及为降低这些风险所采取的措施、该机构稳定的成功率、每周期大致的总费用及进口或国产药物选择等与患者作出合理选择相关的实质性信息;接受人类辅助生殖技术的夫妇在任何时候都有权提出中止该技术的实施,并且不会影响对其今后的治疗;医务人员必须告知接受人类辅助生殖技术的夫妇及其已出生的孩子随访的必要性;医务人员有义务告知捐赠者对其进行健康检查的必要性,并获取书面知情同意书。

3. 保护后代的原则

医务人员有义务告知受者通过人类辅助生殖技术出生的后代与自然受孕分娩的后代享有同样的法律权利和义务,包括后代的继承权、受教育权、赡养父母的义务、父母离异时对孩子监护权的裁定等;医务人员有义务告知接受人类辅助生殖技术治疗的夫妇,他们对通过该技术出生的孩子(包括对有出生缺陷的孩子)负有伦理、道德和法律上的权利和义务;如果有证据表明实施人类辅助生殖技术将会对后代产生严重的生理、心理和社会损害,医务人员有义务停止该技术的实施;医务人员不得对近亲间及任何不符合伦理、道德原则的精子和卵子实施人类辅助生殖技术；医务人员不得实施代孕技术；医务人员不得实施胚胎赠送助孕技术；在尚未解决人卵胞浆移植和人卵核移植技术安全性问题之前，医务人员不得实施以治疗不育为目的的人卵胞浆移植和人卵核移植技术；同一供者的精子、卵子最多只能使 5 名妇女受孕；医务人员不得实施以生育为目的的嵌合体胚胎技术。

4. 社会公益原则

医务人员必须严格贯彻国家人口和计划生育法律法规，不得对不符合国家人口和计划生育法规和条例规定的夫妇和单身妇女实施人类辅助生殖技术；根据《母婴保健法》，医务人员不得实施非医学需要的性别选择；医务人员不得实施生殖性克隆技术；医务人员不得将异种配子和胚胎用于人类辅助生殖技术；医务人员不得进行各种违反伦理、道德原则的配子和胚胎实验研究及临床工作。

5. 保密原则

凡使用捐赠精子、卵子、胚胎实施的人类辅助生殖技术，供方与受方夫妇应保持互盲、供方与实施人类辅助生殖技术的医务人员应保持互盲、供方与后代保持互盲；机构和医务人员对使用人类辅助生殖技术的所有参与者(如卵子捐赠者和受者)有实行匿名和保密的义务。匿名是藏匿供体的身份，保密是藏匿受体参与配子捐赠的事实以及对受者有关信息的保密。医务人员有义务告知捐赠者不可查询受者及其后代的一切信息，并签署书面知情同意书。

6. 严防商业化的原则

机构和医务人员对要求实施人类辅助生殖技术的夫妇，要严格掌握适应症，不能受经济利益驱动而滥用人类辅助生殖技术。供精、供卵只能是以捐赠助人为目的，禁止买卖，但是可以给予捐赠者必要的误工、交通和医疗补偿。

7. 伦理监督的原则

为确保以上原则的实施，实施人类辅助生殖技术的机构应建立生殖医学伦理委员会，并接受其指导和监督。生殖医学伦理委员会应由医学伦理学、心理学、社会学、法学、生殖医学、护理学专家和群众代表等组成；生殖医学伦理委员会应依据上述原则对人类辅助生殖技术的全过程和有关研究进行监督，开展生殖医学伦理宣传教育，并对实施中遇到的伦理问题进行审查、咨询、论证和建议。

注释:

［1］　马克思,恩格斯:《家庭、私有制和国家的起源》,《马克思恩格斯选集》第4卷,北京:人民出版社,1972年,第2页

［2］　马克思,恩格斯:《德意志意识形态》,《马克思恩格斯选集》第1卷,北京:人民出版社,1972年,第34页

［3］　陈晓阳,曹永福:《医学伦理学》,济南:山东大学出版社,2006年,第100页

［4］　徐海波:《武汉宣判一非法鉴定胎儿性别案》,《广西日报》,2011年9月29日

［5］　张新庆、杨师主编:《历练你的生命智慧》,北京:科学普及出版社,2007年,第86—87页

［6］　魏英敏:《新伦理学教程》,北京:北京大学出版社,1993年,第338—340页

［7］　邱仁宗:《一本医学家、遗传学家、决策者和立法者必读的书——读〈从"安乐死"到最终解决〉》,《医学与哲学》,2002年第5期,第61—63页

［8］　资料来源:广州六千新人无一婚检,http://news.sina.com.cn/o/2003-10-26/0953993551s.shtml

［9］　邱仁宗:《生命伦理学》,北京:中国人民大学出版社,2010年,第98页

［10］　王延光:《中国当代遗传伦理研究》,北京:北京理工大学出版社,2003年,第154页

［11］　邱仁宗:《一本医学家、遗传学家、决策者和立法者必读的书——读〈从"安乐死"到最终解决〉》,《医学与哲学》,2002年第5期,第62—63页

［12］　王延光:《中国当代遗传伦理研究》,北京:北京理工大学出版社,2003年,第155—156页

［13］　参见百度百科:"美丽新世界",http://baike.baidu.com/view/294605.htm

［14］　陈晓阳,曹永福:《医学伦理学》,北京:人民卫生出版社,2010年,第152页

［15］　邱仁宗:《生命伦理学》,北京:中国人民大学出版社,2010年,第28页

［16］　吕国强:《生与死:法律探索》,上海:上海社会科学院出版社,1991年,第57页

［17］　吕国强:《生与死:法律探索》,上海:上海社会科学院出版社,1991年,第33页

［18］　吕国强:《生与死:法律探索》,上海:上海社会科学院出版社,1991年,第32—33页

通往天国的路应在哪里

——死亡医学伦理

如前所述,生物医学技术进步引起的伦理学问题主要集中在生与死两端。现代医学不仅已经干预人的生育过程,而且实际上也在干预死亡过程。同样,对死亡的医学干预引发人们的伦理争议,不能不引起临床医生的伦理思考。

如何认识死亡? 怎样对待死亡? 这对于临床医生具有双重意义:作为一个人,你需要正确对待死亡;作为一个医生,你还有责任帮助病人及其家属正确对待死亡。

诊断死亡是临床医生的职责,选择什么死亡诊断标准,不仅是一个技术问题,而且还是一个伦理法律问题。

安乐死和临终关怀是人类面对死亡的两种选择,临床医生应该怎样合乎伦理地对待安乐死与临终关怀?

"当我们存在时,死亡不存在;死亡存在时,我们已不存在了。"

——[古希腊]伊壁鸠鲁

"即使是情绪最稳定的人,也会知道这是一条他自己从未走过的路,而别的人尽管走过,却没有留下路标。"

——[南非]克里斯蒂安·伯纳德

一、死亡观：对死亡的认识和态度

案例 10-1　医院开设死亡教育课[1]

面对死亡，人们如何坦然接受？如何消除恐惧感？2009年4月3日，又是一年清明时，在吉林省长春市吉林大学第一医院，一堂死亡教育课为人们进行了解答。

据了解，开办这样的死亡教育课，在吉林省尚属首次。死亡教育课的主讲者吉林大学第一医院宁养院主任刘芳表示，死亡教育，所探讨的问题不是死亡本身，而是人们对所处的这个世界的感觉与情感，是通过对死亡的认识，让人们学会善待生命，在面对自身和他人的死亡时，寻求良好的心理支持。

在课堂上，从如何向孩子解释什么是死亡，到对末期病人的临终关怀，刘芳结合自己平日的工作经历，对这一话题做了深入解析，使许多前来听讲的市民受到启发。市民颜玉珍说："我觉得这样的课很有意义。现在许多人都挺避讳死亡这个词和相关事情，听了这堂课，我觉得对于死亡，如果大家都有一个清晰而正确的认识，就能更从容地去面对。反过来，又有助于在活着的时候，更好地安排自己的生活。"此外，许多市民在听完死亡教育课后，还纷纷表示，愿意加入志愿者，为临终病人提供更多关怀。

（一）什么是死亡：死亡的本质属性[2]

1. 日常用法

① 死亡是指垂死的行为和事实，动物或植物生命机能的最后终止；② 死亡的状态；③ 部分生命的丧失和休止。

2. 法律定义

① 自然死亡：生命的终止；不再存在；按医学规定，死亡表现为血液循环完全停止，自然生命功能如呼吸、脉搏等运动停止。② 非自然死亡："剥夺公民权终身"的死刑判决和"暴力死亡"。

3. 医学定义

死亡是一个过程，分为濒死期、临床死亡期和生物学死亡期三个阶段。① 濒死期，指身体濒于停止生理机能的状态，是死亡过程的开始。② 临床死亡期，指临床判断死亡的时期，这是器官水平上的死亡。现在有传统心肺死亡标准和现代脑死亡标准。③ 生物学死亡期,指在临床死亡后,进入机体细胞和组织坏死的时期,直到代谢完全停止,生命现象彻底消失,是细胞水平上的死亡。

《辞海》(2009年版)对死亡的定义是:机体生命活动的终了。人和高等动物可因生理衰老而自然死亡,或因机械的、化学的或其他因素引起意外死亡,但大多数是因各种疾病而致的病理性死亡。分临床死亡及生物学死亡两个阶段。[3]

可见,死亡是人生命终止的一种状态、时期、现象、行为和事实等。

(二) 科学死亡观:珍惜生命,正视死亡

1. 树立自然归宿信念,正确认识死亡

生命是物质的高级存在方式,是一种复杂的运动形式,人的生命是物质存在和运动的最高级最复杂的特殊形式。一方面,物质是客观存在的,是不会消失的;另一方面,物质又是运动、变化和发展的,会变换存在的方式。现代生命科学已经证明,生命是蛋白体的存在方式,蛋白体由核酸和蛋白质等生物大分子组成,生命的诞生、成长、存在和死亡,就是蛋白体的形成、存在和变换存在方式的过程。生命来源于大自然,也必然回归于大自然。有史以来,人类已有800多亿生命个体不可避免地走向了死亡。

因此,正确对待死亡的态度是应该树立自然归宿信念:人的生命同样来源于大自然,即人的生命的诞生;存在于大自然,即人的生命的存在;也必然回归于大自然,即人的生命的消失——死亡。这个从诞生到死亡的过程是必然的,死亡是不可避免的。

弗兰西斯·培根在《人生论》中指出,"死亡与生命都是自然的产物,婴儿出世与死亡一样痛苦……而一个坚定纯洁、有信念的心灵也不会为死亡而恐怖","其实,与其愚蠢而软弱地视死而恐怖,倒不如冷静地看待死亡——把它看作人生必不可避免的归宿……"

中国古人早已认识到了死亡的必然性,老子就曾以自然界刮风、下雨的现象来比喻死亡的不可避免。"飘雨不终朝,骤雨不终日,天地尚不能久,而况于人乎?"(《老子·二十二章》)"方生方死,方死方生。"(《庄子·齐物论》)

2. 充实人生价值，积极对待人生

生命是有限的，那么怎样度过这有限的人生呢？"人固有一死，或重于泰山，或轻于鸿毛。"（《史记·报任安书》）重于泰山之死，乃是有价值、有意义之死。"人过留名，雁过留声"固然是士大夫超越死亡的做法，但是一个人如果能为这世界留下自己的光和热，那不就是超越死亡了吗？

人们应该十分珍惜有限的人生，努力创造人生价值，尽最大努力做有益于社会、他人和自己的事情，使有限的生命更加充实。只有这样，当死亡的帷幕降临时，才可以无憾地告别人生，将自己融入生生不息的浩瀚世界，"虽死之日，犹生之年。"（《汉中士女志·文姬》）中国儒家"入世乐生"、"超越死亡"、"美德至上"的生死观给我们积极充实人的生命价值以有益启示。"未知生，焉知死"（《论语·先进》），人在活着的时候，应该把注意力集中在人力可为的范围之内，"修身、齐家、治国、平天下"（《礼记·大学》），应该立德、立功、立言，因此死而不朽，应该不懈地追求"仁义"之道，必要的时候则应"杀身以成仁"、"舍生而取义"（《论语·卫灵公》）。

人的生命是有限的。目前世界人均期待寿命一般在 70 到 90 岁之间。据联合国提供的数据表明，从 1990 年到 2008 年，中国的人均寿命增长了 5.1 岁，达到了 73.1 岁，我国政府提出到 2015 年达到"人均预期寿命提高 1 岁"的指标。世界卫生组织公布各国平均寿命排行，男性寿命排在第一位的是圣马力诺人，为 80 岁，79 岁的有日本、澳大利亚、冰岛、瑞典和瑞士，78 岁的有加拿大、以色列、意大利、摩纳哥和新加坡；女性寿命排在第一位的是日本，为 86 岁，85 岁的有摩纳哥，84 岁的有安道尔、澳大利亚、法国、意大利、圣马力诺、西班牙和瑞士。目前，中国最长寿的人是广东省佛山市一位老人，2004 年已年满 119 岁，印度发现世界上最长寿的人至少达 130 岁高龄。

3. 消除鬼神作祟意念，理性面对死亡

在人类发展的历史上，由于认识能力的限制，对人的生命、疾病与死亡形成了很多虚幻的观念，致使人们惧怕死亡。随着科学的发展、社会的进步，生命与死亡、健康与疾病的原理已经得到了一定的揭示，人类已经形成对其基本正确的认识。但由于人类能力的相对有限性，以及新的疾病的出现，还有很多疾病的病因、治疗方案等尚需进一步探索。更为重要的是受

宗教、文化、传统等的影响,不管社会多么进步,科学多么发达,总是有部分人仍然相信鬼神等神秘力量对人体的作用与影响。

对生死的虚幻认识:生命由神灵创造;人生来就是受苦的;人的生老病死全由上帝安排,将疾病的发生归因于鬼神,是恶魔、鬼神占有了病人,通过病人的身体说话和行动;一个人今生今世恶丧德,死后"进地狱受苦"、"下油锅受难",地狱中的情形是阎王、小鬼青面獠牙、苦海、刑罚残酷等。柏拉图在《国家》篇中描述:"当一个人自知自己临近死亡,他心中便会充满从未有过的恐惧和担忧;来世的传说和今世行为将受到处罚的讲法,从前对他来讲只是笑料而已,但是现在由于想到它们可能是真实的而备受折磨。"

因此,应该积极开展生死教育,树立正确的死亡观,消除上述鬼神作祟臆念,正确处理文化资源保存与价值观养成,尊重宗教信仰与科学认识人生等之间的关系,用辨证的、唯物的观点,理性地面对死亡。

4. 减轻消除疾病痛苦,度过死亡过程

人们惧怕死亡除了上述存在鬼神作祟意念外,还有一个重要的原因是人们惧怕死亡之前的痛苦。人在死亡前的痛苦包括肉体的痛苦和心理的痛苦。临终病人肉体疼痛有多种躯体因素,如腹腔或盆腔受侵犯的脏器疼痛、胸膜疼痛、继发性感染疼痛、肠梗阻引起的疼痛、颅压增高性疼痛及瘫痪肢体疼痛等,癌症疼痛可以说是一切疼痛的浓缩。临终病人想到要和这个生机盎然的世界永远告别,要与自己的亲朋好友永远告别,尤其想到还有自己很多未竟的事情,还非常热爱美好的人生,还非常留恋这个世界和这个世界上的人们,不愿意接受死亡的到来,此时就会产生多个方面的心理痛苦,如焦虑、抑郁、孤独、消极、自卑、失落、绝望、恐惧等。

弗兰西斯·培根在《人生论》所言:"随死而来的东西,比死亡本身更可怕。这是指死亡前的呻吟、将死时的痉挛、亲友的悲嚎、丧具与葬仪,如此种种都把死亡衬托得十分可怕。"

因此,现代社会应该积极干预人们的死亡,加强对死亡的研究,开展临终关怀,实施各种消除躯体和心理痛苦的死亡干预手段,人道地对待濒死病人,妥善地处理各种死亡问题。社会学家邓伟志说:"死究竟意味着什么? 死其实并不意味着什么。"[4]这就是说,死不过是自然界的一种变化而已。既然如此,死亡也就没有什么可怕的。古罗马诗人卢克莱修的话则更增加了人们不怕死的勇气,他说:"死对于我们是不存在的。我们在死后没有知觉,正像生前没有知觉一样。"[5]

(三) 临床医生与死亡教育

1. 死亡教育:现代社会的一个新生事物

死亡教育(Death Education),是指通过有计划、有组织、有目的的系列活动,帮助学习者探讨死亡及生死关系,增进其对死亡的认知与了解,并将这些知识、技能应用于生活中,用以解决因死亡而产生的种种问题;同时促进人们深切省思自身及与他人、社会、自然乃至宇宙的关系,并将对此的认识转化为人生之动力机制,实践出高品质的人生。[6]

1959 年,赫尔曼·法伊费尔(Feifel)从行为科学观点编著了《死亡的意义》(*The Meaning of Death*)一书,死亡成为专家学者们热烈探讨的话题之一,为死亡教育的发展树立了一个新的里程碑。1963 年,伏尔顿(Fulton)在明尼苏达大学首次开设死亡教育课程。之后美国的许多大学及医院开始举办关于死亡、濒死、居丧的学术研讨会。大量有关死亡研究的论文涌现,并开设了与死亡相关的课程。死亡教育逐渐成为学校教育中的一门学科,从幼儿园、小学、中学、大学以及医院、社会服务机构等都开设了死亡教育课程。研究死亡的期刊与书籍也相继面世,并成立了"死亡教育学会"和"国际死亡研究所"。[7]

日本在 20 世纪 70 年代开始关注死亡教育,大量引进美国的研究成果,先后出版了《生与死的思考》《人的临终图卷》等著作。《死前的准备教育》录音带和教科书的出版和发行,引起社会的强烈反响。1984 年,上智大学成立了"生死问题研究会",每年定期召开学术研讨会。

从幼儿到青少年,德国开展了"为死所做的准备教育"。教育界从儿童抓起,让小学生在游戏中就接触有关死亡的内容并获得成功。德国出版的《死亡准备的教科书》成为受人们欢迎的关于死亡问题的书籍。法国、荷兰等许多国家的大、中、小学也都开设了死亡教育课,并进行了相应的研究。法国成立了总统委员会用来专门处理有关生与死的社会控制问题。

20 世纪末,教育界将死亡教育引介到台湾,被称为"生命教育"(Life Education),在学校广泛开展生命教育课程,并把 2001 年定为台湾的"生命教育年"。

死亡学的研究,在大陆可以分为以下几个阶段:① 西方死亡学引进、借鉴与关注阶段:20 世纪 20 年代初到 30 年代,中国陆续出版了一些探讨生死问题的著作,大多以译著为主,如《死之研究》《生与死》等。② 以社会学和文化学为突破的研究阶段:五四运动以后,一些学者对于死亡现象中丧葬习俗的研究,对中国死亡学发展具有积极的开拓意义。这些学者的研究,偏重于史学、民俗学和考古学三方面。③ 当代诸学科对死亡学协同研究阶段:20 世纪 80 年代,从医学伦理学界引发的安乐死的讨论开始,中国对死亡学的研究进入了一个各学科协同对死亡进行研究的新时期。这一时期,不仅翻译了一些国外的关于生死问题的文章与论著,中国学者还从医学、哲学、心理学、文化学、伦理学、民族学、宗教学等各方面对死亡进行了研究。到了 90 年代,对死亡问题的研究进入了高潮,出版了一系列的专著及译著。这一切均促使中国学者在对死亡问题进行研究的同时,关注到现代死亡教育的重大意义。

2. 死亡教育:临床医生的一种道德责任

中国文化,尤其受儒家"未知生,焉知死"的影响,是避讳谈论死亡的。直到今天,中国人一般还回避对死亡的讨论,这就决定着为了形成正确的生死观,在中国开展生死教育具有特别重要的意义。一方面,从一般意义上,生死教育有利于人们珍惜人生,有利于破除旧的殡葬习俗,大兴社会文明之风;有利于缓解人们的心理问题,减少自杀悲剧的发生。另一方面,从临床医学来看,死亡教育有利于临终病人高质量地度过人生最后历程;有利于临终病人坦然地面对死亡,提高病人生存的质量;有利于促进临终关怀研究与实践,弘扬医学人道主义。

死亡教育的基本内容[8]

① 死亡文化与死亡观:比如哲学与死亡;宗教与死亡;民俗与死亡;中国人的死亡观;生命的意义;灵魂学说;关于鬼;死后生命的存在形式;在儿童文学、文学、音乐、艺术中对死亡的描写等。② 死亡科学与医学:比如人的生命周期;死亡的科学定义;死亡的生物医学过程;死亡的诊断;器官捐赠与移植;急救与死亡处理;"回光返照"现象等。③ 道德与伦理的问题与

争论；比如安乐死；自杀；堕胎；死刑；植物人等。④ 老年与死亡：比如老人心理学；老人教育；老化；如何养生；为死亡做准备（遗嘱、保险、丧事费用等）。⑤ 临终关怀：哀伤辅导；比如了解濒死亲友的需要；家庭对死亡的反应；如何解释亲人死亡的心灵感应；死亡、悲痛与哀悼；死后遗体的处理；社会上能对死亡提供的服务等。

医院教育是死亡教育的重要途径之一。如同案例 10 - 1 描述的一样，临床医生应该明确自己的宗旨和神圣职责，既要关注病人的生命历程，又要干预病人的死亡过程，最大限度地维护病人的健康，最大限度地消除病人的痛苦。在医院中，对临终病人及其家属开展生死教育，帮助病人减轻对死亡的恐惧，学会"面对死亡、准备死亡和接受死亡"；同时，帮助家属缩短悲痛过程，减轻悲痛程度。

二、何时才能停止对病人的抢救：死亡的诊断

（一）伦理困惑：心肺死亡标准的局限

案例 10 - 2　伊历·维列特案[9]

伊历·维列特案是法国一位男青年，家住巴黎西南的奥尔良市，因失恋精神大受刺激，独自进郊区野丛林，吞服 50 多粒安眠药，并喝了半瓶威士忌酒，导致昏迷。后被人送往附近的一家医院，医生诊视发觉已经停止了呼吸，认定已死亡，于是签署了死亡证书。当器官移植手术开始时，一个机警的助理人员发现死者尚有微弱呼吸。于是，马上把他送回医院急救，终于把他救活。

1. 心肺死亡标准的本质

正如《世界医学协会悉尼宣言》所指出的："在大多数国家，死亡时间的确定将继续是医生的法律责任。通常，他可以用所有医生均知晓的经典的标准无需特别帮助地确定病人的死亡。"[10]这个经典的标准，就是传统死亡诊断标准，即心肺死亡标准，指医学上实际采用的脉搏、呼吸、血压的停止或消失。

心肺死亡标准在人类历史上沿袭了数千年。原始人在日常的观察和狩猎活动中，就已经形成了死亡是心跳停止跳动的观念。石器时代用弓箭

刺中公牛心脏的洞穴壁画,说明了这一点。[11]比如我国古代判断人是否死亡,就以新絮置于病人鼻前,观察新絮是否摇动,并辅以对脉搏的检查。这是典型的以心脏、肺脏功能作为死亡判断标准的例子。

1951年,美国布莱克(Black)法律词典也采用了类似的标准来定义死亡:"血液循环的完全停止,呼吸、脉搏的停止。"《牛津法律大辞典》也认为:"对于大部分法律问题,认定死亡的最主要的标准是:心跳、脉搏和呼吸的停止。"《辞海》(1999年版)也把"心跳、呼吸的停止,反射消失"作为临床死亡的标准。[12]

2. 心肺死亡标准的局限性

案例10-3　心肺死亡标准不够准确

1919年10月27日,吞服中枢抑制剂自杀的德国护士米娜·布朗,在心跳、呼吸消失后经过检查确定为死亡,但在入殓之后,警察打开棺盖例行尸体照相时发现"死者"喉部有轻微活动,立即送去抢救,复苏成功。[13]1962年,前苏联著名物理学家朗道遇车祸,4天后心脏停止跳动,血压降为零,但经过医师的抢救后心脏又开始跳动。第二周他的心脏又停止跳动3次,每次都"复活"了。直至1968年,因过量使用药物使肠子受损才死亡。[14]

案例10-4　南希·克鲁珊[15]

1983年1月,南希·克鲁珊在一次冰雪之夜,因车祸而处于持续性植物状态(PVS)。她在病床上一躺就是7年,一动也不动。手已蜷缩如爪,护士不得不把餐巾塞在手指下面避免指甲嵌进肉内。而按照传统的心肺死亡标准,南希并没有死。处于持续性植物状态的病人可以睁眼、咳嗽,有吞咽反射,但无知觉、无意识。虽然大脑皮层已无可挽回地死亡了,但南希仍可这样生活30年。但是,1991年,当人们撤除了南希的生命维持设备之后,她终于无可挽回地死亡了。

心肺死亡标准的局限性是死亡判断不够准确。传统的心肺死亡标准在现实中经常会遇到挑战。如同案例10-2伊历·维列特案所示,大量的临床抢救案例证明,传统的心肺死亡标准判定死亡不准确。事实上,在今天心脏复苏术已经是临床上针对心跳停止病人的一项常规治疗措施。一方面,一个人暂时的心跳、呼吸现象的消失,并不一定意味着死亡的到来。现代的心脏移植技术,彻底打破了心肺功能丧失意味着死亡到来的成规。因为可以将一颗健康的心脏移植到另一个心脏功能衰竭或丧失的病人身上。而另一方面,如案例10-4所示,借助于先进医疗设备维持心跳、呼吸也并不意味着此人还活着,因为一旦撤掉设备,心跳、呼吸会立即停止。

3. 传统心肺死亡标准带来的伦理难题

(1) 对死亡的判定不准确,使得临床医生面对濒死病人何时停止抢救陷入伦理困境:如案例10-2所示,过早停止抢救显然意味着使患者失去生存机会,背离医生救死扶伤的神圣职责,而对于失去抢救价值的患者一味地施行抢救,又是对医疗卫生资源的浪费并会增加患者家属的经济、心理负担。案例10-4中,南希·克鲁珊的"生存"费用达到每年13万美元。美国社会是否觉得这是一项沉重的负担呢? 对于南希的父母来说,得到更多的是女儿活着的喜悦还是伺候她的苦恼呢? 可见,传统的心肺死亡标准面临着伦理和法律上的严重挑战。

(2) 传统死亡标准阻碍着医学新技术的使用:传统死亡标准阻碍着医学新技术的使用。比如,在器官移植技术的应用中,阻碍了尸体器官的运用。现代医学研究表明,一个遭受严重脑损伤并不可恢复、深度昏迷、没有自主呼吸、完全靠机械来维持心肺功能的脑死亡者,作为器官移植的供者是最为理想的。而按照传统死亡标准,这种移植是不道德的。因此,由于对器官的急需,许多医师会面临因"过早"摘取器官而被起诉的危险。1974年,美国加利福尼亚州就曾对从两名被确诊为脑死亡的犯人身上取出心脏做器官移植的一位医师以杀人罪而判刑。[16]这使得许多医师因惧怕法律惩罚而被迫放弃摘取器官,这既浪费了资源,又使很多器官衰竭病人丧失了生存机会。

(二) 伦理困惑:脑死亡标准为何接受起来如此困难

1. 脑死亡概念以及脑死亡标准的提出

鉴于传统死亡标准的局限性,自20世纪中叶起,医学界人士纷纷探索新的死亡定义和标准。1959年,法国学者莫拉雷特(P. Mollaret)和古龙(M. Goulon)提出"不可逆的昏迷"的脑死亡概念[17]。所谓脑死亡,是指原发于脑组织的严重损伤或脑的原发性疾病,致使脑的全部机能丧失而导致的人的死亡,其显著特征是"不可逆的昏迷"。

1968 年，美国哈佛大学医学院以比彻尔（H. K. Beecher）教授为主席，由医师、神学家、律师和哲学家等共同组成的死亡定义特别委员会发表报告，提出了脑死亡定义和脑死亡标准。

哈佛的脑死亡标准（节选）[18]

一切器官，不论脑或其他，不再有功能，或者丧失功能的可能性，这实际上就是死亡。我们首要的问题就是确定脑功能永远消失的特点……

① 无接受性和无反应性——对外部刺激或内部需要完全无直觉和完全无反应……；② 没有运动和呼吸——无自主肌肉运动，或无自主呼吸，对疼痛、触摸、声音或光线无反应……；③ 反射确如——中枢神经系统活动消失的不可逆昏迷，它的部分证据是诱导反射消失……；④ 脑电图平坦——脑电波平坦或等电位有重大的证实价值……

所有以上试验必须毫无走样地重复 24 小时以上。

以上数据适用于不可逆的大脑损伤。但有两种情况例外：低温（32.2℃以下）或中枢神经系统抑制。

2."脑死亡"与"心肺死亡"以及"持续性植物状态"之间关系

（1）脑死亡和心肺死亡：脑死亡是包括脑干在内的全脑死亡。有人提出疑问，如果脑干死亡，而支配心跳、呼吸的神经中枢位于脑干，那么心肺功能必然丧失；心肺功能丧失，大脑必因缺氧而死亡，脑干当然也会丧失功能。这两者实际上相互影响，互为因果。这样，区别脑死亡和心肺死亡又有什么必要呢？

之所以强调"脑死亡"不同于"传统心肺死亡"，是因为一方面前者更注重一些可操作的客观指标，而后者主要是观察现象，另一方面强调"脑死亡"的重要原因是现代的生命恢复技术和生命维持技术可以维持非自主的心跳和呼吸，这时如果观察心跳和呼吸现象，就不能判定死亡。因此，脑死亡和心肺死亡之间实际上是相互交叉的关系。

（2）脑死亡和"植物状态"："持续性植物状态"（Persistent Vegetative State, PVS）是人的大脑皮层功能严重损害，受害者处于不可逆的深度昏迷状态，丧失意识活动，但皮质下中枢可维持自主呼吸运动和心跳。而脑死亡则是包括大脑、小脑、脑干在内的全部脑机能完全的、不可逆转的丧失，即全脑死亡。

3. 确定脑死亡标准的伦理意义

（1）准确地判定死亡：目前死亡的确定以脑死亡标准最为准确。采纳脑死亡标准，诊断死亡至今尚没有一例是错误的。英国曾有 16 位学者对 1 036 名临床确诊为脑死亡患者的研究报告，对这些病人虽经全力抢救，但无一生还。[19] 脑死亡是不可逆的，而心肺死亡标准是可逆的。尤其是现代人体器官移植手术，彻底打破了心肺功能丧失，就意味着死亡到来的陈规，因为可以通过该种手术"置换"功能丧失的心脏和肺脏。

（2）有利于合理利用有限卫生资源：如前所述，意识，尤其是自我意识是人生命的根本属性，而意识属性是与中枢神经系统紧密联系在一起的。作为意识和自我意识载体的人脑如果死亡，意识和自我意识便会随即消失，这意味着他已经失去了作为人生命的基本属性。从生命质量看，已经失去生命存在的价值，应该放弃抢救，这样有利于合理利用有限的卫生资源。

（3）有利于人体器官移植：需要说明的是，确定脑死亡的诊断标准不是为了人体器官移植，却有利于人体器官移植。由于脑组织对缺氧最为敏感，所以，当因缺氧导致脑死亡，其他组织和器官仍然保持生命力，这样，如果按照脑死亡标准对供者作出死亡诊断，就能及时为移植提供高质量的"活"器官。一般来说，高质量的器官多来源于意外事故脑死亡者。

案例 10-5 如何确定导致死亡的责任[20]

1976 年 2 月的一天，在美国堪萨斯州，一名加油站雇员头部中弹，尚有脉搏和微弱呼吸。当送到医院时，医生使用呼吸机抢救。尽管病人还有呼吸和脉搏，神经外科医生诊断病人已经死亡。随后，一个手术小组摘取病人的两个肾脏，并关闭了呼吸机。"凶手"被捕并判杀人罪，但被告不服，认为，导致病人死亡的原因是医生摘取肾脏。但法院根据该州有关确定脑死亡的条例，驳回上诉，维持了原判。

（4）有利于道德和法律责任的确定：如《世界医学协会悉尼宣言》所指出的：死亡是在细胞水平上逐渐进行的过程。人的死亡是一个从器官、组织到细胞的复杂的不可逆转的生命物质系统崩溃过程。确定一个人死亡的关键是要找到生与死的临界点，这至关重要。因为这关系何时停止抢救，可以因此不必负道德和责任法律的问题。

　　从案例 10-5 中不难看出,选择什么样的死亡标准,对于死者、诊断死亡的医生、器官移植的医生、被告人、法院判决等都显得意义是多么的重大。以脑死亡作为这一生与死的临界点是合适的,因为脑死亡具有不可逆性。

(三) 伦理历程: 死亡诊断标准的选择

　　脑死亡标准取代传统的心肺死亡标准正在成为一种趋势。到目前为止,据统计,目前全世界 80 多个国家和地区陆续建立了脑死亡标准,一些国家还制定了相应的《脑死亡法》。[21]

　　早在 20 世纪 80 年代,中国医学界就开始讨论建立"脑死亡"标准。目前脑死亡已为广大医疗工作者所熟知。由人民卫生出版社出版的医学生本科教材《病理生理学》中就提到了死亡包括"脑死亡"[22]。在 1988 年医学界曾对脑死亡标准提出过建议,1989 年制订出首个小儿脑死亡诊断标准试用草案。2003 年 3 月,中华医学会组织了全国内科、神经内科、神经外科、法学、伦理学等有关专家进行深入讨论,制定并通过了《脑死亡判定标准》和《脑死亡判定技术规范》,医学界专家中赞成者占绝大多数。

　　虽然至今为止我国尚没有"脑死亡法",但医疗界已有使用脑死亡病人器官进行移植的实例。据统计,从 2003 年至今,医疗界已判定 200 多脑死亡病例[23]。然而,目前脑死亡仅是医学界提出的判定死亡的一种方式。与现行判定死亡的标准不同,实施脑死亡判定还没有相应的法律法规为前提条件。全国政协委员、卫生部副部长黄洁夫在 2011 年全国"两会"期间,在政协医卫界联组会上,提出"脑死亡立法为时尚早"[24]。

　　可见,我国的医学界和医学伦理学界多赞同采用脑死亡标准,但同时认为必须考虑我国的国情。首先,脑死亡标准的采用需要先进的脑功能检测设备及其他医疗设备的支持,但我国多数较低级医院还无法具备这一条件。这样,在这些医院里,采用脑死亡标准对于器官移植的意义也就不再存在。其次,尽管有许多医学界、法学界的学者曾经呼吁立法机关制定有关死亡的法律,确立脑死亡标准,但是这并非一蹴而就的事情,尤其要让普通民众接受,更需要一个较长的宣传过程。

　　鉴于此,现阶段应至少提倡和逐步实施脑死亡和心肺死亡"双轨制"[25]作为过渡,两种方案由患者在生前自由选择。这样既可以解决在大城市、经济发达地区所遇到的死亡标准冲突问题,节约卫生资源,利于器官移植。

同时,也可以给农村、经济落后地区的人们以示范、宣传作用,帮助他们改变传统观念。方法是地方立法先行,经过一定时间,再由国家立法。只要操作得当,相信脑死亡标准会被人们平静接受的。

三、安乐死与临终关怀:人类面临死亡的两种选择

(一) 从"安乐死"到"临终关怀"

案例 10 - 6 "不能实施安乐死,我很遗憾啊!"[26]

1986 年 6 月 23 日,在王明成和妹妹的强烈要求下,医生给他患肝硬化终末期伴严重腹水的母亲开一张 100 毫升复方冬眠灵处方,用于安乐死。2000 年 11 月,王明成被确诊患了胃癌,并做了四分之三的胃部切除手术。2002 年 11 月,医院发现癌细胞已经转移到肝脏,由于体质差,王明成深知自己的时间不长了。2003 年 2 月 4 日,经过深思后,决定向医院提出安乐死。可最终答复:"根本不可能!"对此,王明成说:"不能实施安乐死,我很遗憾啊!"8 月 3 日,王明成在经历长时间的痛苦后,带着无限的遗憾告别了人生。

尽管现代医学得到了长足的发展,人均寿命得到了很大提高,但死亡仍然是每一个人不可回避的事实。跟过去一样,临床医生不能不时常面对着自己病人的死亡。从某种意义来看,医生对终末期病人的医疗干预,实际上就是干预死亡的过程。那么,面对着不可避免的死亡,尤其是伴随着现代医疗手段也难以有效抑制的痛苦,如同案例 10 - 6 中的当事人王明成一样,病人提出安乐死请求的时候,医生应该怎么办? 在人类历史与现实中,面对死亡以及死亡前的痛苦、尊严的丧失等,人们向医生提出了两种道德选择:安乐死和临终关怀。

1. 安乐死:临终病人的"无奈"选择

安乐死(Euthanasia),原意是"无痛苦致死术"。后来,人们将"仁慈地无痛苦地死去"也称为安乐死。现代医学伦理学认为,安乐死是指医生应濒死病人或其家属的自愿请求,通过作为或不作为,消除病人的痛苦或缩短痛苦的时间,使其安详地度过死亡阶段,结束生命。[27]

延年益寿是医学的基本目的。那么,为什么安乐死有可能成为医生干

预死亡的一种手段？或者说，为什么安乐死能够成为医学伦理关注的一个议题呢？这是因为，相对于一般的死亡，安乐死具有如下特征。

首先，安乐死的目的和意图是"善"的。面对病人不可避免、即将到来的死亡，病人极其痛苦，而医疗手段又极为有限，安乐死是为了解除病人的痛苦，为了帮助病人。当然，这种痛苦是身体的剧烈痛苦，至于精神上的痛苦，如因失恋而精神沮丧、因贫困而厌世悲观等则除外。其次，安乐死必须由医学专业人员参与实施。其实质是帮助病人无痛苦地度过死亡阶段的医学干预措施，其他人因此导致病人死亡，不是医学伦理学所讨论的安乐死。再次，安乐死的对象必须是在目前医学条件下身体品质无法复原的绝症患者。他们在疾病终末期承受剧烈的肉体疼痛折磨，甚至丧失做人的尊严和自由。最后，安乐死必须是由病人或家属提出要求，才可以实施。为了慎重，还要考察病人意愿的真实性，并经过一定的等待期才可以实施。

根据医务人员是否有"主动作为"，安乐死分为主动安乐死和被动安乐死：前者又叫积极安乐死，是指鉴于病人治愈无望，应病人请求，医务人员通过主动作为，如注射药物等，促使病人死亡；后者又叫消极安乐死，是指医务人员应病人请求，不再给予积极治疗，而仅仅给予减轻痛苦的适当维持治疗，等待其安然死去。

根据是否由病人本人提出安乐死请求，安乐死分为自愿安乐死和非自愿安乐死：前者指意识清楚、有行为能力的病人或曾经意识清楚的病人自由表达了安乐死愿望的安乐死，表达愿望往往是签署"预嘱"文件。表10-1是美国加利福尼亚州《自然死亡法》的一个部分，这是首创的确认患者意愿完全合法化的文件。后者指不是由自己表示而是由他人代为表示安乐死愿望的安乐死，如昏迷病人、脑死亡者等。

结合上述诸方面根据，人们还将安乐死分为"听任死亡"、"仁慈助死"和"仁慈杀死"：听任死亡意味着不加任何医疗科学的干预，允许终末期病患者自然死亡。[28]"仁慈助死"是应某人请求而采取直接行动终结其生命，它等同于受助自杀。[29]"仁慈杀死"是采取直接行动结束某人的生命，并非应当事人的申请而实施。[30]

表 10 - 1   预嘱(living will)

"对医生的指令"[31]

此指令立于_____年____月____日。

我_____,此时头脑健全,甘愿将我的愿望公之于世。在下述情况下,我将不愿人为地延长自己的生命,特此宣布:

1. 任何时候,如果我受到不可治愈的伤害,患有不治之症,或经两名医生证明疾病已至终末期,而采取维持生命的措施也只能人为地推迟我的死期。同时,我的医生断定不管是否利用维持生命措施我的死亡都已迫近。那么,我指令制止或撤销这种措施,听任我自然死亡。

2. 在我对使用这种维持生命措施无力给予指令时,我希望我的家属和医生尊重这一指令,把它看作是我下述合法权利的最后表达:拒绝医疗或手术,并接受由此造成的一切后果。

3. 如果我被诊断为怀孕,而这一诊断又为我的医生所知,那么,这一指令在我孕期无效。

4. 至少在十四天以前,我就被诊断处于疾病终末期,并得到有关通知。诊断和通知我的医生是医学博士_____,他的地址是_____,电话是_____。我懂得,如果我不填写医生的名字和地址,有人就会认为我在填写本指令时并未处于终末期状态。

5. 在签署日期五年之后本指令无效。

6. 我懂得本指令的全部意义,而且在情感上和精神上均可立此指令。

_____(签字)

所住州、县、城:_____。

立此指令者为我所知,我认为此人头脑健全。

证人:_____。

证人:_____。

2. 临终关怀:对终末期病人的一种全新服务

临终关怀(Hospice Care),又叫临终照顾,是对濒死病人进行治疗和护理,使其以最小的痛苦度过生命的最后阶段。临终关怀的本质是对救治无望病人的照护,它不以延长病人的生存时间为目的,而以提高病人的临终生命质量为宗旨;对临终病人主要采取生活照顾、心理疏导、姑息治疗等措施,着眼于控制病人疼痛,缓解病人心理压力,消除病人及其家属对死亡的焦虑和恐惧,使临终病人活得尊严,死得安逸。

　　"临终关怀"这一概念来源于英语 Hospice,原意指专门收容患有不治之症病人的场所,英文释义为"Hospital for Dying People"。许多学者认为对"Hospice"和"Hospice Care"的翻译往往不能很好地表达其内涵和外延。"Hospice"曾被译为"济病院"或"死亡医院","Hospice Care"则被译为"安息护理"或"终末护理"等。港台称之为"善终服务"、"宁养服务"、"安宁照护"等,提供临终关怀服务的机构,称之为"宁养院"、"安宁院"。

　　现代临终关怀的奠基人和倡导者是英国的西塞莉·桑德斯(Cicely Saunders)博士。她在长期从事终末期肿瘤护理工作的过程中,目睹垂危病人的痛苦,决心改变这一状况。出于这种崇高的慈爱之心和道德情感,1967 年,她在英国伦敦东南的希登汉创立了圣·克里斯托弗临终关怀医院(ST. Christopher's Hospice),成为世界各国医护人员效仿的楷模。从此,临终关怀服务实践和理论研究在许多国家和地区悄然兴起。在 20 世纪 80 年代后期,临终关怀被引入中国。1988 年,天津医学院临终关怀研究中心建立。此后,临终关怀服务机构在全国各地建立。如北京松堂关怀医院、上海南汇护理院、香港白普理宁养中心等分别在 1990 年、1990 年和 1996 年成立。在香港知名人士李嘉诚的倡导和资助下,全国建立了多所"宁养院",帮助贫困的终末期癌症病人减轻生命中最后日子的痛苦。

　　目前,临终关怀已经发展出所谓"四全照顾",即全人、全家、全程、全队照顾。分别是指:把病人看作具有身体、心理、社会及灵性各方面的需求及反应的全人;除了照顾病人以外,还要考虑到家属可能发生的种种问题,为家属提供咨询、协助等照顾;从病人接受临终关怀到死后的延续性照顾;由一个团队的人为临终病人及家属提供服务,其中包括医生、护士、营养师、心理咨询师、宗教人员等。临终关怀是现代医学发展过程中出现的新生事物,是对处于临终阶段病人所提供的一种"特殊服务",是区别于安乐死的一种对待死亡的态度和方式。

(二) 艰难的道德选择:安乐死和临终关怀的伦理纷争

案例 10-7　"我爱生命,但我要安乐死"[32]

李燕,女,宁夏贺兰人,2003 年时 28 岁。从 1 岁起患"进行性肌营养不良症",由于肌肉吸收不了养分,现在,她只有头和几根手指能微微动,全身肌肉萎缩,一半以上的骨骼变形,丧失全部吃、喝、拉、撒、睡的自理能力。她想通过人大代表帮她提交《安乐死申请》议案。她说:"因为这不仅仅解决了我一个人的痛苦,还有跟我一样或是比我更痛苦更无奈的人,也都会解脱了。""人有生的权利,也有死的自由。""我想在我还能坐立、语言还没有丧失之前,申请安乐死。"

李燕呼吁"安乐死"的几点理由是:对个人来说,相比恐怖的自杀,"安乐死"是一种人道主义;对家庭来说,不让亲人再承受痛苦,不让家庭人财两空;对社会来说,减轻社会负担;对医学来说,遗体捐献给社会,用于医疗研究,对科研有意义。

"安乐死"这种度过死亡阶段的选择,从诞生之日就是仁者见仁智者见智,伦理纷争不断,人们提出不同的观点,这里仅仅介绍支持和反对的典型观点。

正如案例10-7中所示,支持安乐死的理由有:① 人权主义的观点。这种观点认为,死亡同生存一样,是一种人生权利。在案例10-7中,李燕说:"人有生的权利,也有死的自由。"因此,当一个人处于绝症晚期、生命极度痛苦的时候,当他感到死亡比生存更幸福的时候,他有权利选择死亡。社会应该满足人们的这种需求,赋予每一个人在患绝症时选择安乐死的权利。② 医学人道主义观点。这种观点认为,医学发展使许多终末期绝症患者处境尴尬,他们不能被治愈,但医疗措施又使之不会很快死去,他们无时无刻不承受着绝症病痛的折磨,对于他们而言,延长生命实际上只意味着延长痛苦。这种延长痛苦的医疗对待是不人道的,医学应该满足这些病人要求,帮助他们自由地选择死亡。③ 生命质量论和生命价值论的观点。这种观点认为,社会对于那些生命质量极低、不再创造社会价值甚至只产生负社会价值的人,可以放弃医学干预。对于处于绝症终末期、请求安乐死的濒死病人,可以放弃医学干预或助其安乐死。④ 功利主义的观点。功利主义追求"最大多数人的最大幸福"。这种观点认为,对于一个在目前医学条件下救治无望的绝症终末期患者来说,生命极其有限的延长很难给他带来幸福的感受,而且社会要付出沉重的经济代价,同时,病人家属也要继续付出时间、精力乃至金钱来延续这一切。无论对于病人自己、家属还是社会来说,都不符合功利主义所倡导的原则。

案例 10-8　"死亡天使"杰克[33]

　　杰克·基瓦奇安是美国密歇根州奥克市一家医院的医生。1989 年,他出于关怀病人的善意,发明了一种快速无痛自杀器,能够帮助无法医治的患者及早结束生命。该仪器令病人 10 几秒钟失去知觉,4 分钟内心脏停止跳动,整个过程毫无痛苦。54 岁的俄勒冈州波特兰市妇女珍妮于 1990 年 6 月 4 日飞往密执安求助杰克。杰克将"自杀机"连接在珍妮身上,作了一番吩咐后,珍妮按动按钮,自杀机自动向他体内注射麻醉剂和氯化钾药物,珍妮安然死亡,杰克目睹了整个过程。

　　此事传开,全美哗然。有人称杰克是"死亡天使",违反"医生道德规范和医生宣誓法",美国医学协会时任主席约翰·格林明确表示:"医生决不应该参与安乐死之术。"

　　正如案例 10-8 中所示,与支持者理由相比,人们对于安乐死提出更多的是道德疑问。这也并不为奇怪,因为毕竟生命是美好的,死亡是无奈和缺憾的。这些疑问包括:① 安乐死违背生命神圣论。人的生命具有至高无上的道德价值,在任何情况下都应该尽力保全人的生命。② 安乐死违背医学人道主义。"对病人的尊重、同情、关心和救助是医学人道主义的基本要求"[34],医生是身处绝境病人的依靠,医师只能"救生",而不能"促死",就像案例中杰克一样,安乐死使医生由救人的"白衣天使"变成杀人的"白衣恶魔",将丑化医生的形象。③ 不可逆的诊断未必准确。对病人实施安乐死的前提是病人身患"不治之症"。然而,这种诊断未必准确。因为,一方面不治之症总是相对于医学技术水平,随着医学的发展,许多不治之症都可以成为可治之症;另一方面,由于医生认知水平的限制,误诊、误治的例子在现实中并不罕见。因此,实施安乐死可能会使病人丧失很多机会,如病人可以自然改善的机会,继续治疗可望恢复的机会,有可能发现某种新技术、新方法使病人得到治疗的机会等。④ 安乐死阻碍医学科学的发展。医学之所以不断发展、进步,其中之一是因为医学家在"绝症"面前不畏艰险,知难而进。而安乐死则会使这些勇于进取的医学家失去了攻克绝症的动力,从而会阻碍医学科学的发展。⑤ 自愿安乐死中的"自愿"值得怀疑。生活经验告诉我们,每个人都有强烈的求生欲望,特别是在处于死亡边缘的时候,求生欲望更加强烈。在极度痛苦的时刻,病人也许希望一死了之,但痛苦相对缓解,许多人会改变主意。因此,"自愿"的安乐死是不可信的。

⑥ 实施安乐死可能带来许多消极的社会后果。首先,社会接受安乐死,可能为某些不义的晚辈、亲属逃避赡养义务甚至谋财害命大开方便之门,个别医生也可能会以安乐死的名义掩盖医疗事故。其次,承认安乐死的合法性,会使步入暮年的老年人产生某种消极的心理,对于那些患有绝症的病人来说,也将是沉重的心理打击。最后,实施安乐死还容易发生"多米诺"(Domino)骨牌效应,即如果允许在某种情况下结束人的生命,那么,你可能为在其他情况下乃至于所有情况下结束人的生命打开了大门。

在纳粹德国,希特勒于 1938 年年底对一名有缺陷的畸形儿实施了安乐死。1939 年春天又开始杀掉智力有缺陷和身体畸形的儿童,6 月则开始杀害精神不正常的成年人。后来,"非雅利安人"成为杀害的对象。最终,600 余万犹太人惨遭灭顶之灾。

(三) 医生如何对待病人的死亡请求

案例 10-9   汉中安乐死案[35]

夏素文,女,1986 年 59 岁,患肝硬变腹水,6 月 23 日入陕西汉中市传染病医院治疗。病人疼痛难忍,喊叫要从床上摔下去绊死。病人的儿子王明成和小女儿王晓玲强烈要求医生蒲连升给母亲施行安乐死。蒲连升先是不同意,后经一再要求,并表示愿意承担一切责任。蒲连升给病人开 100 毫克冬眠处方一张,并在处方上注明:"家属要求安乐死",王明成在处方上签名。当班护士拒绝执行医嘱,之后,蒲连升命实习护士蔡某某注射,蔡某某无奈给病人作了注射,但借排空空气之机将部分药水推向地面,实际注射 75 毫克。接班医生李海华在下午 3 时许又开 100 毫克复方冬眠灵,由值班护士赵桂兰作了注射。患者于 6 月 29 日凌晨 5 时死于该医院抢救室。

如同案例 10-9 一样,在临床工作中,如果病人或其家属提出安乐死的请求,临床医生应该如何对待? 这是医生在医疗实践中难免会遇到的医学伦理问题,本书提出如下建议:

1. 严格遵循国家的法律法规

由于安乐死涉及人的生命,具有不可逆转性,因此实施安乐死是非常慎重严肃的事情。立法是使安乐死作为一种医学干预措施走向临床的唯一通道。只有建立严格的控制程序、监督程序和法定的施行方法等条件，才能成为正常的医疗行为。

从世界范围看，目前仅有个别国家或地区在法律上承认安乐死，例如，1976年9月30日，美国加利福尼亚州州长签署《自然死亡法案》(The Natural Death Act)，法案规定："任何成年人可执行一个指令，旨在临终条件下中止维持生命的措施。"[36] 该法律认可的实际上是被动安乐死。2001年4月10日，荷兰议会一院(上议院)通过《根据请求终止生命和帮助自杀(审查程序)法》(Termination of Life on Request and Assisted and Suicide [Review Procedures] Act)，标志着荷兰成为世界上第一个主动安乐死合法化的国家[37]。尽管如此，绝大多数国家尚未有这方面的立法，并且认识也很不一致。

改革开放后，尤其是发生了上述"汉中安乐死案"之后，医学、伦理学、法学和社会学等学术界开展了关于"安乐死"的讨论。我国八届人大也曾经有代表联名提议安乐死立法，全国人大法制工作委员会答复是："安乐死立法涉及法律、医学和伦理学等各方面的问题，你们的建议，我们将认真研究。"因此，一方面，我国应该加快安乐死的立法研究，早日结束人们在这一问题上无所适从的混乱状态。另一方面，在没有明确法律规定的情况下，医生不能为病人实施安乐死。否则，很有可能为此承担相应法律责任。

在案例10-9中，1987年3月汉中市公安局对医生蒲连升、李海华以故意杀人罪向市人民检察院提请逮捕。检察院于1987年9月以故意杀人罪将蒲连升批准逮捕，于1988年2月8日向市人民法院提起公诉，对李海华免予起诉。并于1991年5月17日做出一审判决。判决[38]认为：被告人蒲连升在王明成的再三要求下，同其他医生先后向重危病人夏素文注射促进死亡的药物，对夏的死亡起了一定的促进作用，其行为亦属于剥夺公民生命权利的故意行为，但情节显著轻微，危害不大，不构成犯罪。

2. 努力为病人提供临终关怀服务

"人间有情"：李嘉诚基金会全国宁养医疗服务计划[39]

宁养院是李嘉诚倡导、命名和捐资创立的机构。他希望宁养院能"点亮一盏心灯，让生命泊于安宁。生如夏花之灿烂，逝如秋叶之静美。哪怕是一滴水,也充满对生命的关爱;哪怕是一片落叶,也饱含着对未来的期待……"该项目从1998年至今,已有30家分布在全国各地的宁养院落成。宁养院是目前国内唯一免费上门为贫困癌症终末期患者提供镇痛治疗、心理辅导、生命伦理等方面照顾的临终关怀机构。李嘉诚基金会每年向医院捐资120万元,用于开展此项免费服务。

宁养院照顾团队由护士、医生、社工和志愿者组成,患者每天的诊疗方案由主治医师和其他社区机构决定,团队的其他成员辅助确保患者及其家属得到最佳照顾。宁养疗护的主要内容有减轻疼痛、缓解压力;肯定生命,把死亡看成一个正常的过程;提供一个支持系统,让患者尽可能积极地活着直到死亡,帮助家属度过患者治病到死亡的时期,为患者及其家属提供帮助,其中包括必要时的哀伤辅导。

在病人提出死亡请求的情况下,医生尽管不能给病人实施安乐死,但这并不意味着医生面对临终病人,对其死亡过程本身无所作为。探索和提供临终关怀服务是一种理性的选择。李嘉诚基金会"人间有情"全国宁养医疗服务计划是一种有益的尝试。广大临床医生在提供常规医疗服务的同时,应该善于为临终病人及其家属提供宁养医疗服务。比如,帮助人们树立正确的死亡态度,培养良好的死亡适应心理,并不进行无意义的"积极"救治,而是最大限度地减轻病人的疼痛,加强对病人的关怀和心理疏导,让病人倍感现代医疗的关怀感,避免被遗弃感等。

注释:

[1] 参见新华网:《吉林:医院清明节前开设死亡教育课》,http://news. xinhuanet. com/newscenter/2009 - 04/05/content_11132456. htm

[2] 黄应全:《死亡与解脱》,北京:作家出版社,1997年,第14—21页

[3] 辞海编辑委员会:《辞海》,上海:上海辞书出版社,2009年,第2 139页

[4] 杨鸿台:《死亡社会学》,上海:上海社会科学院出版社,1997年,序言

[5] 卢克莱修:《物性论》,北京:商务印书馆,1981年,第177页

[6] 陈晓阳,王云岭,曹永福主编:《人文医学》,北京:人民卫生出版社,2009年,第189页

[7] 袁峰,陈四光:《美国死亡教育发展概况》,《湖北教育学院学报》,2007年第1期,第94—96页

[8] 陈晓阳,王云岭,曹永福主编:《人文医学》,北京:人民卫生出版社,2009年,第

191 页

[9] 吕国强:《生与死:法律探索》,上海:上海社会科学院出版社,1991 年,第 146 页

[10] 张鸿铸,何兆雄,迟连庄主编:《中外医德规范通览》,天津:天津古籍出版社,2000 年,第 1 078 页

[11] 邱仁宗:《生命伦理学》,北京:中国人民大学出版社,2010 年,第 129 页

[12] 辞海编辑委员会:《辞海》,上海:上海辞书出版社,1999 年,第 3 791 页

[13] 吕国强:《生与死:法律探索》,上海:上海社会科学院出版社,1991 年,第 221 页

[14] 邱仁宗:《生命伦理学》,北京:中国人民大学出版社,2010 年,第 129 页

[15] 邱仁宗:《克鲁珊案件的伦理和法律纠纷》,《医学与哲学》,1991 年第 3 期,第 27—29 页

[16] 吕国强:《生与死:法律探索》,上海:上海社会科学院出版社,1991 年,第 227 页

[17] Mollaret P,Goulon M. Lecoma Dépassé[J]. Rev Neurol,1959,101(1),P3

[18] 何兆雄:《死亡的定义及标准》,《医学与哲学》,1983 年第 6 期,第 23—26 页

[19] 陈晓阳,曹永福主编:《医学伦理学》,北京:人民卫生出版社,2010 年,第 161 页

[20] 吕国强:《生与死:法律探索》,上海:上海社会科学院出版社,1991 年,第 225—226 页

[21] 梁拓,王丽英等:《我国脑死亡立法现状及问题分析》,《医学与哲学》(人文社会医学版),2010 年第 12 期,第 54—56 页

[22] 金惠铭,王建枝主编:《病理生理学》,北京:人民卫生出版社,2008 年,第 13 页

[23] 《〈脑死亡判定标准(成人)〉通过专家审定》,《法律与医学杂志》,2004 年第 11 期,第 2 页

[24] 高军:《脑死亡立法为时尚早——全国政协委员、卫生部副部长黄洁夫谈脑死亡》,《首都医药》,2004 年第 4 期(上),第 16 页

[25] 陈忠华:《呼唤〈脑死亡法〉》,《健康报》,2002 年 12 月 5 日

[26] 张哲浩,贾学伟等:《"不能实施安乐死,我很遗憾啊"》,《科技日报》,2003 年 8 月 20 日

[27] 陈晓阳,曹永福主编:《医学伦理学》,济南:山东大学出版社,2006 年,第 129 页

[28] 雅克·蒂洛,基思·克拉斯曼:《伦理学与生活》,北京:世界图书出版公司,2008 年,第 192 页

[29] 雅克·蒂洛,基思·克拉斯曼:《伦理学与生活》,北京:世界图书出版公司,2008 年,第 213 页

[30] 雅克·蒂洛,基思·克拉斯曼:《伦理学与生活》,北京:世界图书出版公司,2008 年,第 223 页

[31] J. P. 蒂洛:《伦理学:理论与实践》,北京:北京大学出版社,1985 年,第 216 页

[32] 田贝尼:《"我爱生命,但我要安乐死"》,《新文汇报》,2007 年 3 月 14 日

［33］　吕国强：《生与死：法律探索》，上海：上海社会科学院出版社，1991年，第185—187页

［34］　李文鹏主编：《医学伦理学》，济南：山东大学出版社，1993年，第42页

［35］　王鸿鳞：《我国首例"安乐死"案件的几种处理意见及理由》，《中国医学伦理学》，1990年第5期，第53—55页；1990年第6期，第57—61页

［36］　邱仁宗，翟晓梅主编：《生命伦理学概论》，北京：中国协和医科大学出版社，2003年，第298页

［37］　邱仁宗，翟晓梅主编：《生命伦理学概论》，北京：中国协和医科大学出版社，2003年，第301页

［38］　杜治政，许志伟主编：《医学伦理学辞典》，郑州：郑州大学出版社，2003年，第707页

［39］　《最后一幕》，参见李嘉诚基金会官方网站：http://www.lksf.org/en/The Final Scene

从"动物福利"到"受试者权利"

——医学实验研究伦理

医学的发展离不开动物实验和人体试验。医学技术起源于"以身试药"、"以身试针",甚至"以身试病",现代医学的发展更离不开动物实验和临床人体试验。

动物保护、动物福利甚至动物权利的理论与社会运动,使实验动物伦理成为医学研究伦理的重要内容,"3R 原则"成为实验动物伦理审查的重要标准。

在第二次世界大战中,德国纳粹和日本法西斯医生惨无人道的人体实验,以及战后发生医界的涉及人体研究丑闻,使涉及人的生物医学研究伦理成为现代医学研究伦理的重要内容。《世界医学协会赫尔辛基宣言》经过多次修订,成为涉及人体生物医学的伦理标准,具有广泛的国际影响力。

"科学的真正的合理的目的在于造福于人类生活,用新的发明和财富丰富人类生活。"

——[英]弗朗西斯·培根

"医学的进步基于科学研究,而科学研究最终在某种程度上取决于人体试验。

在涉及人类受试者的医学研究中,个体受试者的利益优先于社会和科学利益。"

——《世界医学协会赫尔辛基宣言》

"所有动物一律平等,但有些动物比其他动物更加平等。"

——[英]乔治·奥威尔:《动物农场》

一、实验研究：医学的起点和发展的手段

(一) 从"动物实验"到"人体试验"

生物实验是生物医学研究的重要方法。根据研究目的和受试对象不同,生物实验可以分为动物实验(实验室研究)、人体试验(临床试验)和社区干预试验。

动物实验(Animal Experiment)是指在实验室内,为了获得有关生物学、医学等方面的新知识或解决具体问题而使用动物进行的科学研究。

人体试验(Human Subjects Trial)是指直接以人体作为受试对象,用科学的方法,有控制地对受试者进行观察和研究,以判断假说真理性的生物医学研究过程。人体试验通常被称为涉及人的生物医学研究(Biomedical Research on Human Subjects)。

根据不同的研究目的和要求,研究者可以运用很多方法设计动物实验。如完全随机设计、配对设计与配伍组设计、交叉设计、拉丁方设计、析因设计、正交实验设计等。在动物实验中,研究者尽管相对容易控制实验动物,但应该遵循实验动物伦理原则。而研究者在人体试验(涉及人的生物医学研究)中,不能完全支配受试者的行为。因此,只能在遵循有关医学伦理原则的前提下设计试验,同时使受试者尽量避免干扰试验的某些行为。

处理因素、受试对象和试验效应是医学实验的三个构成要素: ① 处理因素是研究者根据研究目的所确定的,通过合理的实验安排,从而科学地考察其作用大小的因素;非处理因素是对处理因素作用的正确评价有一定的干扰,但研究者并不打算通过本次实验考察其作用大小的因素。② 受试对象是实验的客体。包括实验动物和人类受试者,人类受试者既可能是病人,又可能是健康人;既可以是个体,又可能是人群。③ 试验效应是通过某些观察指标,所定量或定性地反映的试验效果。

(二) 科学要求：实验设计的四个原则

1. 对照原则

设计医学实验一般应该设置实验组和对照组。设立对照组的科学意义在于使实验组和对照组中的非处理因素基本一致,使处理因素的效应得

以显示。对照的基本形式有空白对照、实验对照、标准对照、自身对照、相互对照和历史对照等。

2. 随机原则

随机化分组可以使每个受试对象被分配到实验组或对照组的机会均等,分组不能受人为因素的干扰和影响。这也是保证实验中非处理因素在实验组和对照组中均衡一致的重要手段。可以使用随机数字表和随机排列表进行分组。

3. 重复原则

所谓重复,就是实验要有足够的样本含量,是消除非处理因素影响的又一个重要手段。样本含量既不是越多越好,也不是越少越好:样本过少,不符合统计科学要求,无法获得科学的结论;样本过多,一方面让不必要的受试对象参与实验,暴露在风险之中,另一方面,也增加不必要的研究付出。

4. 均衡原则

所谓均衡,就是各组的受试对象除接受的处理因素不同外,其他影响实验效应的非处理因素要基本相同。只有在均衡的条件下,各组才具有可比性,方可客观地反映处理因素的效应。随机分组是保证各组均衡的重要手段。

(三) 罪恶与丑闻:实验研究史上的道德背叛

案例 11-1　德国纳粹医生进行的人体实验[1]

① 从子宫颈切下组织,或将整个子宫切除;② 为了给子宫和输卵管拍X光片,而将不知名的物质注入子宫,造成受害者无法忍受的剧痛;③ 在青年妇女身上做切除卵巢绝育手术;④ 把大批活人提供给德国化学工业公司,用以试验毒物的作用;⑤ 对男子进行阉割,或用X线施行绝育;⑥ 用化学刺激剂在男子的腿部人工制造溃疡和发炎性肿瘤试验;⑦ 在活人身上做人工传播疟疾、诱发伤寒、人工受孕等试验;⑧ 将囚犯置于压力实验室,观察他们如何在高压下停止呼吸;⑨ 将囚犯置于空军的减压舱,然后将空气抽掉,观察受试者如何缺氧死亡;⑩ 将受试者浸泡在冰水中做"冷冻"试验,让他们脱光衣服放在户外雪地里直到冻死;⑪ 观察吉普赛人只喝盐水而不吃食物能活多长时间,等等。

案例 11 - 2　日本"731 部队"的人体实验[2]

① 将鼠疫菌、白喉菌、伤寒菌等通过食物,或注射输入受试者体内,第二天没有死亡的,再加大剂量。他们不仅对受害者的尸体进行解剖,而且还对受害者进行惨无人道的活体解剖。② 通过注射法、埋入法和内服法将致病菌输入受试者体内,确定哪种感染途径能最快使人死亡,以便为细菌武器制造提供数据。③ 进行冷冻和细菌的联合试验,以检验气性坏疽作为低温条件下的细菌武器的有效性。④ 一系列残忍的活体试验:感染梅毒、冻伤、倒挂、饥饿、断水、干燥、触电、火攻、水攻、热水灼伤、极限抽血、置人于真空室、人马血交换注射、器官移植、枪弹穿透、X 光照射、人工授精、静脉注射空气、静脉注射尿液、马血注入人肾脏、人体高速旋转、烟注入人肺、麻醉、切断动脉手术、把小肠和食道直接连接在一起等等。

在漫长的人类医学史上,人们曾经很少质疑医学家的动物实验和人体实验是否违背伦理。然而,在第二次世界大战期间,发生了违背人类伦理的人体实验研究罪恶。纳粹科学家和医生的罪行在纽伦堡军事法庭得到比较彻底的清算。在案例 11 - 1 中,纳粹医生使用大批完全健康的人做人体实验,为纳粹德国发动的第二次世界大战服务,而这些医生很多是当时颇有名望的医学专家。根据档案记载以及幸存者的证词,德国纳粹医生曾经在活人身上进行系列实验。为此,1945 年在德国纽伦堡军事法庭上,对其中 23 名纳粹医学战犯进行了审判,其中 7 人被判处死刑,9 人被判无期徒刑或 10 年以上的徒刑。[3]

比德国纳粹科学家和医生更为残酷的日本法西斯,为了制造造价低、杀伤力大、又不易发现的细菌武器,他们于 1935 年组建了以细菌战为目的的"731 部队",即石井部队。在案例 11 - 2 中,石井部队中的许多成员是医科大学的教授和讲师,他们使用健康的中国人、俄罗斯人、朝鲜人、蒙古人和某些欧洲人进行惨无人道的活体人体实验。由于急需 731 部队的细菌战人体实验资料,美国包庇这些医学战犯,致使他们没有被送上军事法庭。直到 1994 年,谢尔顿·哈里斯(Sheldon Harris)发表了《死亡工厂——美国掩盖的日本细菌战犯罪》(*Factories of Death*:*Japanese Biological Warfare*,1932—1945,*and the American Cover-Up*),此事才为世人所知。

案例 11 - 3　柳溪(Willow brook)肝炎研究[4]

纽约斯特登(Staten)岛的州立柳溪医院是一家专门收治"弱智"儿童的

医院。1956年,该医院的一个研究所开展了一系列开发预防传染性肝炎的实验。弱智儿童的父母被告知除非同意把孩子送进研究所,否则需要等待两年才能进入医院,而研究所常年有收治新人的床位。弱智儿童的父母要么不得不同意儿童接受试验研究,要么让孩子等待两年才能进去。为了了解肝炎的传播途径,这些儿童被喂食人类粪便的粗提炼物。试验后期,由于进一步了解病原体,受试者被改喂纯病毒。结果,柳溪医院一年接收的儿童中,85%自然患上了肝炎。

案例11-4　犹太人慢性病医院癌症研究[5]

1963年,纽约斯隆-凯特灵(Sloan-Kettering)癌症研究所对21位病人注射外源的肝癌细胞悬液进行研究。以观察病人身体排斥能力的下降是由于癌症引起的,还是由于这些病人的衰弱引起的。他们认为,这项研究是非治疗的,通常无需病人同意。因此,没有告诉他们同意注射癌细胞。后来,纽约州立大学董事会对此进行调查,发现他们弄虚作假,有欺骗和违反专业精神的行为。

案例11-5　化学毒气研究[6]

第二次世界大战结束不久,美国6万名现役军人并非自愿地参与了接触化学战使用的毒气试验(芥子气和刘易斯毒气),至少有4万军人在野外试验和试验舱内接触了高浓度的毒气。

随着医学研究和临床实践的专业化、行业化和职业化,医学科学家和临床医生有了独立于科学发展和病人健康福利之外的利益。他们有的为了自身利益,而损害受试者的健康利益,例如在一项检测结核病的新试验法的研究中,将结核菌素溶液注射进一个孤儿院的164个不到8岁儿童的体内,引起不适、眼部损伤或眼部发炎。[7]其他有问题的研究,如案例11-3、案例11-4和案例11-5所示,在儿童、犯人、士兵或精神病人身上作的梅毒、黄热病、伤寒和疱疹等疾病的病因、诊断和预防。对于这些存在伦理问题研究案例的揭发和曝光,构成了"二战"后医学发展史上的丑闻。

二、是福还是祸:实验研究的伦理纷争

(一) 绕不开的选择:实验研究的道德价值

1. 人类医学发展史表明,中西方医学都发端于实验在人类与疾病作斗争的起始阶段,人们通过亲身的尝试、体验来发现各种针药的治病效果。很多神话传说反映的是,人类早期的医药活动是离不开人体试验的。

中国古代典籍《淮南子·修务训》记载:"神农氏尝百草之滋味,一日而遭七十毒。"《史记·补三皇本纪》介绍:"神农氏尝百草,始有医药。"《帝王世纪》记述:"伏羲氏……乃尝百味草而制九剂,以拯夭枉"等。古希腊也有医神埃斯克雷波斯(Aesculapius)在荒山野村考察动植物性质的传说。

近代医学更是建立在实验基础之上。可以说没有人体解剖学、实验生理学等一系列突破性的实验医学成就,生物医学的兴起和繁荣是不可想象的。现代医学研究,尤其是临床医学研究,同样依赖于动物实验和人体试验。从某种意义上说,没有动物实验和人体试验,就不会有医学的进步和发展。

英格兰医生琴纳(Edward Jenner 1749—1823)观察到养牛农民感染牛痘或猪痘后,似乎对毒性更为严重的天花有免疫力。于是他从这些农民的脓包中取出脓液,将它注射到另一个人体内,观察是否使后者对天花有抵抗力。他将牛痘接种到一个 8 岁的健康男孩身上,一周后将天花注射到男孩体内,发现没有反应。结果证明,牛痘使这个男孩对天花产生免疫力。

德国医生约格(Johann Jorg 1799—1856)喝下了各种剂量的 17 种不同的药物,以试验它们的疗效。1947 年苏格兰爱丁堡产科医生辛普森(Young Simpson 1811—1870)为了试验比乙醚更好的麻醉剂,喝下了氯仿,醒来发现自己躺在地板上。19 世纪美国的个体医生博蒙特(William Beaumont 1785—1853)在病人马丁(Alexis St. Martin)身上做试验。马丁的胃受伤,治愈后使得博蒙特有可能研究他胃液的功能。博蒙特要求与马丁签订一份协议,同意进行研究。而作为回报,博蒙特每年给他 150 美元供食宿。

法国的巴斯德(Louis Pasteur 1822—1895)使用狗进行狂犬病疫苗试验,它们被疯狗咬后,一只注射疫苗,另一只没有治疗。结果,前一只狗活下来,后一只死去。9 个月后,一个 9 岁男孩被疯狗咬了,巴斯德给他注射了 12 次狂犬病疫苗,结果保全了这个男孩的性命。

里德(Walter Reed 1851—1902)为了确定蚊子是否传播黄热病,进行了一系列研究。试验首先在研究组成员身上进行,有意让蚊子叮咬他们,当研究组一个成员死于黄热病后,其他成员决定不再冒这个险。里德决定招募西班牙工人做受试者。

这样看来,生物医学发展的历史,实际上就是动物实验和人体试验的历史。医学理论的建立和发展是与动物实验和人体试验分不开的。动物实验和人体试验除了扩展我们对自身结构、功能的认识外,还可以提供早期预防和确诊的新手段,以及消除疾病和恢复健康的新疗法及新途径。

2. 人体试验是医学基础研究和动物实验之后,常规临床应用之前不可或缺的中间环节

一项新技术或新药物在研制时,一般程序为查阅文献与选题、建立方法和指标等理论文献研究,然后进行反复多次的实验取证及动物实验等实验室研究,最后进行临床试验性研究。任何一项新的生物医学成就,包括新技术和新药物,不论通过理论研究和动物实验创立了多少假说,也不管在动物身上重复了多少次实验,在应用到临床以前,都必须经过人体试验。这是由于人和动物毕竟有本质的差异。而且,人体的生命现象和疾病现象是最高级、最复杂的物质运动形式,个体之间也存在着很大的差异。

"据有关学者统计,1952 年至 1962 年间,瑞士对 100 种新药进行动物实验,研究其毒性和效用。经人体试验发现只有 75% 的结果与动物实验的结果相同,动物对药性的反应与人体有很大的区别。"[8]

有些疾病是人类所特有的,不能用动物来复制疾病模型进行研究。对这类疾病的研究,只能操作人体试验。如果取消人体试验,而把只是经过动物实验研究的药品和技术直接、广泛地应用于临床,那么,就等于在所有的病人身上做实验,这是对广大民众的健康和生命极其不负责任的行径。

丹尼尔·威克勒(Daniel Wikler)是哈佛大学著名生命伦理学学者。他从效用主义角度对人体试验的必要性提供了最佳辩护。他设计了一个理想实验,让大家设想有两个世界,哪一个世界更好。在 A 世界里,没有人参加人体研究,没有因研究而带来的风险或伤害,但因没有真正得到验证的

有效疗法而使人类整体受到疾病的风险或伤害很高。因此,总风险很高;在 B 世界里,征召研究参与者,参与者受到的风险或伤害增高,但人类整体因疾病而受到的风险和伤害降低,因此,总风险较低。显然,B 世界更好。[9]

(二) 不能回避的矛盾:实验研究中的伦理难题

1. "利"与"弊"的更大不确定性

案例 11-6　人类第一例心脏移植[9]

1967 年 12 月 3 日,44 岁的南非外科医生克里斯蒂安·伯纳德(Christian Barnard)施行了人类首例心脏移植手术。手术在南非一家不起眼的开普敦格鲁特·斯奇阿(Groote Schuur)医院进行。需要心脏移植的病人名叫路易斯·华西肯奇(Louis Washkanky),他患严重的心脏病,同时患有糖尿病、冠心病、充血性心力衰竭。巴纳德医生征询他器官移植的意见:"我们能取出你那个已用不了多久的心脏,再把一个正常的心脏给你放进去,你有一个恢复正常生活的机会。"路易斯没有丝毫犹豫:"他们这样告诉我,我也就准备开这个头。"提供心脏的是因交通事故而脑死亡的 25 岁的丹尼斯·安·达维尔。手术持续 5 小时,术后 1 小时病人苏醒过来并试图说话。12 月 21 日早晨 6 点 30 分,在靠一个移植的心脏生存了 18 天之后,路易斯最终死亡。

"有利"和"无伤(不伤害)"是现代生命伦理学的重要原则。常规的诊疗行为广泛存在着"利"与"弊"的伦理矛盾。因此,有利原则要求诊疗活动应该对病人实施有利的医学行为;无伤原则要求首先考虑的应该是对病人的可能伤害、不应该有意给病人伤害、应该最大限度地降低对病人的伤害。

"利与弊"的伦理矛盾同样广泛地存在于实验研究之中。但它与常规的诊疗行为表现不同:常规诊疗行为中的"利"与"弊"是相对确定的。其利弊已经过动物实验、人体试验和临床实践的检验和证实,尤其是循证医学通过医生接受并采用经过仔细评估的最佳行医方式。但在实验研究中,其中的"利"与"弊"及其程度却具有相对的不确定性。因为,尽管通过理论研究、动物实验,研究者对其"利"与"弊"有着一定的把握,但尚未运用到人体,有待于通过人体试验加以进一步确定。

在案例 11-6 中,路易斯·华西肯奇因心脏移植多活了 18 天,获得了延长生命、提高生存质量的"利"。因为他在 1966 年 4 月就被确诊为致命的终末期心力衰竭,预计只能活 1～2 个月。出乎意料的是,到 1967 年 12 月他还活着,但病情持续恶化,双腿进行性浮肿,必须开洞引流,5 天无法睡眠,因外周循环不良,他的皮肤几乎变成黑色。而他同时承担着手术如果失败立即死亡风险的"弊"。可见,这种实验性治疗"利"与"弊"的伦理矛盾和常规成熟治疗方法运用中的"利"与"弊"的伦理矛盾有着很大的区别。

2. 受试者的被控制与被操纵

在实验研究中,实验者和受试者地位不同。实验者(包括实验的设计者和实验的操作者与观察者)是实验的主导者,实验的设计者设计了整个实验,对实验的目的、方法、步骤和过程及实验的结果都有一定的估计。同样,实验的操作者和观察者实施实验过程、观察实验结果,实验者对可能出现的危害制定和实施相应补救措施,他们处于主动地位。

而在实验研究中,受试者是被控制和被操纵的,处于被动地位。动物实验中的受试对象是实验动物,被实验者控制和操纵本身并不存在伦理问题。而在人体试验中,受试对象因处于被动的地位,而往往对实验的目的、要求和方法起初不太了解或不可能把握,对可能发生的危险也无法应对,他们只能从实验者那里了解实验研究的有关信息,完全依赖实验者对研究风险进行控制。

3. 受试者的"自愿"中充满着"无奈"

如案例 11-1 和案例 11-2 所示,历史上曾经发生过强迫和欺骗接受人体试验的悲剧和教训。目前,"强迫与欺骗人体试验是不道德的"已经成为人们的伦理共识。人们普遍认为,任何形式的强迫与欺骗人体试验是违背人类伦理的,受试者参与人体试验必须知情与得到同意。然而,即使是自愿参与实验,我们也必须清醒地认识到:受试者的"自愿"中会存在着"无奈"的成分。

自愿参试者大多出于经济目的、健康目的或其他目的而参与人体试验。对于为了经济回报而参与人体试验的受试者,只要经济状况尚可,他们也许不会"自愿"参与人体试验的;对于出于健康目的而参与人体试验的受试者,如果他们没有罹患某种疾病,他们同样也许不会"自愿"参加针对这种疾病的人体试验的。比如,很多艾滋病药物的人体试验是在艾滋病病人身上进行的,正是由于目前没有更经济有效的诊疗方法,这些艾滋病病人才愿意参与人体试验。如果他们没有感染艾滋病病毒或罹患艾滋病,他们是否还会接受实验? 通过宣传使某些人为了医学科学的发展或其他社会原因而勇于"献身"人体试验,这种宣传对受试者的影响,同样使受试者的"自愿"大打折扣而不同程度地充满着无奈。

4. 受试者健康与科学发展和社会利益之间矛盾的平衡

医学科学研究通过实验获取各种新的、有效的药物、技术和方法,以增进人类健康、维护人类生命、为人类谋福祉。从这个意义上看,人体试验既有利于受试者个人健康利益,也有利于科学发展和社会利益。从总体上,受试者健康利益与科学发展、社会利益之间是统一的。一方面,受试者参与人体试验,有利于科学发展和社会利益。另一方面,医学科学的发展,有益于每一个人,当然也包括受试者本人。

然而,在一个具体的人体试验研究中,受试者的健康利益往往与科学发展、社会利益之间存在矛盾,科学的发展、研究者的成就和社会公众的健康受益,往往建立在这些受试者的风险、奉献甚至受到一定的伤害和牺牲的基础之上的。

5. 人体试验中受试者权利与承诺之间矛盾的平衡

案例 11-7　消渴康胶囊人体试食试验研究知情同意书

患者姓名:　　　　性别:男　女　　年龄:

身份证号码:

【简介】消渴康胶囊(暂用名)系按照《保健食品注册管理办法(试行)》正在研制的具有"辅助降血糖"功能的保健食品。其主要成分有黄芪、桑叶、苦瓜、女贞子、三七等5种具有益气扶正、滋补肝肾、清热降火、活血化瘀功效中药的提取物及吡啶甲酸铬[三价有机铬,为葡萄耐量因子GTF之主要成分,用量在国家食品药品监督管理局发布的"营养素补充剂申报与审评规定(试行)"规定的范围内]。经具备资质的检验机构完成卫生学检测、动物毒理学安全性评价和功能学评价动物实验,证明合格、安全,具备"辅助降血糖"功能。现按照《保健食品功能学评价程序与检验方法规范》的有关规定和要求,进行人体试食试验研究,以评价消渴康胶囊的辅助降血糖功能。

【研究过程概述】参与本项试验的试食者，一部分是经饮食控制或口服降糖药治疗后病情较稳定，不需要更换药物品种及剂量，仅服用维持量的成年Ⅱ型糖尿病病人，空腹血糖大于或等于 7.8 m mol/L 或餐后 2 小时血糖大于或等于 11.1 m mol/L；另一部分是空腹血糖小于或等于 7.8 m mol/L，并大于或等于 6.7 m mol/L，或餐后 2 小时血糖小于或等于 11.1 m mol/L，并大于或等于 7.8 m mol/L 的高血糖人群。随机分为两组，分别服用消渴康胶囊 1 号及消渴康胶囊 2 号，时间 30 天，必要时可延长至 45 天。服用前进行胸透、心电图、腹部 B 超检查，服用前后分别进行一般状况体征检查，血、尿、便常规检查，肝、肾功能检查，症状观察，空腹血糖、餐后 2 小时血糖、尿糖及血脂等检测。试食期间坚持饮食控制，原服用治疗糖尿病的药物者，所服药物种类和剂量不变。观察期结束后，受试者有需求者，将分别给予一定量的消渴康胶囊继续服用一定时间。

【获益和风险】参与本研究者将获得科学的饮食控制指导，保健食品服用和系统的观察随访。由于涉及的保健食品已经具备资质的检验机构完成卫生学检测、动物毒理学安全性评价和功能学评价动物实验，对受试者不会增加治疗风险。

【参与原则】自愿参加，并且在试验过程中可以随时决定退出。

【保密原则】在研究期间，将对受试者的个人资料和隐私进行严格保密。即使研究结果发表，也不会涉及受试者的个人身份。

我已获得有关消渴康胶囊的功能及安全性等有关资料，并且了解了试验目的、要求和安排，自愿参加"消渴康胶囊人体试食试验"，遵守试验的要求和纪律，积极主动配合，如实反映试验过程中的反应，逐日记录活动和生理的重要事件，接受规定的检查。

患者签名：　　　　　　　　　年　　月　　日

研究者签名：　　　　　　　　年　　月　　日

医学科学的发展离不开实验，尤其是人体试验。从受试者的角度看，是否自愿参加人体试验，在实验的过程中随时撤出实验而不受影响，这是受试者的权利。每一个受试者都有权利维护自身的健康利益不受侵害，要求维护自己的健康和生命，研究者需要对此向受试者做出承诺。但另一方面，每一个人都有一定的道德义务支持医学科学的发展，当然也包括受试者在内。

在一个具体的人体试验研究中，受试者往往需要就如何配合人体试验也做出一些承诺。如案例 11-7 是消渴康胶囊人体试食试验研究的知情同意书,在研究者简介研究项目、概述研究过程、交代获益和风险情况、确定参与原则和保密原则后,是参与者(受试对象)的承诺:"我已获得有关消渴康胶囊的功能及安全性等有关资料,并了解了试验目的、要求和安排,自愿参加'消渴康胶囊人体试食试验',遵守试验的要求和纪律,积极主动配合,如实反映试验过程中的反应,逐日记录活动和生理的重要事件,接受规定的检查。"而这些承诺往往从一定程度上影响到受试者权利的维护。

三、实验研究的伦理原则:从《纽伦堡法典》到《赫尔辛基宣言》

(一) 实验研究的伦理规范文件

1.《纽伦堡法典》(The Code of Nuremberg)

从 1945 年 11 月 20 日至 1946 年 10 月 1 日,在纽伦堡对德国纳粹首要战犯进行了国际审判。其中,包括对纳粹医生的审判。他们曾经使用大批完全健康的男子、女子甚至儿童进行人体试验,为纳粹德国发动的第二次世界大战服务。

纽伦堡法庭确定了一些基本的原则,作为人体试验的行为规范,即《纽伦堡法典》。法典明确提出了人体试验的十条道德要求。其中包括"受试者的自愿同意绝对必要"、"对社会有利"、"立足动物实验"、"避免伤害"、"保护受试者"、"研究者科学合格"等原则性规定。

2. 世界医学协会《赫尔辛基宣言》(The Declaration of Helsinki)

《赫尔辛基宣言》是第一个由世界医学协会所采用的涉及人体的医学研究道德原则的伦理文件。它被 1964 年 6 月在芬兰赫尔辛基 18 届世界医学协会联合大会采用,并于第 29 届(1975 年 10 月在日本的东京)、第 35 届(1983 年 10 月在意大利的威尼斯)、第 41 届(1989 年 9 月在中国的香港)、第 48 届(1996 年 10 月在南非的萨默塞特西)、第 52 届(2000 年 10 月在苏格兰的爱丁堡)、第 59 届(2008 年 10 月在韩国的首尔)世界医学协会联合大会修订,还于 2002 年在华盛顿、2004 年在东京分别对 29 条和 30 条进行了注解。

《赫尔辛基宣言》肯定了人体试验在医学研究中的必要性和地位。强调了人体试验的开展必须以普遍的科学原理和动物实验为前提。同时指出实验用动物的福利应给予尊重；突出了自主原则、有利原则、无伤原则及知情同意原则；同时，赋予了临床医师从事涉及人的生物医学研究的科学责任和道德使命。目前，《赫尔辛基宣言》成为涉及人的生物医学研究的国际指导伦理文件。

3.《涉及人的生物医学研究伦理审查办法（试行）》

我国也非常重视医学研究中的受试者保护。卫生部成立涉及人体的生物医学研究伦理审查委员会，并于1998年制定了《医学研究伦理审查指导》。卫生部依据《中华人民共和国执业医师法》和《医疗机构管理条例》的有关规定，于2007年1月11日颁布实施了《涉及人的生物医学研究伦理审查办法（试行）》。

该办法规定为了保护人的生命和健康，维护人的尊严，尊重和保护受试者的合法权益，进行伦理审查。明确指出，成立伦理委员会，依据公认的生命伦理原则、遵循伦理审查程序，加强对伦理审查的监督管理，是涉及人的生物医学研究伦理审查的关键。

4.《药物临床试验质量管理规范》

为保证药物临床试验过程规范，结果科学可靠，保护受试者的权益并保障其安全，国家食品药品监督管理局根据《中华人民共和国药品管理法》《中华人民共和国药品管理法实施条例》，参照国际公认原则，于2003年6月4日颁布实施了《药物临床试验质量管理规范》。

该规范明确指出，所有以人为对象的研究必须符合世界医学大会《赫尔辛基宣言》，即公正、尊重人格、力求使受试者最大程度受益和尽可能避免伤害。尤其是在第三章"受试者的权益保障"中规定，"伦理委员会"与"知情同意书"是保障受试者权益的主要措施，并对此进行详细规定。

（二）实验研究的伦理原则

案例 11－8　研究者的困惑[10]

对于食管癌根治术后预防性放射治疗是否有临床价值，目前国内外均无大宗病例报道,看法各异。1986—1997 年北京一家著名肿瘤医院的医生和研究人员对此进行了研究。该研究将 495 名食道癌病人在手术治疗后被随机分成两组,275 名只接受手术治疗,220 名病人在接受手术治疗后3—4 周,再接受放射治疗。结果表明:只接受手术治疗的病人 5 年的存活率总共为 32%,接受手术加放射治疗的病人的存活率达 41%,而第 Ⅲ 期病人接受这两种疗法的存活率分别是 14% 和 35%。

研究者将成果整理成《食管癌手术后放疗的价值:495 病例报告》(*The Value of radio-therapy after radical surgery for esophageal carcinoma: a report of 495 patients*),被 2003 年 75 卷美国胸外科杂志刊登。但该杂志在文后的编者按中说:"这篇文章违反了十分重要的伦理标准,患者没有知情及自愿表示的同意,他们同意的是参加治疗。但编者认为该研究提供的信息非常重要和有用。本杂志坚定支持《赫尔辛基宣言》及其对参加研究的患者的保护,不会轻易发表违反研究伦理原则的研究。"在发表的文章前面还发表了一篇题为"不合伦理的研究:知情同意的重要性"的长篇评论。评论说:"这是不合伦理的研究的一例。"因此,"杂志决定发表这篇文章,但同时要发表评论,指出论文不符合伦理。"

该研究的第一作者解释说,这是一项长达 12 年之久的前瞻性研究计划,观察对食管癌患者进行手术治疗后继续进行放疗,其效果与不进行放疗加以比较,结果继续放疗的各方面指标都好。当开始治疗时因一些患者听说是研究就不愿参加,因此没有告诉患者这是一项研究。她表示不能理解"这项研究不符合伦理":"我们一心一意为患者着想,希望找到更好的治疗办法。"

案例 11-8 所反映的研究者困惑,在我国医学界具有一定的代表性和普遍性。长期以来,我国医学研究尚未与国际接轨,研究水平与国际水平尚有一定差距,尤其是在医学实验研究伦理方面刚刚起步。随着我国医学科学水平的不断提高,尤其是随着所承担国际科研项目的不断增多,研究成果在国际医学期刊发表数量的不断增加,要求我们应该加强实验研究伦理方面的工作。为此,结合国际有关实验伦理文件和伦理常规,按照我国有关法律法规规定,我们确定了如下实验伦理研究原则。

1. 维护受试者权益原则

该原则要求实验研究,尤其是人体试验首先考虑到的是维护受试者的健康利益;当这一原则与其他原则发生矛盾的时候,应该遵循考虑这一原则,把这一原则放在更高的位置。它是"有利原则"和"无伤原则"在实验研究中的贯彻和体现。

人体试验必须以《世界医学协会日内瓦宣言》中提出的:"病人的健康是我的首要考虑"和《世界医学协会医学伦理国际守则》中规定的:"医师应为病人的最大利益而提供医疗照顾"为指导思想。人体试验必须以维护受试者健康利益为前提。维护受试者利益原则是人体试验道德的首要原则和至上原则。必须坚持安全第一:人体试验过程中应保证受试者在身体上、精神上受到的不良影响减少到最低限度,这是无伤原则的体现。

对于任何一项人体试验,都要预测试验过程中的风险,如果试验有可能对受试者造成身体上和精神上较为严重的伤害,那么无论这项试验的科学价值有多大,无论这项试验对医学的发展和人类的健康具有多么重要的意义,也不能进行;必须首先进行毒副作用试验,只有在明确其毒副作用后,方可进行有效性试验;试验过程必须有充分的安全措施,保证受试者身体上、精神上受到的不良影响能降低到最低限度;在试验中一旦出现严重危害受试者利益时,无论试验多么重要,都应该立即终止;人体试验必须在有关专家和具有丰富医学研究及临床经验的医师参与或指导下进行,寻找比较安全的科学途径和方法。

必须进行受益/代价评估:每个涉及人体的生物医学研究项目,必须首先对预计给实验对象带来的风险和压力、预计给实验对象或他人带来的好处进行仔细评估;只有当研究目的的重要性超过实验给受试者所带来的风险和压力时,涉及人体的生物医学研究才可以进行;医学研究只有当研究结果有可能有益于参与研究的人们时才是合理的。

对于特殊的受试者,这一原则有特殊的要求:某些特殊的受试群体(脆弱人群)特别容易受到伤害,因此需要特别保护。必须认识到那些经济和医学上处于劣势的人们的特别需求,应特别关心那些无能力同意或拒绝、那些可能无奈同意、那些本身不能从研究中受益以及那些对他们研究的同时还需提供医疗保健的人们。

(1) 以病人为受试者:应该认识到,病人在自愿参与人体试验时充满了很多"无奈",尤其是在临床实验性治疗中,病人往往是在常规的治疗手段无效或效果不明显的情况下才愿意接受试验的。所以,对于以病人为受试者的人体试验,研究人员应该以更加认真负责的态度对待试验和受试病人。要将试验严格限制在病人所患疾病的范围,任何离开或扩大试验范围的做法都是不合乎伦理的。

(2) 以犯人为受试者:在某些国家,研制新药通常是在囚犯中选择受试者,许多医药公司与囚犯还订立试验合同;在毒理学试验当中,犯人约占受试者的 80%—90%。以犯人为受试者,因其所处的弱势地位,很难说是自愿的,其健康权利非常容易受到侵犯。我国实行医学人道主义,应该充分保护犯人的健康权利。一般情况下,是不允许用犯人做试验的。即使使用犯人作为受试者,必须首先考察是否具备受试者的条件。

(3) 以儿童为受试者:有些试验(如某些儿童预防药物试验)只有在儿童身上进行才能取得有意义的结果。儿童正处于身心发育时期,而且还不能做出理智、全面的判断,是无行为能力或限制行为的人。因此,以儿童为受试者必须得到其监护人的同意,而且事先必须经过动物或成人试验证明其有益而无害。

儿科医师巴索洛米(Bartholome)提出以下伦理准则:试验方案经有关部门审核批准;试验有重要价值或提供有用知识;只有在儿童身上试验才能取得有意义的结果;不会有危害性或使其家庭生活引起不快;已在成年人身上进行过同样试验;确定无害;父母同意;试验者和受试者各保存一份同意书;试验在伦理道德监督机构的监督下执行。

2. 尊重动物福利原则

该原则要求实验者在医学实验过程中,应该保证让实验动物在康乐的状态下生存,在无痛苦的状态下死亡。

1822 年,人道主义者查理·马丁提出的《禁止虐待动物法令》在英国国会顺利通过。这部法令被称为"马丁法令",它是动物保护史上的一座里程碑。《世界医学协会赫尔辛基宣言》尽管是涉及人类受试者的医学研究伦理原则,但在其第 12 条明确规定:"为研究所使用动物的福利应给予尊重。"

国际上公认的动物福利包括五个方面,又被称为动物享有五大自由:① 生理福利,即无饥渴之忧虑;② 环境福利,即要让动物有适当的居所;③ 卫生福利,即减少和照料动物的伤病;④ 行为福利,即应保证动物表达天性的自由;⑤ 心理福利,即减少动物恐惧和焦虑的感受。

动物福利派[11]

动物福利派是动物保护运动者的理论背景之一。该派在并不反对人类对动物的广泛利用,但是主张人类在利用动物的过程中,应关注动物的生存状态,提供适当的生存条件,以将动物所受痛苦减少到最低程度的方式利用。比如,需要利用活体动物进行解剖试验,那么麻醉动物,减少被试验动物的痛苦感受,符合人道主义精神。如宰杀动物食用,采取快速无痛致死的方法,符合动物福利要求。在现实生活中,如果达到前述要求,那么利用动物进行科学实验、豢养动物食用,在道德上是可以接受的。该派强调,保护动物福利,仅提倡人道地对待动物是不够的,还需要制定严格的法律,防止残酷地对待动物行为,以刚性的法律为动物提供必要的保护。

在动物保护舆论的影响下,医学界从只关心人的利益到开始关注实验动物的福利,从漠视、逃避实验动物福利到寻求改善动物实验的方案,通过对待动物的善行以显现人类的德性。动物保护运动促使医学界寻求满足人类需要与同时善待动物的平衡点,尊重动物福利原则得以确立,其中具有较大影响的"3R"原则及其基本理念。

1959 年,英国的动物学家 William Russell 及微生物学家 Rex Burch 发表了关于动物实验的论文《人类实验技术的原则》,提出动物实验应坚持三项原则,被称为"3R"原则:即替代(Replacement)、减量(Reduction)与优化(Refinement)。随后逐渐得到世界范围内广大科技工作者的认同。随着生物科技的快速发展,人们对"3R"的理解不断深化,"3R"的概念也不断得到扩展,而且越来越深入人心。

① "替代"是指推广替代实验方法,减少非必要的动物实验。如使用离体技术,使用较低等的生物、免疫学的方法,运用生理反应的数学模式、人类疾病模式,运用电脑与互联网教学及数据的交换等。② "减量"是指鼓励

实验数据和资料的国内和国际分享,减少实验动物的使用数量。如通过统计方法的改进,减少动物的使用量;数据挖掘技术是动物实验药物减量上的新进展;通过综合利用已有的数据,避免了重复或不必要的实验。③"优化"是指优化实验方法、技术、内容和程序,避免给动物带来不必要的痛苦和伤害。首先对操作者进行训练以降低因技术不熟练导致的问题,其次是要求适当地使用镇痛剂、麻醉剂,减少实验过程中动物的痛苦。

目前国际生物医学杂志在刊用以实验动物为对象的研究论文时,审稿内容已经包括动物实验伦理方面:在进行该研究前,研究计划已获投稿者所属研究机构的伦理委员会审查通过;在论文中,实验者必须完整叙述动物麻醉及手术步骤,及动物没有遭遇不必要痛苦处置的证据;若实验须用动物的组织,研究者须提供人道地获得动物组织的过程与方法等。

3. 医学目的性原则

该原则要求实验研究的目的必须是为了研究人体的生理机制和疾病的原因、机理,通过促进医学科学的发展改善人类生存的环境,造福人类。

实验研究之前,必须严格审查其是否符合医学目的。凡是真正为了提高诊疗水平,改进诊疗措施,加深对疾病病因及机理的了解,以增进人类健康的人体试验就是合乎医学道德的,背离这一目的就是不道德的。只有符合医学目的的实验研究才是合乎伦理的。从这一意义上看,医学目的性原则是实验研究合乎伦理的必要条件。而出于政治军事、经济、个人成功等非医学目的的实验研究,要么已经被历史证明是严重违背人类伦理的,要么需要进行伦理评估。

只有出于医学目的的人体试验才是合乎道德的,如案例 11-1 和案例 11-2 所示,出于政治、军事等非医学目的的人体试验,是严重违背人类伦理的。战后,这些惨无人道的非医学目的的人体试验被揭露了出来,震动了整个世界,受到强烈的道德谴责。

在现实医学科研实践中,医学目的往往与其他目的交织在一起。有的医学科研人员把进行人体试验作为自己实现其个人价值的手段。如有的为了获得更多的试验数据,有的为了提高自己的学术地位和影响;有的医学科研机构,尤其是医药公司的医药开发机构研制新药或医疗器械设备的重要目的是追求经济效益。

应该承认,医学科研人员追求自我价值的实现,医药企业追求经济效益也是合情合理的。但医学目的性原则的要求是,科研人员必须把实现自我价值的目的、医药公司及其科研人员必须把追求经济效益的目的与医学目的性原则有机地统一起来,把医学目的性原则作为前提和必要条件;那种忽视医学目的性原则,而单纯追求个人自我价值实现和经济效益的行为是违背医学伦理的。

医学目的性原则是人体试验研究合乎伦理的必要条件,但并非充分条件。维护受试者健康利益原则的首要性和至上性,决定着在具体的人体试验中,在面对受试者健康利益与科学发展和社会利益之间伦理矛盾的时候,必须使医学目的性原则服从于维护受试者健康利益原则。《赫尔辛基宣言》明确指出:"在涉及人体对象的医学研究中,应优先考虑人体对象的健康幸福,其次考虑科学和社会的利益。"如果把医学目的作为最终目的,为医学而医学,其结果往往会误入歧途,忽视或无视试验手段的正当性,导致对受试者的伤害。

4. 知情同意原则

该原则要求人体试验研究者要尊重受试者的知情权和同意权。受试者有权了解人体试验研究的目的、方法、经费来源、任何可能的利益冲突、科研工作者与其他单位之间的从属关系、课题预计的好处以及潜在的风险和可能造成的痛苦等信息,并在此基础上自主、理性地表达同意或拒绝参加人体试验,而且在研究过程中任何时间有权推翻同意意见而退出并不会被报复。

知情同意有书面和口头两种形式,一般情况应采用书面形式的知情同意。无法获得书面知情同意的,应当事先获得口头知情同意,并提交获得口头知情同意的证明材料。它是"尊重原则"在涉及人的生物医学研究中的贯彻。

(1)"知情"的要求:研究者要向受试者提供关于人体试验的真实、足够、完整的信息,而且要使受试者对这些信息有着正确的理解,并可以根据这些信息作出理性判断。相反,提供虚假、片面的信息,提供的信息使受试者无法理解、难以进行理性判断,是不符合知情同意原则的。在案例 11－8 中,医生和研究人员在开始治疗时因一些患者听说是研究就不愿参加,就没有告诉患者这是一项研究,而是常规的治疗。因此,不符合知情同意要求。

研究者提供的基本信息应该包括:① 受试者参加研究的目的和方法;② 受试者参加研究的时间;③ 研究最终将会给受试者和其他人带来的收益;④ 参加研究会给受试者带来的可预见的风险和不适;⑤ 对受试者可能给予的有益的替换治疗方法;⑥ 对能够识别出受试者的资料的保密程度;⑦ 研究者为受试者提供医疗服务责任的大小;⑧ 对因研究而导致的某些伤害所提供的免费治疗;⑨ 对因研究而导致的残疾或死亡,将为受试者本人、受试者家庭或其亲属提供赔偿;⑩ 受试者有权自由拒绝参加研究,可以在不被惩罚、不失去应得到利益的情况下,随时退出研究;⑪ 视具体情况向受试者告知的情况:选择他作为受试者的特殊理由,研究设计的某些特征(例如双盲法、对照组、随机抽样)等。

(2)"同意"的要求:① 受试者必须具有同意的能力。确定受试者是否具有自主同意能力,一般考虑如下两个可操作的因素:首先是年龄,即考察受试者的智力状况能否胜任这种"同意"决策。是否同意参加人体试验,对于受试者来讲是极其严肃的重大决定,我们建议 18 周岁以上的人才具有同意能力,18 周岁以下则不具有同意能力;其次是精神状况,即精神状况是否胜任这种"同意"决策,是否有昏迷、痴呆等精神障碍。② 受试者必须是自主、自愿的同意。

《纽伦堡法典》指出:"受试者的自愿同意绝对必要",这意味着接受试验的人有同意的合法权利,应处于有选择自由的地位,不受任何势力的干涉、欺瞒、蒙蔽、挟持、哄骗或者其他某种隐蔽形式的压制或强迫。《赫尔辛基宣言》指出,除非受试验者已被说服同意参加,对在试验工作过程中所遇风险或出现偶然性事故的可预防的情况有所了解,否则,就不能进行人体试验。所以,一切临床或非临床的人体试验应该在试验前将试验目的、预期效果、可能出现的后果及危险、试验者将采取的医疗保护措施等,对受试者详加说明,取得受试者的自愿同意后,可进行试验。这样做不仅是遵守了国际通行的医学法规,保护了受试者的利益,同时也尊重了人的基本权益和尊严。我国《执业医师法》规定:"医师进行实验性临床医疗,应当经医院批准并征得患者本人或者其家属同意。"

(3) 有关知情同意的特殊处理:在涉及人的生物医学研究中,贯彻知情同意原则是非常复杂的。例如,当受试者不具有知情同意能力,而又有作为受试者之必要时,需要由他人代理知情同意;在特殊情况下,可以免除知情同意。

知情同意的代理:对于无行为能力或限制行为能力的受试者,如婴幼儿患者、少年儿童患者、智残患者、精神病患者、休克病人等,其知情同意由其家属或监护人代行。我国知情同意权代理人的先后顺序应为:首先为配偶、父母与子女;其次为家庭其他成员;再次是病人委托的其他人员。

知情同意的免除:为促进急救医学的发展,以危重病人作为受试者也是必要的。因为从科学角度上看,临床急救方面的人体试验研究最好由危重病人做受试者,但是在治疗过程中往往无法及时获得其知情同意。为此,在 1996 年,美国食品药品管理局提出了"免除知情同意"的新理念,并规定了严格的条件:病人处于危及生命的状态,现有的治疗方法并非最佳;无法获得知情同意;有可能使病人直接受益;不免除知情同意就无法进行研究;研究方案定义了一个治疗视窗,如果不在该视窗内获得知情同意则研究无法进行;研究过程已由伦理委员会同意;对研究已向公众进行了说明;与社区代表进行了协商。规定强调保护危重病受试者,保证他们从实验性治疗中直接受益。为此,不允许危重病人参与比标准治疗有更多风险的研究;如果可以辨识出不愿参加者,必须慎重对待。国外的这些有益探索值得我国借鉴。

5. 科学性原则

该原则要求实验研究的设计、过程、报告和评价等必须符合普遍认可的科学原理,要使实验的整个过程,自始至终有严密的设计和计划。科学性原则是由医学实验是一种科学研究活动所决定的。

医学实验必须建立于对科学文献和其他相关来源信息十分熟悉的基础上。人体试验还需在适当的实验室和动物实验的基础上,由科学上合格的人员来承担,并在临床上胜任的医生监督下进行。科学地制定相应的具体实施准则,寻找较安全的、合理的途径和方法。

缺乏科学依据的治疗方法危害很大。20世纪50年代,前苏联的组织疗法在我国推广使用。有些医生用它来治疗肺炎,导致病人死亡。"文革"期间公众中出现例如鸡血疗法、甩手疗法、红茶菌疗法、气功疗法等,并没有经过动物实验和人体试验。有赤脚医生仿效神农尝百草,结果中毒身亡。一些制药厂刊登广告,利用个别病人和医生的有利反应,诱使人们使用他们生产的没有经过实验研究的药物。[12]

（1）实验设计必须严谨科学:设计前必须充分了解相关文献资料,在此基础上,实验设计符合随机、对照、重复和均衡等科学原则,实验程序的设计应得到科学的说明等。

（2）人体试验必须以动物实验为基础:经过动物实验并获得真实的充分科学依据,才能推向人体试验阶段。对于不治之症或垂危病人,在没有有效疗法的情况下,为了挽救病人的生命,在病人或家属同意的前提下,可考虑用未经动物实验的新药、新技术进行实验性治疗。采用实验性医疗手段,需要采取更加慎重和科学的态度。人体试验一般经过如下过程:理论探讨→动物实验→健康人试验→临床病人试验。

（3）人体试验结束后应作出科学报告:实验者在所做的实验完成后应当进行总结,得出科学的报告。在报告中,要尊重实验所得的各种事实和数据,力求数据的完整、准确、无误,忠于事实、忠于结果,所得科研资料要妥善保管;任意篡改事实和数据、欺瞒造假、捏造实验过程,都是不道德的。

（4）正确认识和使用对照实验:采用对照实验方法是科学性原则的特殊要求。人体试验既受试验条件和机体内在状态的制约,也受社会文化、心理、习俗等因素的影响。设置对照组,进行科学对照,是为了消除偏倚和主观偏因,客观而正确地判断试验效应。在进行对照试验时,要特别注意对照组和试验组的齐同性和可比性。具体要求如下:

首先,分组要随机:应该将不同的年龄、性别、民族、文化、社会地位等受试对象随机分到试验组或对照组,决不能有意将可能治愈的病人分到试验组,将治愈可能较小的患者分到对照组。如果弄虚作假,不仅不可能得出正确的科学结论,而且其行为是不符合科学道德的。

其次,正确认识和使用对照法:2008 年版《赫尔辛基宣言》提高了对照实验的道德要求。规定一种新干预措施的益处、危险、负担、有效性等,必须与当前被证明最佳干预措施进行对照试验(即所谓的"阳性对照"),除非在下列情况下可以排除:① 在当前没有被证明有效的干预措施情况下,研究中使用安慰剂,或无治疗处理,是可以接受的;② 在紧迫情况及科学上有充足的理由相信,使用安慰剂是必要的,以便确定一种干预措施的功效或安全性,而且使用安慰剂或无治疗处理的患者,不会受到任何严重或不可逆转伤害危险的情况下。对这种选择必须极其谨慎以避免滥用。

安慰剂是一种外观性状与试验药物完全相同,但没有实际可能效果的物质。安慰剂对照可以排除受试者主观感觉和心理因素等偏因对试验效应的影响。使用安慰剂不是对患者的欺骗,而是对广大患者真正负责的做法。这是因为:第一,安慰剂对照一般被严格限制在不损伤患者利益的范围内,即用于病情比较稳定、在相当长时间内不会发生危险、不延误治疗时机、不至于带来不良后果的患者。第二,经研究证明,安慰剂虽然没有药理作用,但在心理上确有一定效果。第三,安慰剂对照组和试验组处于同等道德处境。因为在人体试验前任何药物和方法的效果只是一种估计。[13]

最后,正确认识和使用"盲法":"盲法"有单盲、双盲和三盲之分:"单盲"只是受试者被盲,受试者不知道是自己将被分配在治疗组或对照组;"双盲"是受试者和观察者双方均不知道谁将被分配在治疗组或对照组;"三盲"是受试者、观察者和负责资料收集和分析人员都不了解谁将被分配在治疗组或对照组。"盲法"是防止人体试验过程中测量性偏倚的重要手段:"单盲"可以避免来自受试者主观因素的偏倚;"双盲"可以有效地避免来自观察者和受试者双方的偏倚;"三盲"更能有效地避免偏倚。"盲法"是一种科学方法,是科学性原则的要求。

"盲法"与知情同意[14]

有一种观点认为,使用"盲法"由于无法告诉受试者是否使用试验药物或方法,违背了知情同意原则;使用安慰剂会贻误对病人的治疗,违背了有利无伤原则。应当指出的是,"盲法"和人体试验的知情同意原则是不矛盾的。"盲法"仅仅不告知受试者到底谁将分配到治疗组、谁将分配到对照组,但前提需要告知受试者使用"盲法",在取得同意的情况下才能进行。而且"盲法"是以受试者利益不受侵害为前提的,并不构成对受试者利益的伤害。

因此,采用"安慰剂盲法对照"应遵循如下具体道德要求:受试者经确诊病症不严重;安慰剂应是中性的无效药,暂停常规治疗不至于恶化病情或错过治疗时机;患者要求中断或停用试验药物时应尊重其意见;出现恶化苗头时,应立即停止试验并采取补救措施;而且由于实验者处于"盲"的地位,对试验组和对照组会给予同样无偏的医疗照顾,这就保证了试验结果的科学性。

6. 公平公正原则

该原则要求人体试验应该公平合理地选择受试者,该原则既表现在过程方面,又表现在结果方面。它是"公正原则"在涉及人的生物医学研究中的贯彻。

首先,受试者的纳入和排除必须是公平合理的。受试者的选择应该有明确的医学标准,即要有适应症和禁忌症,通过医学标准确定到底哪些人适合参加试验,哪些人不适合参加试验。不允许用非医学标准来选择或排除受试者。

选择脆弱人群(如儿童、孕妇、智力低下者、精神病人、囚犯以及经济条件差和文化程度很低者等)作为受试者,既要考虑到他们可能从人体试验中获益,也必须考虑如何使他们在人体研究中不至于被人利用。因为脆弱人群是容易受伤害且不能保护自己权利和利益的人。

美国人体受试者使用的历史[15]

"二战"后,在美国医学界发生的系列违背医学伦理的丑闻被揭露出来。美国因此把"公平原则"理解为试验的负担和收益在不同人群中要公平地分布。强调对脆弱人群应保护以免承担不公平的负担,并保证他们能平等受益。为此,政府还成立"试验风险保护办公室"。

非常有趣的是,到了80年代,新的观点取代了60年代的观点。研究中的新药和新仪器被描写为"很有前途的新治疗手段"。参加试验被认为是有益的,它不仅使病人有机会接触研究的新药或新技术,而且被恰当地看作能为受试者所代表的人群带来利益。以前要用"公平原则"保护脆弱人群承担过重的试验负担,而现在却要用同样原则来保护脆弱人群,以便有同等的机会参与临床试验和其他研究。

其次,受试者参与研究有权利应该得到公平合理的回报。受试者参与人体试验是对科学研究的支持,因此,我们应该给予公平合理的对待。

医学研究只有当研究结果有可能有益于参与研究的人们时才是合理的。研究结束时应确保每个参加试验的病人能够利用研究所证实的最好的预防、诊断和治疗方法。换言之,对于病人受试者而言,重要的不是去分一杯羹,只是能够在有生之年分享研究的实际成果。在不需要支付昂贵的费用就能够让自己的病情得到预防、诊断或治疗。参与临床药物研究时,受试者服用试验药物都需是免费的。对照组的受试者如果需要,在试验结束时有权利同样免费地使用试验药物。

7. 伦理审查原则

该原则要求动物实验需要动物伦理审查以保证对动物福利的尊重;人体试验的设计、开展,必须接受独立于资助者、研究者之外的伦理委员会的审查,以保证涉及人的生物医学研究遵循维护受试者利益、医学目的性、科学性、知情同意和公平合理等实体性伦理原则。

上述1—6个伦理原则被称为实体性伦理原则。区别于这些实体性原则,"伦理审查原则"是一个程序性伦理原则。确定程序性伦理原则,有利于上述实体性伦理原则的实现。建立伦理审查委员会,并由委员会对该研究项目进行审查,是尊重实验动物福利,保护人体受试者的健康、利益和权利,保证动物实验和涉及人的生物医学研究合乎伦理的一个重要机制。

动物实验应该提交给研究者所在单位的实验动物伦理审查委员会进行审查。委员会审查动物实验的必要性,对实验目的、预期利益与造成动物的伤害、死亡进行综合的评估,禁止无意义滥养、滥用、滥杀实验动物,制止没有科学意义和社会价值或不必要的动物实验,以保证实验动物的福利,以及加强对实验动物的保护。

涉及人的生物医学研究者,应将拟进行的人体试验设计出一个较为完整的报告,其中要特别表明:试验的目的、计划、步骤、现实意义、受试者情况、可能的风险以及安全保护措施等。该方案应上报给专门任命的伦理审查委员会以考虑、评论和指导。这个委员会必须独立于研究者、资助者或不受其他不适当的影响。这个独立的委员会应遵守试验研究所在国的法律和行政管理条例。委员会有权利监督试验的进程。科研工作者有义务向委员会提供有关需要监督信息,特别是严重的不良反应或事件。研究者也应把有关资助、赞助单位、研究机构的附属关系、其他潜在的利益冲突以及对受试者的奖励办法提交给委员会审查。

四、如何接受伦理审查

(一)审查组织:伦理审查委员会

1. 伦理审查委员会及其成立

伦理审查委员会是由不同学科专家、人士组成的,对动物实验研究和涉及动物的生物医学研究进行科学审查和伦理审查的组织。它还有"医学伦理专家委员会"、"生命伦理委员会"、"医学伦理委员会"、"机构审查委员会(IRB)"、"医院伦理委员会"等不同称谓。

美国是提出和建立伦理委员会最早的国家。20 世纪 20 年代,美国就出现了一些审议绝育、流产、人体试验等问题的特殊委员会。它们主要在伦理评议、论证方面起作用,并没有产生更大的社会影响。

当代生命科技的发展及其在临床的运用,带来了诸如人工授精、体外受精、无性生殖、变性手术、人体器官移植、有缺陷新生儿的处置、安乐死等一系列社会伦理问题,如何解决这些生命医学伦理难题,促使了伦理委员会的诞生。

第二次世界大战期间及其之后的人体试验研究的历史教训,促使人们认识到成立伦理审查委员会,并对涉及人的生物医学研究进行审查是保证生物医学研究合乎伦理的重要机制。世界医学协会的《赫尔辛基宣言》在第十三条中对此进行了明确的规定,世界卫生组织和世界医学组织理事会的《涉及人的生物医学研究的国际伦理准则》对此进行了进一步阐释。联合国教科文组织科学与技术伦理司还发布两个指南:《指南1:建立生命伦理委员会》与《指南2:生命伦理委员会的运作:程序与政策》。有关国际组织,许多国家、政府及其卫生行政机构、医疗机构、医学科研机构等纷纷成立伦理委员会。

1989年成立的国际人类基因组组织(HUHO),建立了伦理、法律和社会委员会(ELSI),该委员会后改名为伦理委员会。1993年联合国教科文组织成立的国际生命伦理委员会,是联合国系统中从事生命伦理讨论和应用的咨询机构。

2000年,为规范医学科技行为,保护受试者和研究者的合法权益,强化法制观念,我国卫生部成立了"卫生部医学伦理专家委员会"。委员会的职责是负责行业科技发展中有关伦理问题的咨询和审查,并于2007年对该委员会人员进行了调整,该委员会于1998年制定了《医学伦理审查指导》。卫生部于2007年颁布实施《涉及人的生物医学研究伦理审查办法(试行)》。该办法规定成立伦理委员会,加强对伦理审查的监督管理,是涉及人的生物医学研究伦理审查的关键。

近年来,为适应国际实验动物伦理审查的需要,国家科技部颁布实施《实验动物管理条例》,有些地方和科研机构颁布"实验动物福利伦理审查指南"和"伦理审查办法",已经开展有关科研项目的申请、开展和研究成果发表过程中的实验动物伦理审查工作。

我国卫生部设立医学伦理专家委员会,省级卫生行政部门设立本行政区域的伦理审查指导咨询组织,开展涉及人的生物医学研究和相关技术应用活动的机构,包括医疗卫生机构、科研院所、疾病预防控制和妇幼保健机构等,设立机构伦理委员会。

新调整的卫生部医学伦理专家委员会由17人组成,由公共卫生、哲学、法律、医学伦理学、中国医学史、药理学、卫生统计学、生物医学工程、神经及精神病学、儿科学等学科专家组成。

机构伦理委员会的委员由设立该伦理委员会的部门或者机构在广泛征求意见的基础上,从生物医学领域和管理学、伦理学、法学、社会学等社会科学领域的专家中推举产生,人数不得少于5人,并且应当有不同性别的委员。少数民族地区应考虑少数民族委员。机构伦理委员会委员任期5年,可以连任。伦理委员会设主任委员一人,副主任委员若干人,由伦理委员会委员协商推举产生,可以连任。

2. 伦理审查委员会的职责、权限和义务

卫生部和省级卫生行政部门设立的伦理委员会,主要针对重大伦理问题进行研究讨论,提出政策咨询意见,必要时可组织对重大科研项目的伦理审查;对辖区内机构伦理委员会的伦理审查工作进行指导、监督。

机构伦理委员会主要承担伦理审查任务,对本机构或所属机构涉及人的生物医学研究和相关技术应用项目进行伦理审查和监督;也可根据社会需求,受理委托审查;同时组织开展相关伦理培训。

机构伦理委员会的审查职责包括:① 审查研究方案,维护和保护受试者的尊严和权益;② 确保研究不会将受试者暴露于不合理的危险之中;③ 对已批准的研究进行监督和检查,及时处理受试者的投诉和不良事件。

机构伦理委员会的权限包括:① 要求研究人员提供知情同意书,或者根据研究人员的请求,批准免除知情同意程序;② 要求研究人员修改研究方案;③ 要求研究人员中止或结束研究活动;④ 伦理委员会按照伦理原则自主做出决定,不受任何干扰;对研究方案做出批准、不批准或者修改后再审查的决定。

伦理委员会接受本行政区域和国家卫生行政部门的监督和管理,伦理委员会委员应当为接受伦理审查的研究项目保密,审查结果应当及时传达或者发布。

(二) 伦理审查的标准

1. 国家法律、法规和规章的规定

伦理委员会对违反国家法律、法规和规章的科研项目提出的伦理审查申请不予受理。对动物实验研究和涉及人的生物医学研究的伦理审查,应当遵守国家法律、法规和规章的规定,遵守社会公共道德。这些法律包括宪法、法律、法规,尤其是动物实验和涉及人的生物医学研究的法律、法规及规章。如《中华人民共和国执业医师法》《医疗机构管理条例》《涉及人的生物医学研究伦理审查办法(试行)》《实验动物管理条例》。其中,《中华人民共和国动物保护法》正在进行专家起草、征求民意工作。

2. 公认的生命伦理原则

公认的生命伦理原则包括尊重原则(其中包括尊重自主、知情同意、保密和保护隐私等);不伤害原则(包括首先考虑到对受试者的伤害、进行风险/受益以及伤害/受益的评估、最大限度地降低伤害等);有利原则(包括确有助益、效用原则等);公正原则(包括基本权利完全平等、非基本权利比例平等以及补偿原则等)。

实验研究的伦理原则包括:维护受试者利益原则、尊重动物福利原则、医学目的性原则、科学性原则、知情同意原则、公平合理原则和伦理审查原则等。

3. 具体规范

(1)动物实验伦理规范:① 保护实验动物:禁止无意义滥养、滥用、滥杀实验动物。制止没有科学意义和社会价值或不必要的动物实验;优化动物实验方案,减少不必要的动物使用数量;在不影响实验结果的科学性、可比性情况下,采取动物替代方法。② 尊重动物福利:保证实验动物生存时包括运输中享有最基本的权利,享有免受饥渴、生活舒适自由,享有良好的饲养和标准化的生活环境,各类实验动物管理要符合该类实验动物的操作技术规程。③ 善待动物:防止或减少动物的应激、痛苦和伤害,尊重动物生命,制止针对动物的野蛮行为,采取痛苦最少的方法处置动物。④ 综合性科学评估:审查工作应该保持独立、公正、科学、民主、透明、不泄密,不受政治、商业和自身利益的影响;各类实验动物的应用或处置必须有充分的理由为前提;在全面、客观地评估动物所受的伤害和应用者由此可能获取的利益基础上,负责任地出具实验动物或动物实验伦理审查报告。

(2)涉及人的生物医学研究伦理审查的具体规范包括:① 自主与知情同意:尊重和保障受试者自主决定同意或者不同意受试的权利,严格履行知情同意程序。不得使用欺骗、利诱、胁迫等不正当手段使受试者同意受试,允许受试者在任何阶段退出受试。② 受试者至上:对受试者的安全、健康和权益的考虑必须高于对科学和社会利益的考虑,力求使受试者最大程度受益和尽可能避免伤害。③ 经济减免:减轻或者免除受试者在受试过程中因受益而承担的经济负担。④ 隐私与保密:尊重和保护受试者的隐私,如实将涉及受试者隐私的资料储存和使用情况及保密措施告知受试者,不得将涉及受试者隐私的资料和情况向无关的第三者或者媒体透露。⑤ 免费治疗与赔偿:确保受试者因受试受到损伤时得到及时免费治疗,并得到相应的赔偿。⑥ 脆弱人群的特殊保护:对于丧失或者缺乏能力维护自身权利和利益的受试者(脆弱人群),包括儿童、孕妇、智力低下者、精神病人、囚犯以及经济条件差和文化程度很低者,应当予以特别保护。

(三) 伦理审查的内容

1. 科学审查与伦理审查

伦理审查主要包括科学和伦理两个方面。科学审查之必要,是因为不科学的研究计划必然也不合伦理,而且科学性与安全性和有效性往往是结合在一起的,而安全性和有效性与不伤害和有利伦理原则紧密相连。

伦理审查是审查之重点,主要审查研究的设计、进程以及研究的统计与处理是否符合国家法律、法规和规章的规定,是否符合公认的生命伦理原则,是否符合涉及人的生物医学研究伦理审查的具体原则等。

2. 伦理审查的具体内容

① 研究者的资格、经验是否符合试验要求;② 研究方案是否符合科学性和伦理原则的要求;③ 受试者可能遭受的风险程度与研究预期的受益相比是否合适;④ 在办理知情同意过程中,向受试者(或其家属、监护人、法定代理人)提供的有关信息资料是否完整易懂,获得知情同意的方法是否适当;⑤ 对受试者的资料是否采取了保密措施;⑥ 受试者入选和排除的标准是否合适和公平;⑦ 是否向受试者明确告知他们应该享有的权益,包括在研究过程中可以随时退出而无须提出理由且不受歧视的权利;⑧ 受试者是否因参加研究而获得合理补偿,如因参加研究而受到损害甚至死亡时,给予的治疗以及赔偿措施是否合适;⑨ 研究人员中是否有专人负责处理知情同意和受试者安全的问题;⑩ 对受试者在研究中可能承受的风险是否采取了保护措施;⑪ 研究人员与受试者之间有无利益冲突。

(四) 伦理审查的程序

1. 申请

(1) 申请:涉及人的生物医学研究项目应该向伦理委员会提出申请,申请者需要提交如下材料:① 伦理审查申请表;② 研究或者相关技术应用方案;③ 受试者知情同意书。同时,必须得到受试者的知情同意。

动物实验研究项目应该向伦理委员会提交"伦理审查申请表"。

(2) 重新申请:当项目的实施程序或者条件发生变化时,必须重新获得受试者的知情同意,并重新向伦理委员会提出伦理审查申请。

2. 审查

伦理委员会根据伦理审查标准,通过上述提交的材料,对研究项目的科学方面和伦理方面进行具体审查。

通过审查,可以做出"批准"、"不批准"或者"作必要修改后再审查"的决定。伦理委员会做出的决定应当得到伦理委员会三分之二委员的同意。伦理委员会的决定应当说明理由。对于预期损害或不适的发生概率和程度不超过受试者日常生活或者常规治疗可能发生的概率和程度的项目(即小于最低风险的项目),可由伦理委员会主席或者由其指定一个或几个委员进行审查。

申请项目经伦理委员会审查批准后,在实施过程中进行修改的,应当报伦理委员会审查批准。在实施过程中发生严重不良反应或者不良事件的,应当及时向伦理委员会报告。

3. 回避

伦理委员会委员与申请项目有利益冲突的,应当主动回避。无法回避的,应当向申请人公开这种利益。

(五) 伦理审查的监督管理

1. 监督管理的内容

各级卫生行政部门应将涉及人的生物医学研究伦理审查工作纳入科研管理工作范畴。其具体内容包括:① 开展涉及人的生物医学研究的机构是否按要求设立伦理委员会;② 机构的伦理委员会是否按照伦理审查原则实施伦理审查;③ 伦理审查内容和程序是否符合要求;④ 伦理审查结果执行情况,有无争议。

2. 监督管理的管辖

卫生部对全国的伦理委员会实行宏观管理,建立健全伦理审查规章制度,研究制订有关政策。省级的卫生行政部门对本行政区域内的伦理委员会的伦理审查工作负有监督管理的责任。

境外机构或个人在中国境内进行涉及人的生物医学研究,其研究方案已经经过所在国家或者地区的伦理委员会审查的,还应当向我国依照本办法设立的伦理委员会申请审核。

3. 研究人员的责任

对涉及人的生物医学研究项目进行结题验收时,应当要求项目负责人出具经过相应的伦理委员会审查的证明。在学术期刊发表涉及人的生物医学研究成果时,研究人员应出具该项目经过伦理委员会审查同意的证明。

研究人员发生违反伦理原则的行为,研究项目负责人所属单位以及卫生行政部门均有权给予相应处罚,并进行公开批评,取消获得奖励的资格;

视情节轻重中止科研项目的实施,触犯国家法律的,移交司法机关处理。

(六) 文本举例:伦理审查申请材料和批件

1. 涉及人的生物医学研究伦理审查申请书

××大学涉及人的医学研究项目伦理审查

申　请　书

××大学医学伦理委员会:

　　兹将拟申报项目(或项目)＿＿＿＿＿＿＿＿＿＿＿＿＿＿＿＿＿＿＿ 提交贵
委员会,请予以伦理审查。

第一部分　项目基本情况

1. 研究项目名称:＿＿＿＿＿＿＿＿＿＿＿＿＿＿＿＿＿＿＿＿＿＿＿＿

2. 项目负责人:＿＿＿＿＿＿＿＿＿＿＿＿＿＿＿＿＿＿＿＿＿＿＿＿＿

　　主要参与人:＿＿＿＿＿＿＿＿＿＿＿＿＿＿＿＿＿＿＿＿＿＿＿＿＿

　　联系人:＿＿＿＿＿＿　办公电话:＿＿＿＿＿＿　手机:＿＿＿＿＿＿

　　电子邮箱:＿＿＿＿＿＿＿＿＿＿＿

3. 研究场所:＿＿＿＿＿＿＿＿＿＿＿＿＿＿＿＿＿＿＿＿＿＿＿＿＿＿

4. 研究起止时间:＿＿＿＿＿＿＿＿＿＿＿＿＿＿＿＿＿＿＿＿＿＿＿＿

5. 项目资金来源:＿＿＿＿＿＿＿＿＿＿＿＿＿＿＿＿＿＿＿＿＿＿＿＿

第二部分　研究计划方案

6. 科学依据和背景(包括相关研究结果与动物实验结果):
　　＿＿＿＿＿＿＿＿＿＿＿＿＿＿＿＿＿＿＿＿＿＿＿＿＿＿＿＿＿＿＿
　　＿＿＿＿＿＿＿＿＿＿＿＿＿＿＿＿＿＿＿＿＿＿＿＿＿＿＿＿＿＿＿
　　＿＿＿＿＿＿＿＿＿＿＿＿＿＿＿＿＿＿＿＿＿＿＿＿＿＿＿＿＿＿＿

7. 研究目的:
　　＿＿＿＿＿＿＿＿＿＿＿＿＿＿＿＿＿＿＿＿＿＿＿＿＿＿＿＿＿＿＿
　　＿＿＿＿＿＿＿＿＿＿＿＿＿＿＿＿＿＿＿＿＿＿＿＿＿＿＿＿＿＿＿
　　＿＿＿＿＿＿＿＿＿＿＿＿＿＿＿＿＿＿＿＿＿＿＿＿＿＿＿＿＿＿＿

8. 受试者数目、招募方式及纳入/排除标准:
　　＿＿＿＿＿＿＿＿＿＿＿＿＿＿＿＿＿＿＿＿＿＿＿＿＿＿＿＿＿＿＿
　　＿＿＿＿＿＿＿＿＿＿＿＿＿＿＿＿＿＿＿＿＿＿＿＿＿＿＿＿＿＿＿
　　＿＿＿＿＿＿＿＿＿＿＿＿＿＿＿＿＿＿＿＿＿＿＿＿＿＿＿＿＿＿＿

9. 研究方法(包括试验期限、进度,统计分析方法,以及对受试者的副作用如何
　　处理):
　　＿＿＿＿＿＿＿＿＿＿＿＿＿＿＿＿＿＿＿＿＿＿＿＿＿＿＿＿＿＿＿
　　＿＿＿＿＿＿＿＿＿＿＿＿＿＿＿＿＿＿＿＿＿＿＿＿＿＿＿＿＿＿＿
　　＿＿＿＿＿＿＿＿＿＿＿＿＿＿＿＿＿＿＿＿＿＿＿＿＿＿＿＿＿＿＿

---

10. 研究对象的选定

    10.1 招募范围   健康者□   病人□

    10.2 是否对研究对象说明研究目的?   是□   否□

11. 知情同意

    11.1 将以何种形式获得研究对象的同意?   书面□   口头□

        11.1.1 不能以书面方式表达的原因:＿＿＿＿＿＿＿＿＿＿

        11.1.2 由谁来向研究对象说明实验目的和要求:＿＿＿＿＿＿

        11.1.3 是否在必要时提供口头翻译?   是□   否□

    11.2 如果研究对象(譬如儿童)不能表达意愿,将由谁来做决定?

＿＿＿＿＿＿＿＿＿＿＿＿＿＿＿＿＿＿＿＿＿＿＿＿＿＿＿＿＿＿＿

12. 保密

    12.1 在研究期间及研究完成后,谁有权使用原始数据?

＿＿＿＿＿＿＿＿＿＿＿＿＿＿＿＿＿＿＿＿＿＿＿＿＿＿＿＿＿＿＿

    12.2 原始数据及资料如何保管?

＿＿＿＿＿＿＿＿＿＿＿＿＿＿＿＿＿＿＿＿＿＿＿＿＿＿＿＿＿＿＿

    12.3 在论文或研究报告等研究成果中是否保证不公开个人姓名及足以让人

           识别出受试者身份的信息?   是□   否□

13. 风险评估

    13.1 此研究是否可能导致对研究对象的精神伤害? 是□   否□

           此研究是否可能导致对研究对象的躯体伤害? 是□   否□

           此研究是否会增加研究对象的额外经济负担? 是□   否□

    13.2 研究如果导致伤害,如何处理?

＿＿＿＿＿＿＿＿＿＿＿＿＿＿＿＿＿＿＿＿＿＿＿＿＿＿＿＿＿＿＿

    13.3 此研究是否涉及个人隐私?   是□   否□

           如果涉及个人隐私,如何处理?

＿＿＿＿＿＿＿＿＿＿＿＿＿＿＿＿＿＿＿＿＿＿＿＿＿＿＿＿＿＿＿

    13.4 此研究是否涉及以下特殊研究对象?

           子宫中胎儿   是□   否□

           无法成活的胎儿/流产的胎儿   是□   否□

           婴儿(0—1岁)   是□   否□

           儿童(1—13岁)   是□   否□

           少年(13—18岁)   是□   否□

           孕妇/哺乳期妇女   是□   否□

           老人(60岁以上)   是□   否□

　　　　心智不全者　　　　　　　　　　　　　是□　　否□

如果涉及以上特殊研究对象,说明理由: ＿＿＿＿＿＿＿＿＿＿＿＿＿＿

如果涉及以上特殊研究对象,说明将如何采取特殊保护措施: ＿＿＿＿＿＿＿

第三部分: 其他

14. 利益:

　　14.1　研究是否可能给社会带来益处?　　　　　是□　　否□

　　14.2　研究是否给研究对象带来直接利益?　　　是□　　否□

　　14.3　给研究对象支付的补偿性报酬,是否足以对之造成经济上的诱导?

　　　　　　　　　　　　　　　　　　　　　　　是□　　否□

15. 潜在的危害:

　　15.1　研究是否存在潜在危害?　　　　　　　　是□　　否□

　　15.2　如果存在潜在危害,采取哪些预防措施?

＿＿＿＿＿＿＿＿＿＿＿＿＿＿＿＿＿＿＿＿＿＿＿＿＿＿＿＿＿＿＿＿＿＿

＿＿＿＿＿＿＿＿＿＿＿＿＿＿＿＿＿＿＿＿＿＿＿＿＿＿＿＿＿＿＿＿＿＿

　　15.3　是否给研究对象提供研究人员电话,以备咨询?　是□　　否□

16. 研究人员保证:

　　16.1　遵守世界医学协会(WMA)通过《赫尔辛基宣言》(2008年修订版)所阐述的原则,世界卫生组织(WHO)国际医学科学理事会(CIOMS)合作的《涉及人的生物医学研究的国际伦理准则》(2002),以及联合国教科文组织(UNESCO)《世界人类基因组与人权宣言》(1997)等规定的伦理要求。

　　遵循国家食品药品监督管理局的《药物临床试验质量管理规范》(2003年9月1日和卫生部的《涉及人的生物医学研究伦理审查办法(试行)》(2007年1月11日)。

　　16.2　我们将尊重伦理委员会对本项目研究提出伦理建议,在研究工作进程中如发现涉及研究对象风险或不曾预料到的问题,随时与伦理委员会进行沟通。

　　16.3　我们将保守研究对象的个人隐私,做好保密工作,所有原始数据,相关文件材料,作机要档案保管,至少在研究结束后保管三年以上。

　　16.4　我们在研究过程中保存精确记录,以备检查总结。

　　　　　　　　　　　　　　　　　　　项目负责人(签名):

　　　　　　　　　　　　　　　　　　　　　职务:

　　　　　　　　　　　　　　　　　　　申请单位:

　　　　　　　　　　　　　　　　　　　　　时间:

2. 受试者知情同意书(样本举例)

试验项目名称:	
研究单位:	电话:
试验主持人:	职称:
协同主持人:	职称:
紧急联系人:	紧急联系电话:
自愿受试者姓名:	病历号:
性别:	年龄:
通讯地址:	
电话:	

(一)试验目的:

我们敬邀您参加一项中国有××位、全球有××位病人参加的医学研究计划。本计划是为了想要了解本药品对于患者实际使用的情况,作为进一步使用该药效果及副作用的参考。本研究所使用的药物已经国家食品药品监督局核准上市,根据统计数据显示,目前市面上有使用本药进行治疗。由于希望能了解您在使用药物治疗后的效果,所以将以问卷的方式,请医师收集您使用后的意见。我们期待您的加入,能让我们进一步了解此药的使用情形。

(二)试验方法:包括(1)受试者标准及数目,(2)试验设计及进行步骤,(3)试验期限及进度,(4)追踪或复健计划,(5)评估及统计方法。

(1)受试者标准及数目
- 受试者必须符合以下所有条件方能参加本试验
  下列所述通常都会纳入条件中最后一项说明:
  所有受试者或其监护人必须在进入试验前签署受试者同意书
- 若有下列任何情况者,不能参加本试验:
  (排除条件)

(2)试验设计及进行步骤
如果您同意参加本研究,试验主持医师会先帮您做评估,以确认您是否合乎试验纳入条件,并请您告知医师目前您正在服用的所有药物。

第二次及第三次访视安排在第一次访视后的4个星期及8个星期后或由医师安排您回医院看诊的时间。在这两次访视时,您的医师将对您的病情进行评估,请您务必要参加这两次回诊。

在整个试验期间,我们会针对您所有并用的药物,以及所有在服药后发生的不良反应进行记录,以研究此药物的安全性。

(3)试验期限及进度
本试验将于××年××月至××年××月间进行,预估将有××位病人参与。

(4)跟踪计划
本计划将利用问卷方式及两次的访视来跟踪您在服用药物期间的治疗效果及不良反应。

（5）评估及统计方法

基本人口学资料、用药情形、不良反应的发生率及整体临床表现将以描述性统计量来呈献。主要疗效将采用 Regression 来检定在不同剂量下基值开始与第 4 周及第 8 周之所有用药后症状的评分变化。

（三）参与试验费用说明：

您参与本试验将不需额外支付任何费用。

（四）参与试验可能获得之效益：

我们希望透过 ×× 治疗，能让您的疾病得到控制。医护人员在试验期间会提供您最完善的医疗照顾。

（五）可能产生之副作用及危险：

服用本药后较常发生的副作用包括嗜睡××%、头晕××%、便秘××%、口干××%、轻微无力××%、心搏过速××%、姿势性低血压××%及消化不良××%。

处理方法：当您有任何不适的情况发生时，请告诉您的试验主持医师，医师将给予您最妥善的治疗及照顾。一旦您有任何紧急状况或其他不寻常的身体状况发生，而无法以现有药物有效控制时，请立即与您的医师或护理工作人员联系。电话号码或手机号码。

（六）目前其他可能之疗法及其说明：

（七）您的权利和责任：

参加本临床试验您的个人权益将受以下保护：

若执行系依照所订试验计划书引起之伤害时，试验委托者将依法负损害赔偿责任。

1. 本临床试验计划之执行机构（本试验计划之药物已在我国上市使用）将维护您在试验过程当中应得之权益。

2. 您的隐私保护

（1）研究医师及人员会保密您的医疗纪录，所收集到的数据、检查结果及医师诊断都会被保密，且会有一编码来保护您的姓名不被公开。除了有关机构依法调查外，我们会维护您的隐私。

（2）试验所得数据可因学术性需要而发表，但对您之隐私（如姓名、病历号码……等）将不会公布，予绝对保密。

3. 若您在试验期间受到任何伤害或对您的权益产生疑问，请与_____ 医师联系，其联系电话为_____。

（八）您无须提出任何理由，有拒绝参加试验之权利，可随时撤回试验，而此决定并不会引起任何不愉快或影响日后医师对您的医疗照护。

试验主持人签名：　　　　　　　　　　　　　日期：

（九）本人已详阅上列各项资料,有关本临床试验计划之疑问也经试验主持人详细予以解释,了解整个实验的状况,并经过充分的考虑后,本人同意接受为此次临床试验之自愿受试验者。

自愿受试验者签名(或法定代理人)：　　　　　　　　日期：

身份证号码：　　　　　　　　　　　　　　　　电话：

见　证　人：　　　　　　　　　　　　　　　与受试者关系：

身份证号码：　　　　　　　　　　　　　　　　电话：

3. 涉及人的生物医学研究项目伦理审批件

××大学伦理委员会

涉及人的生物医学研究项目伦理审批件

伦研批第( )号

项目名称			
项目类别	基础＿＿＿　　临床＿＿＿　　药物＿＿＿		
项目来源		经　费	
申办单位		主要负责人	
研究部门	项目负责人	职　称	

伦理审查意见

△ 同意	
△ 修改后同意	
△ 不同意(项目终止或暂停)	

审批意见

××大学伦理委员会

主任委员(签名)＿＿＿＿＿＿　　　　　　　　(盖章)

年　　月　　日

4. 动物实验伦理审查申请书

××大学动物实验伦理审查
申 请 书

××大学动物实验伦理审查委员会：

　　兹将拟申报项目(或项目)_____提交贵委员会,请予以伦理审查。

第一部分　项目基本情况

1. 项目负责人：_____

　　主要参与人：_____

　　联系人：_____　办公电话：_____　手机：_____

　　电子邮箱：_____

2. 研究场所：_____

3. 研究起止时间：_____

4. 项目资金来源：_____

第二部分　实验方案概述

5. 项目的意义和必要性

_____

_____

_____

6. 项目中有关实验动物的用途

_____

_____

_____

7. 饲养管理或实验处置方法

_____

_____

_____

8. 预期出现的对动物的伤害和处死动物的方法

_____

_____

_____

9. 项目进行中涉及动物福利和伦理问题的详细描述

_____

_____

_____

第三部分　声明

　　我将自觉遵守实验动物福利伦理原则,随时接受委员会的监督与检查,如违反规定,自愿接受处罚。

声明人

年　月　日

5. 动物实验伦理审查委员会批件

××大学动物实验伦理审查委员会

批　件

动伦审批第（　　）号

项目名称				
项目类别	基础_____ 临床_____ 药物_____			
项目来源			经　费	万元
申办单位			负责人	
研究部门	项目负责人		职　称	
伦理审查意见				
△同意				
△修改后同意				
△不同意(项目终止或暂停)				
审批意见				

××大学动物实验伦理审查委员会

主任委员(签名)　　　　　　　　　(盖章)

年　　月　　日

注释：

[1] 陈晓阳,曹永福主编：《医学伦理学》,北京：人民卫生出版社,2010年,第217页

[2] 陈元方,邱仁宗：《生物医学研究伦理学》,北京：中国协和医科大学出版社,2003年,第16—18页

[3] 樊民胜：《现代医学与医学伦理学》,《中国当代儿科杂志》,2009年第1期,第1—4页

[4] 罗伯特·J·莱文：《美国人体受试者使用的历史》,《医学与哲学》,2001年第12期,第1—5页

[5] 邱仁宗,翟晓梅主编：《生命伦理学概论》,北京：中国协和医科大学出版社,2003

年,第 367 页

[6] 陈元方,邱仁宗:《生物医学研究伦理学》,北京:中国协和医科大学出版社,2003
年,第 27 页

[7] Loue S.. *Human experimentation and research*:*A brief historical overview*. In
Loue S. *Textbook of Research Ethics*:*Theory and Practice*. New York:Kluwer
Academic Publisers,1999,P1—44

[8] 吴素香主编:《医学伦理学》,广州:广东高等教育出版社,2008 年,第 163 页

[9] 格雷戈里·E·彭斯著,聂精保,胡林英译:《医学伦理学经典案例》(第 4 版),长
沙:湖南科学技术出版社,2010 年,第 285—291 页

[10] 张新庆,杨师主编:《历练你的生命智慧》,北京:科学普及出版社,2007 年,第
60—62 页

[11] 王明旭主编:《医学伦理学》,北京:人民卫生出版社,2010 年,第 278 页

[12] 邱仁宗,翟晓梅主编:《生命伦理学概论》,北京:中国协和医科大学出版社,2003
年,第 368—369 页

[13] 曹开宾主编:《当代医学伦理学》,上海:上海人民出版社,1990 年,第 207—
208 页

[14] 陈晓阳,曹永福主编:《医学伦理学》,北京:人民卫生出版社,2010 年,第 225 页

[15] 罗伯特·J·莱文:《美国人体受试者使用的历史》,《医学与哲学》,2001 年第 12
期,第 1—5 页

谁优先获取器官

——人体器官移植伦理

人体器官移植技术是 20 世纪最伟大的医学成就之一。它能够帮助那些器官功能衰竭甚至丧失的病人恢复健康、延长生命。然而,不同于一般的医学技术,由于它需要把另一人或动物的器官移植到病人身上。因此,注定会引发大量的社会伦理问题。

人体器官移植是否会影响到病人的尊严和"同一性"? 谁有权利享有这种技术? 人体器官远远不能满足需求,如何扩大器官来源渠道? 谁优先获取可供移植的器官? ⋯⋯

"我为欢乐而生,为欢乐而死。在我坟上安放悲哀的安琪儿,是不公正的!"

——伏契克(Julius Fucik)

"为什么一个人间接为了邻居,尚且可以牺牲生命,现在为了同样的目的,直接牺牲的还不是生命,难道就不行吗?"

——美国宗教生命伦理学家肯宁汉(B. T. CunningHan)

"我愿死后帮助某些人活着!"

"I would like to help someone to live after my death."

——摘自英国的"器官捐献卡"(Donor Card)

"爱心捐献,传递生命!""当我离去时,愿将爱留在人间。"

——摘自中国的"器官捐献自愿者携带卡"

一、从幻想变成现实：一种高新技术

器官移植（Organ Transplantation），是用健康的器官或组织置换功能衰竭，甚至丧失的器官或组织，以挽救病人生命的一项高新医学技术。

狭义的人体器官移植，是指摘取人体器官捐献人具有特定功能的心脏、肺脏、肝脏、肾脏或者胰腺等器官的全部或者部分，将其植入接受人身体以代替其病损器官的过程。[1]广义的器官移植包括细胞移植和组织移植。

如图 12-1 所示，若献出器官的供者和接受器官的受者是同一个人，则称自体移植；供者与受者虽非同一人，但供受者（即同卵双生子）有着完全相同的遗传素质，被称之为同质移植。人与人之间的移植被称之为同种（异体）移植；将动物器官移植给人，则被称之为异种移植。

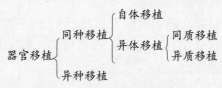

图 12-1　人体器官移植的分类

人类的很多发明和创造都是从幻想开始的，最终使幻想变成了现实，人体移植器官也是如此。古希腊诗人荷马在《伊利亚特》中，曾描述过嵌合体。如图 12-2 所示，"狮头羊身蛇尾"是古希腊神话中的嵌合体，后成为建筑物上的装饰。印度外科著作《妙闻集》中记载：大约公元前 600 年，古印度的外科医师用从病人本人手臂上取下的皮肤来重整鼻子。[2]传说扁鹊施换心术，扁鹊给公扈和齐婴喝下一种麻醉药酒，将他们的心取出来，交换安放，等他们苏醒过来后，如术前一样健康强壮。可是，他们各自回到对方的家中。《聊斋志异》中也有"陆判换头和换脸"的故事。

20 世纪人类将这种幻想变成了现实。在这个过程中，科学家解决了三大技术问题。

首先是血液供给问题。即保证移植过来的器官或组织通过血液循环提供营养，以使移植的器官得以存活。1903 年，美籍法国外科医生卡雷尔（A. Carrell）创造了一种完善的血管缝合方法——三线缝合法。这种方法

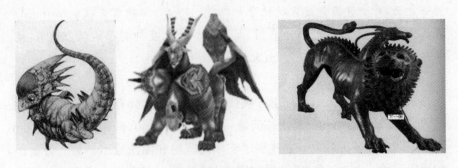

图 12-2　希腊神话中的狮头羊身蛇尾嵌合体

不仅解决了器官移植中的供血问题,还可以避免血管组织残留在血管腔内,防止形成新的血栓。因此他的工作被看作现代器官移植的开始。后来美国人古斯里(C. Guthrie)对这一技术做了改进。今天已普及的血管吻合术正是源于卡雷尔那灵活的手指和细腻的手法。卡雷尔因多项研究成果获得 1912 年诺贝尔医学和生理学奖。

其次是免疫排斥问题。每个人的免疫系统都能识别自己的细胞和组织,并排斥异己的细胞和组织。移植器官有两大类主要抗原:ABO 血型和人类白细胞抗原(HLA),它们决定了同种移植的排斥反应。寻找 ABO 血型相同的供受者并不难,但是 HLA 异常复杂,除非同卵双生子,事实上不可能找到 HLA 完全相同的供受者。所以,同种移植后必然发生排斥反应,解决的办法有两个:一是尽可能寻找与受者免疫系统相似的供者,二是抑制受者的免疫系统功能。

根据第一个办法,人们在同卵双生子之间进行了器官移植,获得了较高的存活率。第二个办法是抑制受者的免疫系统功能。最早的办法是通过放射破坏免疫系统,但病人很快死于无法抗拒的并发感染。1953 年,彼德·麦德沃(Peter Medwar)发现,蛋白质标识或"抗原"出现在细胞表面上,并且被称作 T 型淋巴的白细胞先识别出外来抗原,进而给抗体发出进攻信号,高级物种抗体的发展排斥高级物种的抗原。麦德沃的工作促进了免疫系统是如何工作的及被移植器官的排斥压力这两方面的研究。[3] 60 年代以后,医学界陆续发现了有临床实效的免疫抑制药物,如硫唑嘌呤(1961)、泼尼松(1963)、抗淋巴细胞球蛋白(ALG,1966)、环磷酰胺(1971)等。这些药物具有选择性,一方面,使受者不至于排斥移植过来的器官。

另一方面,对受者的免疫系统秋毫无犯。1979年,环孢霉素(Cyclosporin)和其他免疫抑制剂的开发与应用,尤其是多种免疫抑制剂的联合使用,使异体器官移植取得迅速突破,大大提高了移植成功率。

最后是移植的及时性问题。被摘取的器官在体外存活的时间是有限的,必须及时进行移植。解决该问题一方面诞生了器官保存技术。1967年和1969年,两名美国人分别找到了实用的降温和灌洗技术。另一方面是发展器官移植中心。如"欧洲器官移植中心",通过这些中心卓有成效的工作,一旦有人捐献器官,就能够及时确定接收器官移植的病人。

欧洲器官移植中心[4]

欧洲器官移植中心设在荷兰的莱顿大学,欧洲的很多国家医院和急救中心等医学机构,都是它的联盟。在这个联盟系统中,只要有人表示捐献器官,特别是因意外事故脑死亡的病人,他(她)曾经表示或其近亲属表示捐献器官,该中心便立即通过电脑寻找患者,可在极短的时间内,从全欧洲找到合适的病人。由于该中心科学的管理、灵通的信息、高效的工作,仅在1990年就调度和输送了5 000多个器官,其中包括3 219个肾,690颗心脏,599个肝,62个胰腺,50个肺和大约1 000块眼睛角膜。

在人类器官移植的历史上,如下创举值得回忆: ① 1954年,约瑟夫·默里(Joseph E. Murray)在波士顿于一对同卵双生子之间进行的肾移植获得了成功,被视为真正成功的现代器官移植案例,是人体器官移植历史上的重要里程碑。② 1956年,丹尼尔·托马斯(Donnal Thomas)进行了世界第一例骨髓移植获得成功。③ 1963年斯塔茨尔(T. Starzl)进行了第一例常位肝移植;同年,哈迪(Hardy)进行了临床肺移植。④ 1967年,南非医师克里斯蒂安·伯纳德(Christiaan Barnard)进行了震惊世界的第一例心脏移植手术。

目前,人体的绝大部分器官都可以被移植。有人统计了人体可以再利用的器官和组织包括:两个角膜;内耳、锤骨、砧骨和镫骨各两个;一个颌骨;一个心脏;一个心包;四个独立的心脏瓣膜;两个肺;一个肝;两个肾;一个胰脏;一个胃;206块骨骼,包括四肢骨和肋骨;两个髋骨;大约27块韧带和软骨等;大约 20 平方英尺的皮肤;超过 6 万英里长的血管;大约 90 盎司的骨髓。[5]

在我国,最早的器官移植发生在 20 世纪 60 年代,是由吴阶平教授施行的。1977 年,上海瑞金医院完成了第一例肝脏移植和心脏移植。统计至 2007 年 6 月底,我国肝脏移植累计 14 613 例[6],心脏移植 534 例(最长存活超过 15 年),肺移植 128 例,小肠移植 12 例。在器官联合移植方面,肝肾联合移植 254 例,胰-肾联合移植 207 例,心-肺联合移植 18 例。[7]

二、伦理纷争:技术之外的困扰

(一) 人体器官移植本身的道德完满性

由于涉及他人的组织和器官,人体器官移植自从诞生之日起就一直处于巨大的伦理争议之中。第一个提出讨论器官移植道德问题的是美国的宗教生命伦理学家肯宁汉(B. T. CunningHan),他坚持"人类的统一性和博爱"观点。认为器官移植是道德的。"为什么一个人间接为了邻居,尚且可以牺牲生命,现在为了同样的目的,直接牺牲的还不是生命,难道就不行吗?"一个病人为了整个机体,可以牺牲一部分机体;一个人属于社会大机体的一部分,他同意可以为整个"人"而牺牲自己的一部分机体。尽管自己失去了某个脏器,但因成全了别人则是一个更加完美的人。[8]但许多人对人体器官移植的道德完满性提出了某些质疑。

首先,接受器官移植者的人格是否具有完整性? 这涉及人体器官移植技术对人的尊重问题,涉及是否符合"尊重原则"的问题。

一个人接受了别人的器官,他还是原来的那个人吗? 他的个性或人格是否会受到影响? 赫尔曼(H. Hellman)在《未来世界中的生物学》(*Biology in The Future World*)序言中曾描述了一对夫妇带了他们的孩子到法院去,要求更改丈夫的姓名,因为妻子诉说其丈夫由于器官更换太多,成了一个完全不同于以前的人,这提出了异体器官移植对受体的长远影响。不过目前来看,医学界尚未见过接受异体器官的人性格上有改变的报告。

其次,器官移植技术费用昂贵。费用的高昂使许多病人只能望而兴叹,要么使这种技术成为有钱人的特权,要么需要社会和政府的救助。因此,难免有人会提出疑问:一个社会出巨资发展这种昂贵技术是否合算?如果不能降低器官移植技术的费用,后续发展是不是医学的误区?就目前而言,器官移植到底能够多大程度上满足人类的健康需要呢?高昂的费用使许多人不敢问津,即使有足够的经济能力,使用器官移植技术的患者过得也并不轻松,因为在手术完成后,患者还要终身服用免疫抑制药物来维持生命。人体器官移植因此成为一种稀缺资源,怎样分配涉及公平公正伦理问题,涉及是否符合"公正原则"的问题。

在美国,每例肾移植手术费用约 8 万美元,维持费用每年约 3.5 万美元;肝移植手术费用约 23 万美元,维持费用比肾移植更高。我国的肾移植手术费用约 10 万人民币,维持费每年 3 万多人民币;肝移植手术约 20 多万元人民币,维持费每年 3—5 万元。[9]

再次,器官移植到底给病人带来多大好处,值得评估。得到器官移植的病人真的都是幸运儿吗?未必。由于器官移植的成功率远不像媒体报道的那么乐观,实际上有很多器官接受者没能活到下手术台,有的则死于以后的排斥期,还有的死于无法克服的并发症。相对于病人承担的风险和经济负担,值得人们理性地评估人体器官移植到底给病人带来了多大好处。这涉及诊疗技术的有利和无伤问题,是否符合"有利原则"和"无伤原则"的问题。

在器官移植技术的发展过程中,各种媒体起到了不恰当的推波助澜作用。由于追求新闻效应,媒体难免会不适当地夸大器官移植的好处乃至成功率。这极大地激起了社会和患者对这一技术的需求。但实际上时至今日,器官移植仍然有许多技术上的不完美之处。

最后,移植器官的供不应求。可供移植的器官奇缺是一个国际性问题。我国在大力发展人体器官移植技术的同时,由于社会支持系统发展不够,器官奇缺问题更为突出。这就带来如何使更多的符合人体器官移植适应症的病人得到救治,一旦有人捐献器官,谁优先获取可供移植的器官等棘手问题。

2010 年 7 月，第四届中国移植运动会新闻发布会公布，我国每年有 100 万人进行腹膜透析或血液透析，需要肾脏移植；每年有 30 万终末期肝病患者需要肝脏移植，而这其中仅有大约 1% 的患者能够获得器官移植的机会。目前我国需要器官移植的患者大概有 150 万人，可每年只有约 1 万人能够做上手术，不到 1%。[10]

（二）增加器官来源的途径：国际经验及伦理启示

1. 自愿捐献

这一途径强调鼓励自愿和知情同意是收集器官的基本道德准则，被认为是最没有道德争议的器官来源。也就是说，只要不反对通过器官移植救治病人，就会接受自愿捐献这种获取移植器官的途径。如何使更多的人自愿捐献，需要大量的社会工作，国际社会有很多有益的尝试。

美国的统一组织捐献法的基本条款[11]

任何超过 18 岁的个人可以捐献他的身体的全部或一部分用于教学、研究、治疗或移植的目的；

如果个人在死前未作出捐献表示，他的近亲可以如此做；

如果个人已经作出这种捐献表示的，不能被亲属取消。

可见，《统一组织捐献法》（*Uniform Anatomical Gift Act*，简称 UA-GA）最大限度地体现了自愿和知情同意伦理原则。1968 年盖洛普民意测验表明，90% 的美国人如果被询问会表示愿意捐献器官。另外，发放"器官捐献卡"也取得了不错的效果。在英国，自 1972 年开始发起器官捐献运动，如图 12-3 所示，每年散发 550 万张器官捐献卡，到 1988 年因接受自愿捐献者的器官而活着的人达九千多人。一些很有社会影响力的人士都参与到这项运动之中，并且起到很好的推动作用。英国王妃戴安娜 1997 年 8 月车祸身亡，她的肺、肝、肾、胰、眼角膜和部分皮肤因此移植给法国、比利时、英格兰、芬兰等国家的 8 名病人。

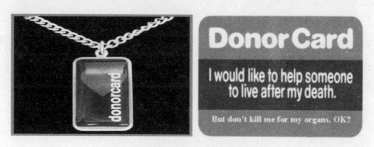

图 12－3　英国的器官捐献卡

　　斯里兰卡在眼科医生赫德森·席尔瓦的积极努力下,成立了国际眼库。自 1964 年第一次向国外提供眼球至 1962 年 4 月,已经向世界 60 多个国家 136 个城市捐赠了三万只眼球,使一部分盲人重见光明。

斯里兰卡的国际眼库[12]

　　国际眼库是 1961 年由斯里兰卡眼科医生赫德森·席尔瓦创立的。他在大学时就在报章上倡议开展献眼活动。毕业后成立了斯里兰卡献眼协会,他的倡议得到他的母亲和总督高伯拉瓦的赞同。他们带头签署了身后献眼志愿书,接着成千上万人响应。由于眼球超过了国内的需要,协会在 1964 年开始向国外赠送眼球。至 1992 年 4 月,已有 58.5 万斯里兰卡人答应死后捐献出自己的眼球,其中包括前总理班达拉奈克夫人、前总统贾亚瓦德纳等政要及各界知名人士。

　　我国一直支持器官捐献,尤其是《人体器官移植条例》颁布实施后,器官捐献工作已经开始纳入法制轨道。建立中国器官捐献体系工作已经启动,开始整合登记系统与需求系统、制定捐赠器官分配的具体原则及操作规范等。如图 12－4 所示,从 1998 年开始,中华医学会器官移植学分会等组织制作并开始发放"器官捐献自愿者随身携带卡"。

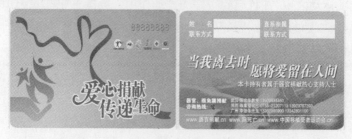

图 12－4　中国器官捐献自愿者随身携带卡

2. 推定同意

尽管自愿捐献是收集器官最为理想的途径,但非常明显的是,该途径不足以保证受体所需的器官供给。为此,不少国家推行"推定同意"的政策,即法律明确规定,公民生前没有表示自愿捐献器官,视为自愿捐献器官,由政府授权给医师,允许他们从尸体上收集所需的组织和器官。

"推定同意"的两种形式

"推定同意"有两种形式:一种是国家给予医师以全权来摘取尸体上有用的组织或器官,不考虑死者及其亲属的意愿。奥地利、丹麦、波兰、瑞士、法国采取该种形式。另一种是当不存在来自死者或家庭成员的反对时,才可进行器官收集。芬兰、希腊、意大利、挪威、西班牙、瑞典采取该种形式。

但资料表明,推定同意仍不能解决器官的供求矛盾。人们发现,可供移植的尸体器官虽然增加了,但是可以利用的活体器官却减少了。此外,政策虽然不要求取得家属的知情同意,但是医师如果得不到家属的同意,就不愿意从尸体上摘取器官。

目前,我国对此尚未规定,尽管如此,在条件成熟时,可以确定第二种推定同意的合法地位。这是因为在国际上,意外事故死亡者,尤其是交通事故死亡者是潜在的死后器官供体。许多国家民众在申领驾照时愿意签署器官捐献卡。例如在澳大利亚的驾照持有者约 80% 都愿意签署,在英国,这一比例约为 45%。如表 12-1 所示,我国交通事故死亡人数每年有数万,如果通过努力使部分死者成为器官捐献者,无疑可以大大缓解我国移植器官严重不足的矛盾。2011 年 4 月,卫生部副部长黄洁夫表示,我国有望年内实现申领驾照时进行器官捐献意愿登记[13]。但不容回避的是,中国人会忌讳在领驾照时签署器官移植卡,认为这是不吉利的。这样看来,倒是第二种的"推定同意"非常适合我国的实际。

表 12-1　我国历年交通事故死亡人数统计

年份	2001	2002	2003	2004	2005	2008	2009	2010
人数	10.6 万	10.9 万	10.4 万	9.4 万	98 738	73 484	67 759	65 225

3. 器官买卖

这种途径认为,在商品经济社会中,人们认为凡是稀少奇缺的东西都可以用商业化来解决供求上的不平衡,人体器官当然也不例外。

案例 12-1 "国际肾脏交易所"[14]

1983 年,美国弗吉尼亚州的一位医生雅各布斯(H. Jacobs)建议成立一个"国际肾脏交易所",专门经销肾脏,并且建议购买本国穷人肾脏或从第三世界的贫民那里购买肾脏,然后销往美国,以解决移植器官奇缺问题。

如同案例 12-1 所示,支持器官买卖的主要论据是可以增加器官供应,缓和供需矛盾。支持的辅助论据还有可以缓和医务人员与供体家属的矛盾。如果器官供体可以得到金钱的回报,那么医生在摘取器官时的阻力和压力就会少很多。

案例 12-2 乞丐之死背后的器官交易[15]

王朝阳为获得非法利益预谋出售他人的人体器官。2006 年 11 月 9 日晚,王朝阳伙同王晓辉、刘会民、王永良将一个乞丐仝革飞,捆绑至行唐县上方村南的废弃旧变电站院内的房子中。王朝阳用事先准备好的工具将仝革飞拘禁,之后王朝阳与医生陈杰等人联系买卖人体器官的具体事宜。2006 年 11 月 15 日凌晨 5 时许,被告人王朝阳在废弃旧变电所内先将仝革飞勒死,之后欺骗医生陈杰等人称是被法院刚执行完死刑的人员,让其将肾脏、肝脏器官摘取。王朝阳得赃款 1.48 万元。刑事科学技术鉴定结论:仝革飞系被勒颈致机械性窒息死亡。

如同案例 12-2 所示,反对器官买卖的理由主要有:为了谋取非法利益,器官买卖容易导致犯罪。而且器官买卖无法达到真实的知情同意。因为金钱在整个交易过程中对出卖器官者是一种实质的诱惑,如果出卖器官者不是受到了压力或遇到了特别的经济困难,他不会选择出卖与自己健康紧密相关的器官。器官买卖会还容易造成两极分化,在器官买卖中,享受高技术的只能是有钱人,而穷人则只能出卖器官。

在印度,一位两个孩子的母亲在丈夫失去工作时,不得不靠出售一个肾脏来贴补家用。她说:"我所能卖而又不失尊严的唯一的东西,就是肾脏。"如果允许器官买卖,则穷人就会变成富人的器官零件工厂。而健康状

况与社会地位的相关性就会因为世代累积的原因受到强化,最终造成社会
两极分化。

鉴于大多数人反对,1984年9月,美国政府通过《全国器官移植法》,使
买卖器官成为非法行为。1989年,英国政府以法律形式禁止买卖器官。德
国也于同年做出了类似的法律规定。在20世纪90年代,韩国、台湾等国家
和地区也使器官买卖成为非法。目前,国际主流价值观都否定人体器官的
商业化。医学的神圣性不容忍在医生与病人之间,器官供者和受者之间再
加上一层买卖器官的关系。

尽管人们难以接受人体器官的买卖,但有人提出人体器官的"信贷交
换",并认为这是公平的,即社会向捐献器官的人作出一种承诺,当日后你
或你的家属需要器官移植时,你比别人优先获得可供移植的器官。

我国《人体器官移植条例》也明确规定:"任何组织或者个人不得以任
何形式买卖人体器官,不得从事与买卖人体器官有关的活动。"而且,为了
避免器官买卖,条例规定:"活体器官的接受人限于活体器官捐献人的配
偶、直系血亲或者三代以内旁系血亲,或者有证据证明与活体器官捐献人
存在因帮扶等形成亲情关系的人员。"

4. 胎儿器官和"救星同胞"

案例 12-3 姐姐的守护者[16]

电影《姐姐的守护者》(*My Sister's Keeper*)是根据美国当代畅销书女
王朱迪·皮考特(Jodi Picoult)的同名小说改编而成。为了让罹患血癌的
女儿凯特能够活下去,父母通过基因技术"制造"了与凯特的基因完美配型
的小女儿——安娜。安娜感觉自己只是姐姐凯特的"药罐子"。11年来,凡
是在凯特有需要的时候,无论是脐带血还是白血球、肝细胞、骨髓,她都得
源源不断地向凯特提供。然而,即使有孤注一掷的妈妈、无可奈何的爸爸,
以及身边所有人的爱,凯特的情况还是越来越糟,肾功能的衰竭必须要年
仅11岁的安娜捐献出自己的一个肾。这一次,安娜选择了拒绝,并且寻找
到律师坎贝尔把母亲告上法庭,她要捍卫自己的身体。

　　胎儿器官(组织)移植一般不会出现明显的免疫排斥反应,临床上已有应用胚胎中枢神经组织移植治疗帕金森氏病和小脑萎缩的经验,也有利用胚胎脑组织移植治疗严重脑挫裂伤的成功尝试。但是其中的伦理难题非常棘手:胎儿是不是人? 应用胎儿的器官、组织、细胞是否需要强调知情同意? 医生应该去问谁? 如案例12-3所示,安娜被称为"救星同胞",这种出于治疗目的培育胎儿是否道德? 胎儿器官、组织、细胞的产业化是否合乎道德?

　　5. 异种器官

　　异种移植是将器官、组织或细胞从一个物种的机体内取出,植入另一物种的机体内的技术。《欧洲理事会异种移植现状报告》显示,二十世纪以来的异种来源动物包括羊、牛、猪、仓鼠、兔、黑猩猩、狒狒等,移植心脏、肝脏、Chromaffine细胞、微囊化转基因仓鼠细胞、胎猪和新生猪胰岛细胞、胎兔胰岛细胞等。[17]

　　但异种器官移植带来伦理问题更是不可忽视。免疫排斥是其面临的首要问题,跨物种感染可能是更为严重的问题。病人是否清楚移植动物器官的后果? 病人在心理上能否接受一个动物器官?

　　异种器官移植将使"人面兽心"、"狼心狗肺"、"人心猪肺"等变成现实,被移植者的心理因此会发生畸变。如果我们的身边有一个人被移植了一颗狼的心脏,人们就会投向更加关注的目光:"他还和人一样善良吗?"一个病人如果如此被关注,其心理的变化在所难免。甚至有人担心被移植者会发生生理异化。传说摩洛哥首都拉巴特有一位船员患有心脏病,急需心脏移植,由于没有人的心脏供移植,他被移植了一个猪的心脏。结果他的行为发生了怪异的变化,他具有了猪的习性。

　　6. 死刑犯器官

　　利用死刑犯处决后的器官供移植能否在伦理学上得到辩护?[18]支持的可能论据有:① 在可供移植的器官奇缺的情况下,利用死刑犯处决后的器官供移植,能够挽救很可能因器官衰竭而死亡的病人。② 这样做并不构成对死刑犯的伤害。③ 有些死刑犯处决后尸体无人领回,白白焚化,岂不浪费。反对的可能论据有:① 死刑犯处于如此弱势的地位,他/她的真正意愿难以公开表达,或者根本没有表达。因此,在他/她知情后自愿表示同意死后捐献器官这一原则在死刑犯身上很难贯彻,或者根本没有贯彻。② 为了保存和保护死刑犯处决后的器官可供移植,医务人员可能必须在行刑前对死刑犯作一些处理。这样做,就破坏了医务人员"不伤害"的义务。③ 有可能增加器官商业化的压力。④ 利用死刑犯处决后的器官供移植可一时缓和可供移植的器官供应短缺,这样反而使开辟正当器官来源的工作得不到重视。⑤ 利用死刑犯处决后的器官供移植可能造成"道德滑坡"。⑥ 会使这个国家在政治上处于不利地位使它在国际上造成极大的被动。

1984年10月9日最高人民法院、最高人民检察院、公安部、司法部、卫生部、民政部制定《关于利用死刑罪犯尸体或尸体器官的暂行规定》,其中规定三种死刑罪犯尸体或尸体器官可供利用:(1)无人收殓或家属拒绝收殓的;(2)死刑罪犯自愿将尸体交医疗卫生单位利用的;(3)经家属同意利用的。

邱仁宗的结论是:利用死刑犯处决后的器官供移植在伦理学上得不到辩护。因为死刑犯处决后的器官供移植的"弊大于利",而且可以说"弊大大超过利"。许多法学家也认为,无论是国家、政府还是社会,不应当接受死刑犯的器官移植,未来立法时,应当禁止死刑犯器官移植——无论死刑犯自愿、同意与否,唯一可以考虑的例外情况是,允许死刑犯自愿地将器官捐献给自己的配偶、近亲属。[19]

(三)谁优先获取可供移植的器官

案例12-4 "威廉·布朗"号沉船事件[20]

1941年,美国轮船"威廉·布朗"号从英国的利物浦开往美国费城,在纽芬兰触冰山。24小时后,船员和一半旅客乘两艘救生艇逃命。其中一只船漏水,并且载客过多。为了避免沉没,船员把14个旅客扔入海中,其中一个男子的两个妹妹也要求跳入海中同她们的兄弟一起死去。决定谁活着的标准是:不把夫妻分开,不把妇女扔入海中。几小时后其他人得救了。回到费城,大多数船员失踪,只有霍尔姆斯(Holmes)在,他被控犯有杀人罪。

面对着如此奇缺的可供移植的器官,一旦有人愿意捐献器官,对于那些需要器官移植的病人,谁获得了这个器官谁就获得了希望。就如同案例12-4中谁可以留在船上一样,可以因此获得生命。这是一个在人体器官移植过程中的"公平与公正"问题[21]。

公平公正分配可供移植的器官至少需要考虑如下因素:(1)受者的生命质量状况;(2)受者需要的迫切程度;(3)供者与受者的配型相容性程度;(4)捐献者的意愿;(5)该受者是否曾经捐献过人体器官;(6)先来后到;(7)受者的家庭地位及作用;(8)受者的社会价值;(9)受者的经济支付能力;(10)移植的科研价值;(11)受者等待的时间;(12)移植后的余年寿命;(13)捐赠者与受赠者所在地的远近,等。

仅考虑一个因素进行选择比较容易,但要综合考虑众多因素就困难重重。那么,这些因素的地位如何确定呢?

1. 前提考虑因素

在进行某一例人体器官移植时,首先需要对病人是否可以得到成功的治疗进行评估,评估的科学依据只能是医学标准,即器官移植的适应症和禁忌症。这是选择器官移植接受者的前提考虑因素,如果这些医学标准不具备,就失去了器官移植的必要;如果要在具备"前提因素"的多个患者中继续选择,则需考虑如下其他因素。

"受者的生命质量状况"、"受者病情的严重程度和需要的迫切程度"、"供者与受者的配型相容性程度"等因素是纳入选择的前提考虑因素。

2. 至上考虑因素

"捐献者意愿"具有至上性。不论是对于死后捐献者,还是对于活者捐献者,都应该尊重他们的捐献意愿。这样,只要满足上述"前提考虑因素","捐献者意愿"就具有接受者选择上的至上性。

我国《人体器官移植条例》规定:"活体器官的接受人限于活体器官捐献人的配偶、直系血亲或者三代以内旁系血亲,或者有证据证明与活体器官捐献人存在因帮扶等形成亲情关系的人员。"可见,根据法律的规定,对于活体器官的捐献,器官都是给予捐献者上述指定的人员,"捐献者意愿"

具有至上性;而对于愿意死后捐献器官的人,如果他(她)生前明确提出了器官的接受者,则也应该首先尊重其意愿。

3. 优先考虑因素

"曾经的捐献者及其家属"优先获得可供移植的器官。当器官的捐献者及其家属成为器官移植的需要者时,他比一般的需要者优先。一方面,这符合"等利交换"的公平原则。另一方面,这样才能鼓励更多的人捐献器官,更多的需要者才能从中受益。因此,在具备上述"前提因素",没有"至上因素"时,"曾经捐献"就成为"优先因素"。

4. 通常考虑因素

"先来后到(登记的先后顺序)"是选择器官接受者的通常考虑因素。在一般情况下,如果满足上述前提条件,捐献者也没有指定捐献给某个器官移植病人的具体意愿,该接受者或者他的家属又曾经没有捐献过器官,而又有多个患者等待器官移植,这时通常考虑的因素就是按照登记的先后顺序加以确定。

5. 辅助参考因素

"受者的家庭地位及作用"、"受者的社会价值"、"受者的经济支付能力"、"移植的科研价值"、"受者等待的时间"、"移植后的余年寿命"和"捐赠者与受赠者所在地的远近"等因素是辅助和参考因素。在考虑了上述"前提因素"、"至上因素"、"优先因素"、"通常因素"后,如果还是难以确定谁优先获得可供移植的器官,即器官移植的多个需要者的"前提因素"、"通常因素"分别相似、相同或难以比较,又没有"至上因素"和"优先因素",可以考虑这些参考因素。总体来看,这些社会因素只能作为辅助因素,不能作为"前提、至上、优先、通常"标准。

需要说明的是,① 在一个移植案例中,上述五类考虑因素并不是同时考虑,而是依次考虑的,即"前提考虑因素"是选择受者的必要条件因素;具备该条件,才能依次考虑选择受者的充分条件因素。例如,如果有"捐献者意愿"的至上考虑因素,那么,就选择该受者;如果没有该至上考虑因素,那么,看是否有"优先考虑因素",依次类推。因此,此时的最终考虑因素反而成了决定性因素。② "辅助参考因素"中多个因素需要综合考虑,但个别因素有时有可能转化为"前提考虑因素"。如,"移植后的余年寿命"从一定意义上反映了受者的生命质量水平,"捐赠者与受赠者所在地的远近"决定是否可以及时将器官运送到受者身边,等等。

三、伦理原则:外科医生如何合乎道德地开展器官移植

1987 年 5 月 13 日,世界卫生组织在第 40 次世界卫生大会上通过了 WHO 40.13 号决议,制订了九条人体器官移植指导原则。1989 年 5 月 15 日,第 42 届世界卫生大会通过了 WHO 42.5 号决议,即防止购买和销售人体器官。1997 年 10 月中华医学会医学伦理学分会讨论了《器官移植的伦理原则》,《人体器官移植条例》也对有关伦理原则进行了规定[22]。为此,本书提出外科医生开展人体器官移植的伦理原则如下:

(一) 病人健康利益至上原则

该原则要求外科医生在开展人体器官移植技术时,应该把是否符合患者健康利益作为第一标准,病人的健康利益与其他利益(包括病人的其他利益和病人之外的利益)发生冲突时,首先考虑的应该是病人的健康利益。

《世界医学协会日内瓦宣言》明确规定:"病人的健康将是我的首要考虑。"《世界医学协会国际医德守则》提出:"医师应为病人的最大利益而提供医疗照顾。"《世界医学协会赫尔辛基宣言(2008 年版)》指出:"在涉及人类受试者的医学研究中,个体研究受试者的安康必须高于所有其他利益。"因此,维护受试者利益原则在人体试验道德原则中具有首要性和至上性。

病人健康利益至上是一切医学行为的基本道德原则,人体器官移植技术更加强调这一原则。因为,目前人体器官移植仍然是一种风险大、要求高的治疗方法。尤其对于有些医院及其外科医生,开展人体器官移植手术还具有一定的"实验性治疗"性质,存在着"掌握人体器官移植技术"与"维护病人健康利益"之间伦理矛盾,容易出现这些医院及其外科医生偏重发展和掌握人体器官移植医学技术的情况。因此,需要强调病人健康利益至上原则,绝对不应让病人承担不适当的风险,遭受不必要的损害。

《人体器官移植条例》明确规定:"医疗机构从事人体器官移植,应当具备下列条件:(一)有与从事人体器官移植相适应的执业医师和其他医务

人员；（二）有满足人体器官移植所需要的设备、设施；（三）有由医学、法学、伦理学等方面专家组成的人体器官移植技术临床应用与伦理委员会，该委员会中从事人体器官移植的医学专家不超过委员人数的 1/4；（四）有完善的人体器官移植质量监控等管理制度。"卫生部《人体器官移植技术临床应用管理暂行规定》规定申请办理器官移植相应专业诊疗科目登记的医疗机构原则上为三级甲等医院。

在器官移植史上，由于器官移植的尖端科技性质，一些医生把自己的职业人生功利寄托于此，招致了人们的批评。如第十一章中案例 11－6 所示，实施世界上第一例心脏移植手术的南非医生克里斯蒂安·伯纳德（Christian Barnard）就曾经受到过这种责难。当时有人批评他只想做世界上移植心脏的第一人，而没有给予病人利益以足够的考虑。

（二）唯一选择原则

该原则要求在针对受者的所有治疗方案中，器官移植是唯一具有救治价值的方案时，外科医生才应该选择这种治疗方案。即在当前的医学水平下，其他的治疗方案已经不能够使病人继续生存下去，而必须使用人体器官移植技术。

案例 12－5 "第四颗心脏"[23]

斯特凡·福斯，德国人，生于 1974 年 1 月 20 日，家住汉堡。他的母亲是位家庭主妇，父亲在集市上摆摊卖土豆、鸡蛋和蔬菜等货。斯特凡是他们的独生子。1989 年 8 月出现发烧、泻肚、呼吸短促、又呕又吐、四肢无力症状。埃彭多夫大学附属医院医生诊断的结果是：贝克式心肌营养不良症，一种罕见的先天性潜伏心肌病，多半在青年时期突然发作。医生对斯特凡父母说："你们的儿子需要一颗新的心脏。否则，他就活不下去了。"欧洲心脏移植中心先后为他提供了三个心脏，"每天使我高兴的是我活着。我能活着是件不寻常的事。我曾死过两次。在我胸内的这颗心脏是我的第四颗心脏……"

如案例 12－5 所示，人体器官移植的风险太大，成功率比一般外科技术相比还低。斯特凡选择心脏移植手术承担着巨大的风险，先后两次心脏移植手术都没有成功，第三次手术获得成功，在他身体上跳动的是他的第四颗心脏。更为重要的是,在移植器官供不应求的情况下,器官移植手术与一般手术治疗方法相比,更大的制约因素是一旦手术失败,是否能够再及时获得可供移植的器官供体。斯特凡无疑是幸运的,凭借欧洲器官移植中心卓有成效的工作,他才获得除他自己心脏之外的三颗心脏。在我国目前的情况下,这样的手术是难以想象的。

(三) 自愿、无偿与禁止商业化原则

该原则要求外科医生在器官的捐献中应该尊重供体的自主意愿,保证用于移植的器官必须以无偿捐赠方式供应,不得买卖器官。器官是人体的重要组成部分,一个人是否捐赠器官,应该由本人自由自主决定,或与家人商议后决定,而不容强迫、欺骗或者利诱。因此,此原则乃基于对人类尊严的尊重和防止因器官商业化而出现不良后果。

案例 12-6   医生涉嫌非法贩卖肾脏案[24]

2011 年 9 月 23 日,河北省霸州市接到报警,称有人在兴华南路门秀杰诊所进行非法器官买卖。警察很快控制了 8 个人,其中包括德州市人民医院三名医护人员,分别是泌尿外科副教授李某某、麻醉科副教授张某某和一名护士长。

霸州市公安局市区分局行动队队长黄凯说:"我们赶到诊所时,他们都换好了做手术的衣服,'活体'已经消好了毒,毛也刮了,灌肠也灌了,马上就打麻醉。"黄凯称,他们冲入了大门紧锁的诊所后,现场所有人都"目瞪口呆",而买肾脏的"受体"已经离开,"据说受体嫌医疗环境太差,就撤了。"根据事先达成的协议,该次器官交易"一共收取受体 28 万元,支付给'活体'2万,剩下的由其他参与者瓜分。"参与手术的三名医生各分多少,"具体多少钱,他们还没说"。包括三名医护人员在内的 8 人因涉嫌参与非法组织人体器官买卖落网。

器官的使用会涉及供体的生命安全,个人尊严被侵犯。因此,必须严禁从器官移植中获利的行为,即器官本身绝对不能买卖。《人体器官移植条例》对此伦理原则明确规定:

首先,人体器官移植应当遵循自愿、无偿的道德原则。任何组织或者个人不得强迫、欺骗或者利诱他人捐献人体器官。捐献人体器官的公民应当具有完全民事行为能力,并且应当有书面形式的捐献意愿,对已经表示

捐献其人体器官的意愿,有权予以撤销。公民生前表示不同意捐献其人体器官的,任何组织或者个人不得捐献、摘取该公民的人体器官;公民生前未表示反对捐献其人体器官的,该公民死亡后,其配偶、成年子女、父母可以以书面形式共同表示同意捐献该公民人体器官的意愿。特别要求任何组织或者个人不得摘取未满 18 周岁公民的活体器官用于移植。

其次,任何组织或者个人不得以任何形式买卖人体器官,不得从事与买卖人体器官有关的活动。从事人体器官移植的医疗机构实施人体器官移植手术,除向接受人收取摘取和植入人体器官的手术费,保存和运送人体器官的费用,摘取、植入人体器官所发生的药费、检验费、医用耗材费以外,不得收取或者变相收取所移植人体器官的费用。

如案例 12-6 所示,器官的摘取、保存和植入等专业性要求高,这就决定着非法的器官买卖必定需要医务人员参与。因此,外科医生在保证器官捐献中的自愿、无偿与禁止商业化,起到至关重要的作用。案例中三位医务人员参与的仅仅是器官摘取活动,而不是规范的器官移植工作,显然,涉嫌非法贩卖肾脏。

(四) 知情同意原则

该原则包括对人体器官移植的接受者和器官捐献者的知情同意两个方面,外科医生必须清楚,在器官移植技术中,无论对于受者还是对于供者,都必须充分尊重他们的知情权,并取得他们的自主同意,知情同意必须采取书面形式。

案例 12-7 肝移植后反而要求安乐死[25]

姜艳,女,2001 年 21 岁,患了肝硬化。随后的两年里,先后住了几次医院进行治疗。2003 年已到了终末期,除了进行肝移植外,已无法挽救自己的生命。7 月 18 日,姜艳在昆明某医院实施了"同种异体原位肝移植",手术非常成功。然而,3 个月后开始感到背上背着一个沉重的经济包袱:不得不终生靠服用昂贵的抗排异药来维持生命,每月抗排异药费用达 1 万元左右。不堪手术后长期高额的抗排异治疗费,23 岁的肝移植女患者申请"安乐死"。

对于受者及其家属来说,知情的内容至少应包括:患者病情的严重程度;包括器官移植在内的所有可能的治疗方案;器官移植的必要性;器官移植的程序;器官移植的预后状况(包括可能的危险);器官移植的费用等,尤其是医生一定要告诉病人移植的后续花费。如案例 12－7 所示,尽管病人肝移植的总费用 33 万余元中,医院减免了近 20 万元,面对每月抗排异药费用达 1 万元左右,病人申请"安乐死",确实是现代医学的一种尴尬。

对于供者来说,知情的内容至少应包括:摘取器官的用途;摘取器官对供者健康的影响;器官摘取手术的风险、术后注意事项、可能发生的并发症及其预防措施;器官移植的程序;判定死亡的标准(对尸体供者来说)等。如第七章中案例 7－6 所示,尽管高医生本着对病人负责的态度,没有想得更多,但需要征求死者家属的同意,医生因此违背了知情同意原则。

(五) 尊重和保护供者原则

由于在人体器官移植中,人们的注意力更多地集中在器官移植接受者身上,所以,很容易忽视器官供者的利益。因此,对器官移植中的供者更应给予足够的尊重和必要的保护。

案例 12－8   现代医学面临的尴尬

在一个医院的两个手术室,一个手术室里病人 A 的身体已经打开,他和医务人员一起等待,等待另一个手术室里的病人 B 死亡时刻的到来。因为这个病人已经签署死亡捐献器官志愿书,病人 A 急需移植病人 B 的器官,而器官只有在病人 B 死亡后才能摘取。现代医学竟然面临着这样的尴尬:为了挽救一个人的生命,竟然"盼望"着另一个病人的死亡!

对于同意死亡之后捐献器官用于移植的病人,理应得到整个社会的尊重。人体器官移植医生应该认识到,必须给予这些病人崇高的敬意;在摘取器官时,态度应严肃认真,内心应充满对死者的敬意。特别注意的是,医生应采用通行的、受到社会认可的死亡标准,不能因为急于获得移植器官而过早摘取器官,也不可以降低器官捐献者的医护标准。应当尊重死者的尊严,对于摘取器官完毕的尸体,应当进行符合伦理原则的医学处理,除用于移植的器官以外,应当恢复尸体原貌。

如案例 12－8 所示,为了最大限度地避免所谓的现代医学面临的尴尬,

WHO 40.13 号决议中的第 2 条指导原则规定："可能的捐献者已经死亡，但确定其死亡的医生不应直接参与该捐献者的器官摘取或以后的移植工作，或者不应负责照看这类器官的可能接受者。"

对于活体供者，除了应予以尊重外，还要给以必要的保护，促其伤口早日愈合，恢复健康。特别是捐献器官不同于一般的手术，器官的残缺一般会意味着生命质量的下降，活体供者是做出了很大牺牲的。所以，不但要予以足够的尊重，还要精心护理，尽量使其恢复原有的健康水平。

（六）保密原则

该原则要求人体器官移植医生应当对人体器官捐献人、接受人和申请人体器官移植手术患者的个人资料保密。

案例 12‑9　追回自己的器官[26]

1982 年，英国青年理查与珍妮结婚。婚后不久，珍妮肾衰，理查为了拯救爱妻生命，不惜将自己的一个肾脏移植给了她。岂料三年后的一天，理查提前下班，发现珍妮与一个青年男子偷情。自己不禁伤心欲绝，即向法院诉讼离婚，并要求追回自己已经移植给珍妮身上的肾脏。正是："爱之欲其生，恨之欲其死。"

在器官移植中，医务人员应该对供者和受者与此手术相关的所有信息最大限度地予以保密。这种保密，一方面包括对社会和他人保密。如摘取了供者的何种器官、移植给谁等以及受者接受了什么器官，健康状况如何等。另一方面包括在有些情况下，供者与受者之间尽量保持"互盲"。在案例 12‑9 中，医生当然无法对理查和珍妮保密，使之"互盲"。但该案例给我们的启示是：在一般的器官移植中，应该最大限度地保持供受双方的"互盲"，以避免不必要的麻烦。

（七）公正原则

该原则要求在人体器官移植中，应该公平合理地对待器官移植的接受者和捐献者。

人体器官移植的公平与公正问题，主要缘于可供移植的人体器官的短缺。涉及两个方面，其一是谁优先获得可供移植的人体器官，即对于登记等待人体器官移植的众多人体器官接受者,是否公平与公正的问题;其二是对捐献器官的人,怎样对待才是公平与公正的问题。

首先,对人体器官移植接受者的公平与公正需要考虑上述"前提考虑因素"、"至上考虑因素"、"优先考虑因素"、"通常考虑因素"和"辅助参考因素"等。

其次,对于人体器官移植捐献者的公平与公正需要考虑如下因素:"尊重和保护供者"、"曾经的捐献者优先"、"给予捐献者合理补偿"等。

尽管 WHO 40.13 号决议中的第 5 条指导原则规定:"人体及其部件不得作为商品交易的对象。因此,对捐献的器官给予或接受支付(包括任何其他补偿或奖赏)应予禁止。"但我们提出"合理补偿原则"[27],并且认为,合理补偿与器官商品化有着本质区别,既可以有效增加供体数量,又不违背伦理学原则,更具有道德上的广泛性和现实的可行性,反而符合公正原则。

最后,完善人体器官移植的法律体系与伦理原则体系是实现公平与公正的制度保证;增加器官供给渠道和保证接受者负担起手术等有关费用是实现公平与公正的关键;一定程度的"公开"是实现人体器官移植公平公正的程序保证;建立人体器官移植工作体系是实现公平与公正的组织保证。[28]

(八) 伦理审查原则

该原则是指医生开展人体器官移植手术,必须接受本单位人体器官移植技术临床应用与伦理委员会的审查,并在伦理审查通过后方可实施。

案例 12-10　"交叉换肾"的困惑[29]

17 岁的何姓少女与 39 岁的何姓男子来自湖南省常德市两个不同的家庭。身患尿毒症的他们都急需进行肾脏移植手术来挽救生命,但是,两个家庭的亲人都未能配型成功。正当两个家庭为找不到合适的肾源陷入绝望时,情况出现转机。在常德市肾病协会会长周某的联系下,两家人的血型全部送到广州某三甲医院来进行匹配检测。一个惊人的结果让之后一个大胆的想法在该院潘教授的心里产生,受捐少女的血型是 O 型,其作为捐献者的父亲的血型是 A 型;而受捐男子的血型是 A 型,其作为捐献者的表哥的血型是 O 型。如果能交叉互换一下,将是一个可以称为"绝配"的选择。然而，正当双方达成协议，准备进行"交叉换肾"时，广州这家医院的医学伦理委员会投票以8∶1的票数否决了该手术，手术被叫停。

就在两家人十分失望的时候，海南省某医院得知了此事。经研究决定邀请他们来海南进行手术。2008年1月6日，两家人到达海南。当天下午，海南省农垦总局医院就紧急召集了由医学专家、伦理学者、医院负责人和律师等13个人组成的医学伦理委员会，对手术进行伦理审查。经过紧张、认真的讨论，13个委员全票通过了这起"交叉换肾"手术。1月7日，海南省这家医院为患病何姓少女和39岁男子及他们的两位亲人成功实施了"交叉换肾"手术。

伦理审查原则是一个程序性原则。这一原则要求每一例器官移植及器官摘取，都应在术前接受伦理委员会的审查。移植专家小组应该在术前按照规定的时间，向伦理委员会提交关于进行器官摘取手术或器官移植手术的申请，伦理委员会在接到申请后，应该按照规定的时间和程序开展独立的审查工作，并按照公认的伦理学原则决定是否允许手术。

为了保证人体器官移植的公平和公正，《人体器官移植条例》规定了人体器官移植技术临床应用与伦理委员会对进行审查的事项：① 人体器官捐献人的捐献意愿是否真实；② 有无买卖或者变相买卖人体器官的情形；③ 人体器官的配型和接受人的适应症是否符合伦理原则和人体器官移植技术管理规范。

在案例12-10中，广州该三甲医院医学伦理委员会经过审查，否决手术的理由是，《人体器官移植条例》中明确规定："活体器官的接受人限于活体器官捐献人的配偶、直系血亲或者三代以内旁系血亲，或者有证据证明与活体器官捐献人存在因帮扶等形成亲情关系的人员。"而两个家庭的情况不符合法律规定所要求的配偶与血亲关系，也没有证据证明之间存在因帮扶等形成亲情关系的人员。而海南省这家医院医学伦理委员会经过审查，一致认为他们之间绝对没有存在器官买卖的情况，所以，通过了这起"交叉换肾"手术的伦理审查。这只能说明，需要我们进一步完善法律法规，对此进行更加明确的规定。

注释:

[1] 《人体器官移植条例》,参见中国政府网:http://www.gov.cn/zwgk/2007-04/06/content_574120.htm

[2] 周俊,何兆雄主编:《外国医德史》,上海:上海医科大学出版社,1994年,第14页

[3] 格瑞高锐·E·潘斯,石大璞,喻琳译:《器官移植的前提条件》,《中国医学伦理学》,1996年第3期,第62页

[4] 陈晓阳,曹永福主编:《医学伦理学》,济南:山东大学出版社,2006年,第88页

[5] 安德鲁·金柏利著,新闻编译中心译:《克隆——人的设计与销售》,呼和浩特:内蒙古文化出版社,1997年,第39页

[6] 唐媛,吴易雄,李建华:《中国器官移植的现状、成因及伦理研究》,《中国现代医学杂志》,2008年第8期,第1142页

[7] 张彤,陆敏强:《2007年全国器官移植学术会议纪要》,《新医学》,2008年第2期,第139—140页

[8] 曹开宾:《当代医学伦理学》,上海:上海人民出版社,1990年,第211页

[9] 李江:《关于器官移植费用的经济学分析》,《现代商业》,2011年第35期,第281—282页

[10] 李江:《关于器官移植费用的经济学分析》,《现代商业》,2011年第35期,第281—282页

[11] 邱仁宗:《生命伦理学》,北京:中国人民大学出版社,2010年,第155页

[12] 诗言:《席尔瓦医生与斯里兰卡国际眼库》,《亚太经济》,1993年第3期,第76页

[13] 刘彩清:《"领驾照捐器官"为何引争议》,《人民日报》,2011年4月28日,第16版

[14] 邱仁宗:《生命伦理学》,北京:中国人民大学出版社,2010年,第146页

[15] 王小波:《乞丐之死背后的器官交易》,《南风窗》,2007年第14期,第55—58页

[16] 《姐姐的守护者》,参见百度百科:http://baike.baidu.com/view/1728987.htm

[17] 翟晓梅,邱仁宗主编:《生命伦理学导论》,北京:清华大学出版社,2005年,第313—314页

[18] 邱仁宗:《利用死刑犯处决后的器官供移植在伦理学上能否得到辩护》,《医学与哲学》,1999年第3期,第22—25页

[19] 曲新久:《论禁止利用死刑犯的尸体、尸体器官——死刑犯安排身后事的规范分析》,《中外法学》,2005年第5期,第557—572页

[20] 邱仁宗:《生命伦理学》,北京:中国人民大学出版社,2010年,第206页

[21] 曹永福,陈晓阳:《论我国人体器官移植过程中的"公平与公正原则"》,《山东大学学报(哲学社会科学版)》,2008年第4期,第135—140页

[22] 曹永福,张晓芬,王云岭:《对我国〈人体器官移植条例〉的伦理审视》,《医学与哲学(人文社会医学版)》,2007 年第 11 期,第 31—33 页

[23] 江敬玲:《第四颗心脏》,《参考消息报》,1992 年 3 月 13 日增刊第 4 版

[24] 张晓博,户延明:《山东德州人民医院 3 名医生涉嫌非法贩卖肾脏落网》,参见搜狐网:http://news.sohu.com/20111013/n322070504.shtml

[25] 金鑫:《肝移植用尽家中财物 23 岁云南女申请安乐死》,参见人民网:http://www.people.com.cn/GB/keji/1058/2197679.html

[26] 吕国强:《生与死:法律探索》,上海:上海社会科学院出版社,1991 年,第 136 页

[27] 赵金萍,陈晓阳,曹永福:《论人体肾脏捐献中的合理补偿原则》,《医学与哲学》,2006 年第 2 期,第 53—54 页

[28] 曹永福,张晓芬,王云岭:《对我国〈人体器官移植条例〉的伦理审视》,《医学与哲学(人文社会医学版)》,2007 年第 11 期,第 31—33 页

[29] 陈新:《湖南两家庭海南交叉换肾,生命与法律之争》,参见新华网海南频道:http://www.xinhuanet.com/chinanews/2008-01/09/content_12161349.htm

参考书目

周俊,何兆雄主编:《外国医德史》,上海:上海医科大学出版社,1994

安德鲁·金柏利著,新闻编译中心译:《克隆——人的设计与销售》,呼和浩特:内蒙古文化出版社,1997

曹开宾:《当代医学伦理学》,上海:上海人民出版社,1990

邱仁宗:《生命伦理学》,北京:中国人民大学出版社,2010

翟晓梅,邱仁宗主编:《生命伦理学导论》,北京:清华大学出版社,2005

吕国强:《生与死:法律探索》,上海:上海社会科学院出版社,1991

梁万年主编:《卫生事业管理学》,北京:人民卫生出版社,2003

曹永福:《中国医药卫生体制改革:价值取向及其实现机制》,南京:东南大学出版社,2011

威廉·科克汉姆:《医学社会学》(第七版),北京:华夏出版社,2000

卫兴华,张宇主编:《公平与效率的新选择》,北京:经济科学出版社,2008

王海明:《新伦理学》,北京:商务印书馆,2008

陈晓阳,王云岭,曹永福主编:《人文医学》,北京:人民卫生出版社,2009

葛延风,贡森等:《中国医改:问题·根源·出路》,北京:中国发展出版社,2007

王绍光:《中国公共卫生的危机与转机》,载吴敬琏主编《比较(第七辑)》,北京:中信出版社,2003

陈晓阳,曹永福主编:《医学伦理学》,北京:人民卫生出版社,2010

陈元方,邱仁宗:《生物医学研究伦理学》,北京:中国协和医科大学出版社,2003

格雷戈里·E·彭斯著,聂精保,胡林英译:《医学伦理学经典案例》(第4版),长沙:湖南科学技术出版社,2010

吴素香主编:《医学伦理学》,广州:广东高等教育出版社,2008

张新庆,杨师主编:《历练你的生命智慧》,北京:科学普及出版社,2007

王明旭主编:《医学伦理学》,北京:人民卫生出版社,2010

黄应全:《死亡与解脱》,北京:作家出版社,1997

杨鸿台:《死亡社会学》,上海:上海社会科学院出版社,1997

卢克莱修:《物性论》,北京:商务印书馆,1981

张鸿铸,何兆雄,迟连庄主编:《中外医德规范通览》,天津:天津古籍出版社,2000

金惠铭,王建枝主编:《病理生理学》,北京:人民卫生出版社,2008

雅克·蒂洛,基思·克拉斯曼:《伦理学与生活》,北京:世界图书出版公司,2008

J. P. 蒂洛:《伦理学:理论与实践》,北京:北京大学出版社,1985

李文鹏主编:《医学伦理学》,济南:山东大学出版社,1993

马克思,恩格斯:《马克思恩格斯选集》第 4 卷,北京:人民出版社,1972

魏英敏:《新伦理学教程》,北京:北京大学出版社,1993

王延光:《中国当代遗传伦理研究》,北京:北京理工大学出版社,2003

恩格斯:《自然辨证法》,北京:人民出版社,1971

John Locke. *An Essay Concerning Human Understanding*, XXVII. London: Oxford University Press, 1975

马克思,恩格斯:《马克思恩格斯选集》(第 2 卷),北京:人民出版社,1995

Virginia Held. *Feminist Morality: Transforming Culture, Society and Politics*. Chicago & London: The Chicago University Press, 1993

孙慕义主编:《医学伦理学》(第 2 版),北京:高等教育出版社,2008

姜生:《汉魏两晋南北朝道教伦理论稿》,成都:四川大学出版社,1995

费尔巴哈:《费尔巴哈哲学著作选集》(下卷),北京:生活·读书·新知三联书店,1962

萨特:《存在主义是一种人道主义》,上海:上海译文出版社,1988

邱仁宗:《生命伦理学》,上海:上海人民出版社,1987

杜治政,许志伟:《医学伦理学辞典》,郑州:郑州大学出版社,2003

卢美秀：《护理伦理学》，北京：科学技术文献出版社，2000

李本富：《医学伦理学》，北京：北京医科大学出版社，2000

丘祥兴，孙福川主编：《医学伦理学》，北京：人民卫生出版社，2008

何怀宏：《底线伦理》，沈阳：辽宁人民出版社，1998

罗国杰主编：《伦理学》，北京：人民出版社，1989

伍天章主编：《医学伦理学》，北京：高等教育出版社，2008

何兆雄主编：《中国医德史》，上海：上海医科大学出版社，1988

罗素著，肖巍译：《伦理学和政治学中的人类社会》，石家庄：河北教育出版社，1992

Bernard Gert. *Morality*: *A New Justification of The Moral Rules*. Oxford University Press New York Oxford, 1988

王海明：《伦理学与人生》，上海：复旦大学出版社，2009

邱仁宗：《医学的概念：导言》，《医学的思维与方法》，北京：人民卫生出版社，1985

E. D. Pellegrino, D. C. Thomasma：《医学是什么》，《医学的思维与方法》，北京：人民卫生出版社，1985

李师郑编译：《世界医学史话》，台湾：台湾民生报出版局，1980

王明旭主编：《医患关系学》，北京：科学出版社，2008